JN218249

STANDARD
CARE

スタンダードケア・シリーズ

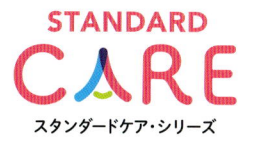

Standard Care for Dysphagia Nursing

摂食嚥下障害看護
スタンダード

［編集］日本摂食嚥下障害看護研究会

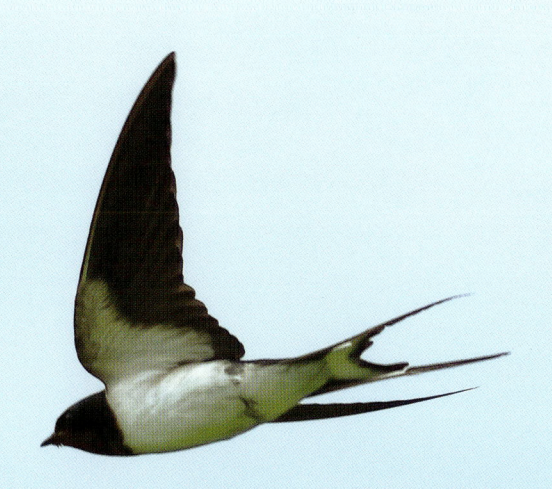

照林社

序文

　2006年に摂食嚥下障害看護認定看護師が誕生し、摂食嚥下の専門的知識を持って患者や組織に働きかける看護師が全国に広がり、2023年12月までに摂食嚥下障害看護認定看護師は1,229名まで増加しました。そして、診療報酬でも、2006年に摂食機能療法が4回/月の算定から、治療開始90日まで算定可能へ大幅に拡張されました。以来、摂食機能療法は、摂食嚥下障害看護認定看護師にとって重要な診療報酬となりました。摂食嚥下障害看護認定看護師の活動は少しずつ認められるようになり、摂食嚥下支援加算では施設基準に摂食嚥下障害看護認定看護師が求められています。

　人間にとって「口から食べる」ことは、栄養摂取だけではなく楽しみでもあります。さらに、摂食嚥下障害になると家族の食事や外食、職場での食事も難しくなります。「食事」は社会活動の一部でもあり生きることすべてにつながります。看護師は、患者のリハビリテーションの場面以外にも療養や生活の場などのあらゆる場面で支援することが可能です。それぞれの場面で、生まれてから最後を迎えるまで可能な限り「経口摂取への希望」に寄り添うことが求められます。そのためには、看護師としてメカニズムを理解し、観察、アセスメントからリスク管理を行いながら訓練につなげることが重要と考え、本書の項立てを行いました。専門的知識や技術はもちろん、教育やチームづくりなど院内の核となり環境を変化させていく信念や行動力も重要だと考えます。

　摂食嚥下障害看護はエビデンスが少ない分野でもあります。本書では、摂食嚥下障害看護研究会に所属し、臨床で活躍する各分野の摂食嚥下障害看護認定看護師が実践を中心に専門的知識をわかりやすく説明しています。本書がきっかけとなり、より摂食嚥下障害看護が発展することを期待しています。

　最後になりますが、摂食嚥下障害看護認定看護師の誕生に尽力いただいた鎌倉やよい先生、小山珠美先生には心から感謝申し上げます。

2024年7月

日本摂食嚥下障害看護研究会

会長　**青山 寿昭**

CONTENTS

装丁：長坂勇司（nagasaka design inc.）

本文デザイン：大下賢一郎

本文イラストレーション：ササキサキコ、中村知史、今﨑和広

本文DTP：明昌堂

本書の特徴と記載事項

1．スタンダードケア・シリーズの特徴と文献表示について

　本シリーズは、ガイドラインや論文等により明らかなエビデンスが提示されている事項はその旨を明確に示す一方、いわゆる臨床の「暗黙知」（エキスパート・オピニオン）による実践も紹介している。そのため、文献表示において以下のような表記方法をとっている。

①エビデンスの明らかな記載事項は、文中に［文献番号］を明示し、各項末に掲げた「引用文献」と照合させた。

②特定箇所の引用ではなく、全体の記載において参考にした文献は「参考文献」とした。

2．本書に掲載されている基本的事項について

　本書は、一般社団法人日本摂食嚥下リハビリテーション学会がホームページ（https://www.jsdr.or.jp/doc/）にて公表している下記の資料等を参考にして制作している。

「日本摂食・嚥下リハビリテーション学会嚥下調整食分類2013」

「発達期嚥下調整食分類」

「摂食・嚥下障害の評価（簡易版）2011」

「訓練法のまとめ（改訂2010）」

3．薬剤・製品等の表記に関して

・薬剤：一般名（商品名）

・医療機器等：一般的名称（販売名）

・ともに、登録商標（レジスタ　ー　ク、TMマ　ー　ク）は省略する

4．その他

　執筆者の所属・肩書については、初版発行の2024年8月時点のものである。

編集

日本摂食嚥下障害看護研究会

本書編集

青山 寿昭　　愛知県医療療育総合センター

都築 智美　　社会医療法人杏嶺会　一宮西病院 看護部長

檀上 明美　　大阪医科薬科大学病院 看護部 看護師長

工藤 紘子　　旭川医科大学病院 看護部 副看護師長

執筆 (掲載順)

髙倉 千ほみ　名古屋鉄道健康保険組合 名鉄病院 看護部、摂食嚥下障害看護認定看護師

甲斐 明美　　医療法人社団東山会 調布東山病院 看護部 看護主任、摂食嚥下障害看護認定看護師

都築 智美　　社会医療法人杏嶺会 一宮西病院 看護部長、摂食嚥下障害看護認定看護師(特定行為研修修了〈栄養及び水分栄養に係る薬剤投与関連〉)

西川 明美　　医療施設型ホスピス「医心館」、摂食嚥下障害看護認定看護師

恢岡 豊剛　　ⅠⅠ医心館、⋯⋯病院 看護部 主任看護師、摂食嚥下障害看護認定看護師

水野 充人　　国家公務員共済組合連合会 名城病院 看護部 看護主任、摂食嚥下障害看護認定看護師

松尾 晴代　　鹿児島市医師会病院 看護部 副看護師長、摂食嚥下障害看護認定看護師

丸茂 広子　　諏訪中央病院 看護部、摂食嚥下障害看護認定看護師

田村 茂　　　藤田医科大学病院 看護部 看護主任、摂食嚥下障害看護認定看護師

山川 美樹　　社会福祉法人恩賜財団済生会熊本病院 看護部 看護師長、摂食嚥下障害看護認定看護師

土橋 智晴　　宝塚リハビリテーション病院 看護部 看護師長、摂食嚥下障害看護認定看護師

竹市 美加　　訪問看護ステーション たべる 代表、摂食嚥下障害看護認定看護師

大下 恵　　　岩手県立大船渡病院 看護部 看護師長補佐、摂食嚥下障害看護認定看護師

天満 美樹　　社会医療法人名古屋記念財団 新生会第一病院 地域連携室、摂食嚥下障害看護認定看護師

松田 朋子　　半田市立半田病院 看護部、摂食嚥下障害看護認定看護師(特定行為研修修了〈栄養及び水分栄養に係る薬剤投与関連/術後疼痛管理関連〉)

久保 桂　　　長崎県五島中央病院 看護部 看護師長、摂食嚥下障害看護認定看護師

大城 清貴　　合同会社 Comer 代表、摂食嚥下障害看護認定看護師

外塚 恵理子　茨城県立中央病院 茨城県地域がんセンター 看護部 副総看護師長、摂食嚥下障害看護認定看護師

岩田 直子　　愛知県医療療育総合センター中央病院 看護部 看護副部長、摂食嚥下障害看護認定看護師

西 依見子　　Taste&See 代表、慢性疾患看護専門看護師／摂食嚥下障害看護認定看護師

石倉 愛　　　訪問看護ステーション ありてい 管理者、摂食嚥下障害看護認定看護師

小利池 澄子　金沢医科大学病院 看護部、摂食嚥下障害看護認定看護師

檀上 明美　　大阪医科薬科大学病院 看護部 看護師長、
　　　　　　　慢性疾患看護専門看護師／摂食嚥下障害看護認定看護師

小野寺 智子　NTT東日本関東病院 看護部、摂食嚥下障害看護認定看護師

青山 寿昭　　愛知県医療療育総合センター、摂食嚥下障害看護認定看護師

前田 純子　　株式会社 Maetan 代表取締役、摂食嚥下障害看護認定看護師

加藤 節子　　一般社団法人にぬふぁ星 Das Eessen 代表、摂食嚥下障害看護認定看護師

大和田 恵美　名古屋医療センター 看護部 看護師長、摂食嚥下障害看護認定看護師

小澤 公人　　特定医療法人研精会 稲城台病院 看護部 主任、摂食嚥下障害看護認定看護師

工藤 紘子　　旭川医科大学病院 看護部 副看護師長、摂食嚥下障害看護認定看護師／老人看護専門看護師

鈴木 燕子　　国立がん研究センター中央病院 看護部 看護師長、摂食嚥下障害看護認定看護師

八重樫 裕　　愛知県がんセンター 看護部、摂食嚥下障害看護認定看護師

牛尾 実有紀　大阪発達総合療育センター 看護部、摂食嚥下障害看護認定看護師

伊藤 美和　　公益社団法人 愛知県看護協会 教育センター、摂食嚥下障害看護認定看護師

第 1 章

摂食嚥下リハビリテーションと摂食嚥下障害看護

「食べる」ことの意味と摂食嚥下障害のとらえ方

髙倉 千ほみ

食べることの意味

1. 活力の源であり、人としての尊厳

「食べること」とは、人間にとって生きていくために必要不可欠な行為の1つである。アメリカの心理学者であるアブラハム・マズロー（1908〜1970）は、人間の基本的欲求を5段階で表現している。「食事」をすることは、その基本的欲求の中で最も低階層に位置しており、私たち人間は、当たり前のように口から水分や食べ物を摂取し欲求を満たしている。

「口から食べること」の意味には、栄養摂取にとどまらず、口や顎を動かすことで全身の機能が活性化されるなど期待される効果も高い [1]。

例えば、「食べ物の食感や味覚などの刺激で脳が活性化され意欲が湧く」→「ストレスが発散できる」→「胃腸が活動することで免疫力が高まり感染症の予防につながる」→「唾液の分泌を促し口腔内の衛生が維持できる」などである。

また、食事の場とは、家族の団らんや、仲間とのコミュニケーションの場であり、食事の時間を共有することで、楽しさやその他の価値観を共有することにもつながる。

口から食べられなくても胃ろうや中心静脈栄養など、外部からの栄養投与で生命を維持することはできるが、「おいしさ」や「風味」などを楽しむこと、「のどごし」や摂取後の「満足感」は、食べる物を認識し、口から食べてのどを通らないとその感覚は得られない。食べることは、人間の活力の源であり、人としての尊厳であるといえる。

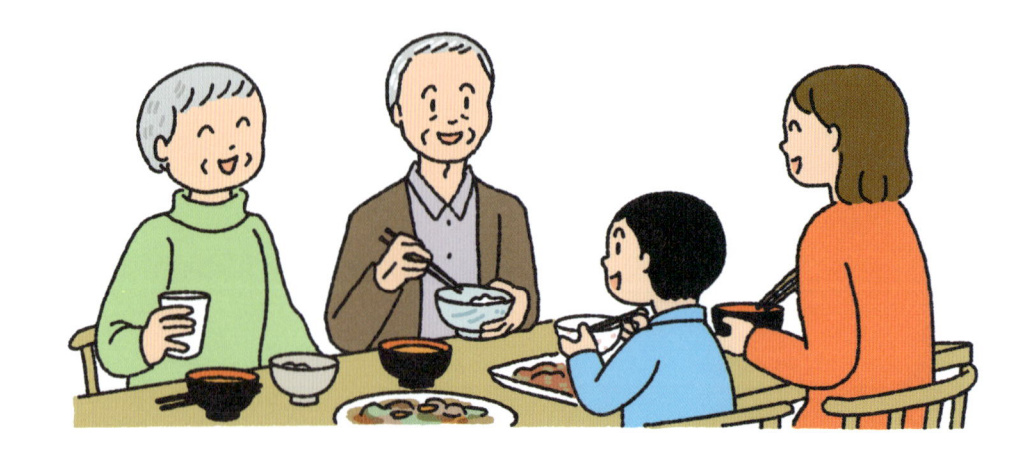

2. 生涯を通した意味合い

　一方で、「食べること」は人間の一生にかかわる【1】。人間は、生まれた直後から発育に伴い、口腔・咽頭の形態変化と嚥下機能の発達により、哺乳機能から離乳を経て固形物の摂取機能を獲得する。成長していくにつれて成人の嚥下機能を獲得し、嗜好に合った食事を摂取できるようになる。

　しかし高齢になり、年を重ねるごとに筋肉量は低下し、それと同時に口腔や咽頭の筋力も低下するため、徐々に摂食嚥下機能は低下していく。加齢は、歯牙欠損や口腔内乾燥を伴いやすく、年齢の影響による嚥下機能の低下も人間の大きな特徴といえる。

摂食嚥下障害のとらえ方

1. 摂食嚥下障害の2つの側面

　摂食嚥下障害は、大きく2つに分けて考えることができる。1つ目は、摂食嚥下障害を引き起こす原疾患の病態について、2つ目は、発達段階に関係した摂食嚥下障害である【2】。

　1つ目の摂食嚥下障害を引き起こす原疾患の病態について、これも機能的障害と器質的障害の2つに分けることができる。機能的障害を来す病態として、脳血管障害、神経・筋疾患、認知症、高次脳障害が挙げられる。また、器質的障害を来す病態として、頭頸部がんに対する手術療法による口腔・咽頭の構造の変化、あるいは、化学・放射線療法に伴う組織の変化が挙げられる。

　次に、2つ目の発達段階に関係した摂食嚥下障害であるが、小児領域では重症心身障害、口腔・咽頭の先天的形態異常が挙げられる。また老年領域では、加齢に伴う現象やサルコペニアなどに起因する機能低下と、それに伴う誤嚥性肺炎が問題となる。一方、精神疾患の薬物治療に伴う向精神薬の作用・副作用により、不顕性誤嚥の発症や窒息・誤嚥性肺炎が問題となる。

　このように、摂食嚥下障害は乳幼児期、小児期、成人期、老年期すべての発達段階に認められること、それに伴い障害が起こる原疾患も多岐の医療分野に広がることがわかる。また、原疾患

■人間の一生における摂食嚥下機能

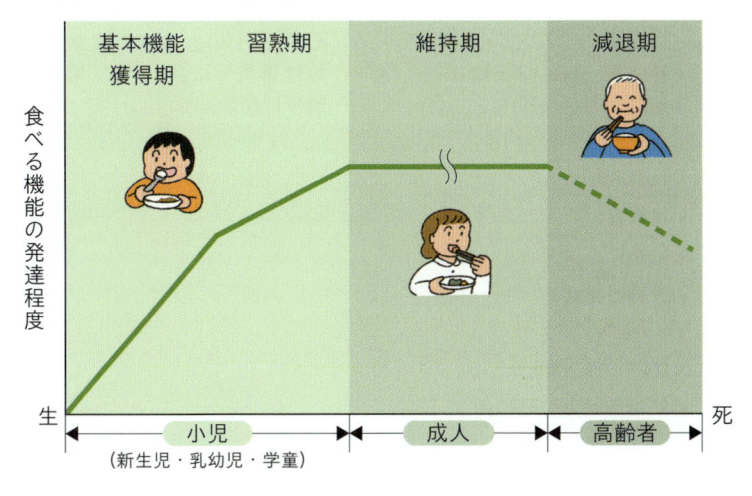

は複数の原因が絡んでいることが多く、主原因がわかりにくいことも多い上に、発症した脳血管疾患や口腔・咽頭癌の術後など、発症後の急性期からリハビリ期、さらには慢性期や生活期に分けて考えていく必要がある。

2. 摂食嚥下障害の原因

　摂食嚥下障害の原因は大きく３つに分類される（表1）。１つ目は、食物の通路の構造に問題があり、通過を妨げる「器質的原因」である。２つ目は、食物の通路の動きに問題があり、うまく飲み込むことができない「機能的原因」である。３つ目は、摂食の異常や嚥下困難を訴える患者のうち、検査上明らかな異常が認められず心理的な問題が原因となる「心因的原因」である。

　これらの他に、義歯の問題（義歯の不適合、義歯の紛失等）や加齢による筋力低下、入院や施設入所などで、食事形態や食具、あるいは食事時の姿勢や介助者など、食事摂取に伴う環境の変化などさまざまな角度から摂食嚥下障害をとらえていくことが必要である。

　特に、加齢による筋力低下は、人々が年齢を重ねるにつれ「あたりまえ」に起こってくる変化の一つである。なかでも加齢に伴う嚥下機能の変化は老年性嚥下障害と呼ばれ、部分的にはサルコペニアに起因する。サルコペニアとは、加齢によって生じる骨格筋の質量、質、筋力の喪失を指し、MRIなどの画像検査によって確認することができる。その変化は四肢や頭頸部を含む全身に及び、特に、頭頸部に起こるサルコペニアは、高齢者が摂食嚥下障害に陥る要因の一つである。

　今後も、高齢者人口が増えるにつれ、摂食嚥下障害がさらに社会問題となっていくことが予測

表1　摂食嚥下障害の原因となる疾患の分類

器質的原因	機能的原因	心因的原因
腫瘍や先天的な異常による身体の構造が原因	身体の構造に問題はないが、動かしたり感じたりすることが障害される	身体の構造や神経や筋肉に問題がなく、心理的な問題が原因となる
〈口腔・咽頭〉 ・頭頸部腫瘍（口腔・舌癌、上顎癌、咽頭癌） ・口唇裂 ・口蓋裂 ・口内炎や扁桃炎、咽頭炎などの炎症 〈食道〉 ・食道炎、潰瘍 ・食道の蛇行や変形、狭窄 ・腫瘍、頸椎症などによる外からの圧迫 ・食道裂孔ヘルニア 〈その他〉 ・歯牙の欠損 　　　　　　　　　　など	〈口腔・咽頭〉 ・脳血管疾患 ・脳腫瘍 ・神経変性疾患（筋萎縮性側索硬化症、パーキンソン病など） ・筋疾患（筋ジストロフィー、重症筋無力症など） 〈食道〉 ・食道アカラシア ・強皮症 ・SLE ・胃食道逆流症 〈その他〉 ・加齢に伴う変化 ・筋疾患薬剤の副作用 　　　　　　　　　　など	・摂食障害（神経性食欲不振症、異食症） ・心気神経症 ・嚥下困難（うつ病、ヒステリー） ・心身症（ストレス性胃潰瘍、神経性胃炎等による悪心・嘔吐・胸やけ症状） 　　　　　　　　　　など

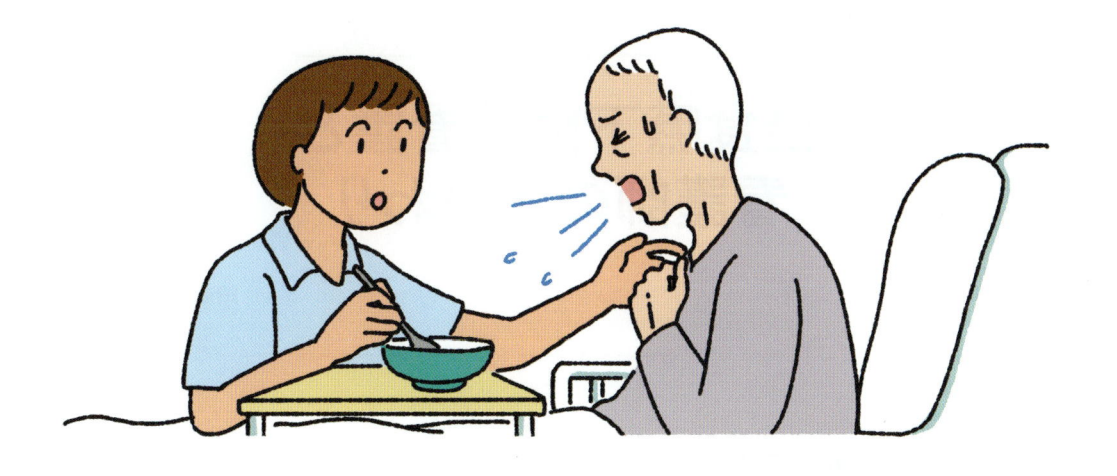

される。摂食嚥下障害は、器質的、機能的、心因的原因に加え、加齢による変化や脳卒中など、加齢が原因の疾患や健康状態によって引き起こされることも念頭において対応していく必要がある。

引用文献

1 青山寿昭編著：まるごと図解　摂食嚥下ケア．照林社，東京，2017；2-3，21．

2 才藤栄一，植田耕一郎監修，出江紳一，鎌倉やよい，熊倉勇美，他編：摂食嚥下リハビリテーション 第3版．医歯薬出版，東京，2016：356．

摂食嚥下障害看護と
看護師のかかわり

甲斐 明美

生活行為を援助するケア

　摂食嚥下障害看護とは、口から食べたり飲んだりすることが難しい対象者に対して、安全に、そしておいしく口から食べられるようにアプローチすることである。嚥下障害になると、誤嚥や窒息で命が脅かされるだけでなく、低栄養や脱水となり、病状の悪化を招くことも少なくない。

　また、摂食嚥下障害になると、「食べる楽しみの喪失」が起こり、QOL（生活・生命の質）の低下が生じてしまう。可能な限りこのようなリスクを避け、入院、および療養生活が送れるようにマネジメントするのが、摂食嚥下障害看護の重要な役割の1つである。

　看護師は、生活行為の1つである「食べる」ことを援助するケアの担い手である。そのためには、食べ物の形態を選択し、より安全でそして食べやすい食べさせ方を工夫したり、その方法を統一する必要がある。同時に、食べやすい体勢を整え、自分で食べてもらうための環境を整えるなど、摂食嚥下障害看護の行うべき範囲は幅広い。さらに、患者自身やその家族、または周囲の看護・介護スタッフに対して、食事摂取方法の適切な指導を行い、生活の場における管理が行えるようサポートすることも重要な役割である。

チームアプローチの視点から

1. 多職種がかかわることの重要性

　次に、チームアプローチの視点で、摂食嚥下障害看護を考えてみよう。筆者の病院では、救急搬送される高齢者の約4割は「誤嚥性肺炎」と診断され、緊急入院となる。口から食べることが難しくなった、あるいは難しくなりつつある高齢者への対応に追われることが多い。誤嚥性肺炎を繰り返す高齢者にとっては、口から食べられるということが、次のステップに進むための基盤でもある。誤嚥性肺炎の治療は、単に抗菌薬を投与することだけではない。リハビリテーションと栄養管理、口腔内の保清や維持、場合によっては歯科治療を行うことや、安全な食事摂取環境の調整が必要になってくる。

　嚥下機能を正しく評価するといった視点においては、リハビリテーション科の医師や、言語聴覚士等の専門的な視点、身体機能や呼吸補助の訓練では理学療法士の評価と介入、自力摂取のための食具調整では作業療法士の評価と介入、栄養補助食品や食形態の選択では管理栄養士の評価と介入、口腔内の保清と維持、ケア方法の指導については歯科衛生士等との情報共有などが必要

になる。そのため、最善で最適なチームアプローチが必須である。

2. チームにおける看護師の役割

　チームにおける看護師の役割は、24時間を通して行われている日常生活場面の観察と、全身状態の把握とアセスメントを基盤とした情報提供である。また、多職種が行ったケアに対する反応を観察し、記録し、時には患者の生活へ落とし込み、調整するという役割も担っている。このように看護師はチーム内で欠かせない役割を担い、より安全な経口摂取の獲得と維持へ働きかけることができる。

　入院当初は意識ももうろうとし、呼吸状態が不安定であった人が、円滑なチームアプローチによる適切な治療と看護、そしてリハビリテーションを受けることによって、入院前と同じ状態にまで回復し、退院を迎えることができたときの喜びは何物にも代え難い。

　しかしその一方、誤嚥性肺炎を短期間のスパンで繰り返すようになったり、基礎疾患が進行したり、避けることができない「老い」により人生の終盤の過程にある人もいる。少しずつ口から食べることが難しくなり、静脈栄養や経腸栄養等の代替栄養に頼らざるを得なくなってくる。しかし、すべての栄養を口から摂ることができなくなってしまったからといって、チームアプローチや摂食嚥下障害看護の介入ができないわけではない。

　家族が心を込めて作ったスープを飲みたい、自分で作ったトマトを食べたい、冷たいお水を飲みたい、ときにはよく冷えたビールを飲みたいといった訴えが聞かれることも少なくない。積極的な治療やリハビリテーションを行う時期ではなくても、摂食嚥下障害看護のノウハウを理解している看護師であれば、その希望を叶えることができる。

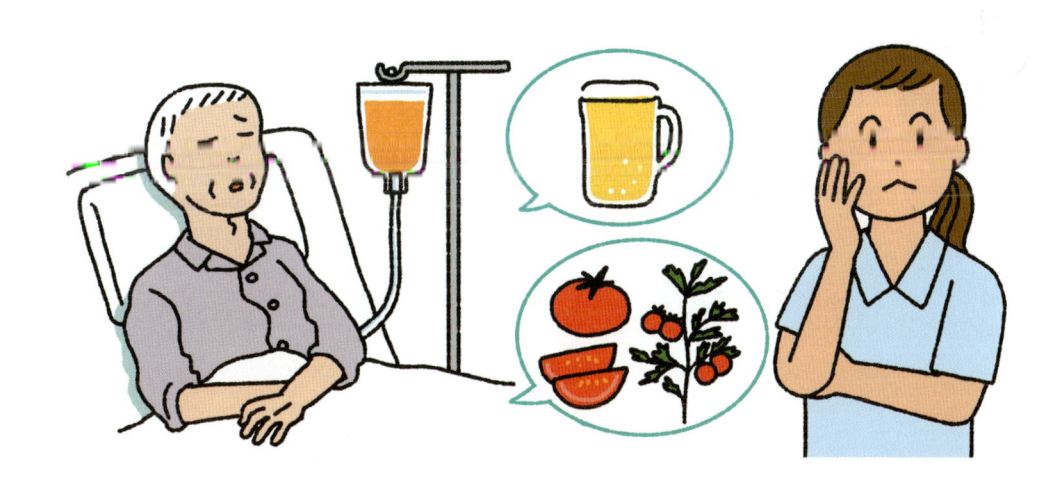

3. 24時間患者のそばにいる看護師だからこそできること

　筆者は、「食べられること」と「食べ続けられること」はイコールではないと考えている。嚥下の専門家によって「食べられる」と評価されたとしても、「食べ続ける」ためにはさまざまなセッティングが必要であり、その時々の状況で変化する場合が多い。そのときの覚醒状況や活動程度、そして食事内容や介助する側の技術のかねあいによっては、食べ続けることができないこともある。ケアの担い手である看護師は患者の安全を守る最後の砦といっても過言ではない。なぜなら、そうした日々の状況に合わせて、同じお膳に載った食品でも、より安全に食べられる形態のものを選択したり、スプーンを運ぶ順番を考慮したりすることで、誤嚥や窒息を予防する介助方法を行えるからである。

　逆に、食べられないと評価された場合であっても、1日のうち覚醒がよく、食べることができると思われる時間に食事を提供してみたり、その人の嗜好にあった食べ物や飲み物を提供することによって口から食べることにつなぐことも可能である。

　食べるのは難しくても、味を感じることができれば、そのときの"ワンスプーン"がその人のみならず周りの人の幸せにつながることもある。24時間患者のそばにいる看護師だからこそ気づくことができる看護の視点を十分に稼働させて、観察・アセスメントを行い、その時々の希望に沿って「食べる」ことにかかわることができる。看護師だからこそできる技ともいえるだろう。

　人が生まれ、成長し、そして老いていくというライフステージの中で、「命そのものともいえる」口から食べるという行為にかかわることが、摂食嚥下障害看護ではないかと考えている。

参考文献

1. 向井美恵，鎌倉やよい編：摂食・嚥下障害の理解とケア．Gakken，東京，2003．
2. 今田智美，小久保佳津恵，吉田理香，他：認定看護師が教える 栄養サポートと摂食・嚥下障害看護．Nursing Today 2009；24（8）：17-45．

摂食嚥下リハビリテーションの考え方

都築 智美

摂食嚥下障害の背景には、少子高齢化、高度な医療や価値観の多様化、人工栄養の普及などの多くの要因が挙げられる。看護師は、1人でも多くの人たちが「食べる」ことを通して幸せな生活を送ることができるよう支援する役割がある。

リハビリテーションとは

リハビリテーション医学は「復権の医学」とよばれ、患者を全人的に復権させることを目標としている。リハビリテーション医学の特徴は、疾患や外傷そのものを対象とすることではなく、疾患、外傷から生じる「障害」を対象とすることにある。例えば、脳出血の患者であれば、手術療法や薬物療法などによる直接的な治療を指すのではなく、その疾患によって起きた麻痺、摂食嚥下障害などといった障害に対してアプローチをすることがリハビリテーションである、といわれている[1]。

障害の理解においては、1980年に世界保健機関（World Health Organization：WHO）が国際障害分類（International Classification of Impairments, Disabilities and Handicaps：ICIDH）を公表した。そこでは、障害について、「機能障害」が「能力障害」を引き起こし、さらには「社会的不利」をも引き起こすという3段階での考え方が提唱された。

また、2001年には、国際障害分類の改定版である「生活機能・障害・健康の国際分類」（International Classification of Functioning, Disability and Health：ICF）が採用され、新しい概念が登場した。ICIDHが障害というマイナス面の分類であったのに対し、ICFは肯定的・中立的といったプラス面に視点を変え、機能障害を「心身機能・構造」、能力障害を「活動」、社会的不利を「参加」としたこと、「環境因子や個人因子」を重要視して、1人の生きる人間、生活者として包括的に捉えられる工夫がなされ、総合的に評価することが目標とされた[2]（図1）。

摂食嚥下リハビリテーションとは

摂食嚥下リハビリテーションは、障害をもった人々を全人的に復権させることを目標としてかかわっていく。ICF分類をもとに、あらゆる側面から、もれなくアプローチをすることが重要である。

アプローチには、主として機能・形態障害を治療することで機能的な向上を目指す「治療的アプローチ」、残された機能で代償することにより能力的な向上を目指す「代償的アプローチ」、障

図1　ICFの概念

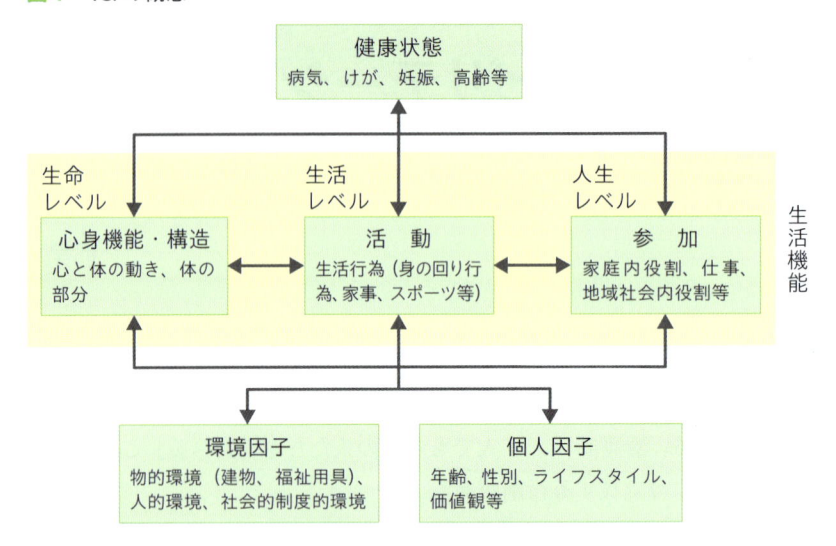

図1　ICFの概念

世界保健機関（WHO）：ICF 国際生活機能分類－国際障害分類改定版．より引用

害者を取り巻く環境を改善することで社会的な復権をはかる「環境改善的アプローチ」、心理的な側面に寄り添う「心理的アプローチ」がある（図2）。

1. 治療的アプローチ

　主として心身機能・構造の障害を治療することで機能的な向上を目指す、いわば直接的なアプローチ方法である。例えば、脳卒中に起因した摂食嚥下障害の場合、仮性球麻痺によって嚥下反射遅延という機能障害が起こる。その機能障害に対して、のどのアイスマッサージを行って嚥下反射を誘発させる。舌の麻痺や顔面の麻痺などがあり、捕食や食物の送り込みができない場合は、口腔周囲の機能訓練によって舌の動き、口唇閉鎖などの機能向上にはたらきかける。これらのアプローチによって、嚥下反射惹起遅延や筋力低下などの機能回復につながるかどうかで、治療的アプローチの効果を図る。ここには外科的手術なども含まれる。患者が一番障害や効果を実感しやすいアプローチであるため、適応や効果確認をチームで慎重に評価して進めていく必要がある。

2. 代償的アプローチ

　機能的に障害が残存しても、残された機能で代償することにより、能力的な向上を目指すアプローチ方法である。水分で誤嚥をしやすい事例では、水分にとろみをつける方法も1つの代償法である。また、食物の咽頭への送り込みに軽度の障害がある場合、姿勢調整（30度リクライニング位）、嚥下法の調節（複数回嚥下、交互嚥下）、代替栄養法（経管栄養法や中静脈栄養法）などもこの代償法にあたる。

　これまで代償的アプローチは、障害が改善しないことを半ば前提にしていたが、近年では、代償法を早期から活用することがきわめて重要であることがわかってきた。運動には課題特異性があり、嚥下は嚥下をすることで最も鍛えられ、代償法を用いた「活動」こそが、リハビリテー

図2　リハビリテーションにおける摂食嚥下障害へのアプローチ

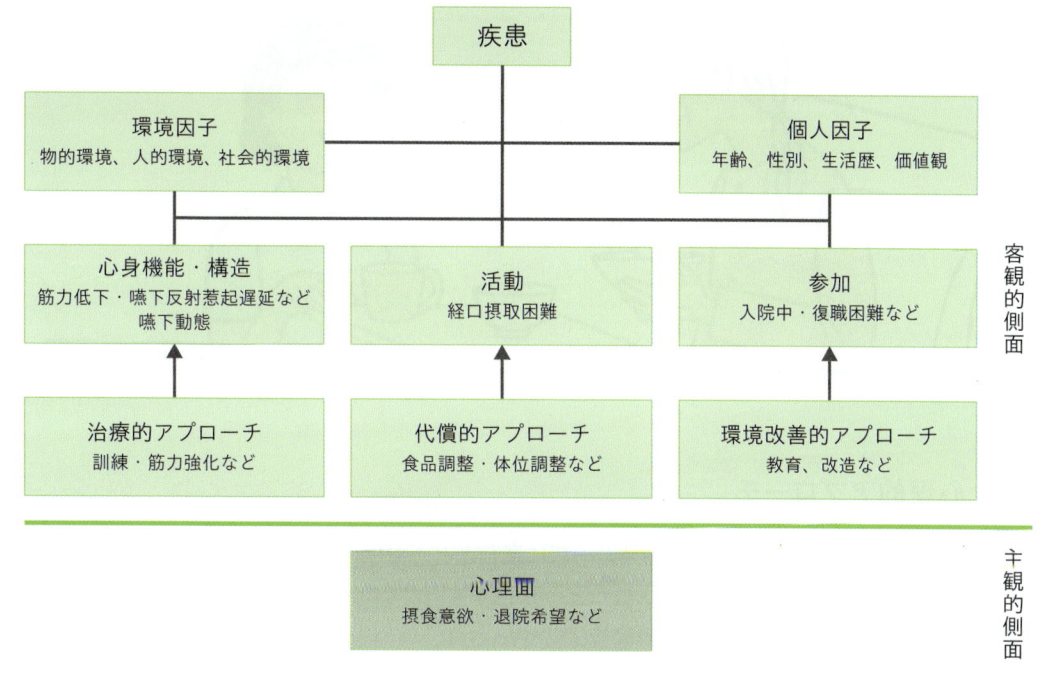

上田敏：ICFの理解と活用．萌文社，東京，2005．より引用

ションにおけるキーともいわれている[3]。誤嚥や窒息、低栄養などのリスク管理を行いながら、代償的アプローチを進めていくことが重要である。また、代償方法が一時的か永久的なのかなど、患者に説明と理解を得て進めることも大切なポイントである。

3. 環境改善的アプローチ

　患者を取り巻く環境を改善することで、障害をもった人々の社会的な復権を図るアプローチである。嚥下障害が残存したまま自宅に退院をする事例では、自宅で嚥下食が提供できるかどうかが課題になる。その場合、食事を作る家族は誰か、どのような在宅サービスを受けられるかを考え、嚥下食の作り方や食事の介助方法を指導することが、このアプローチにあたる。

　このアプローチには、訪問看護の導入や、吸引器など必要な機材を準備するための調整も含まれる。また、重度の嚥下障害を持ったまま、経管栄養などを併用して職場復帰をする人々も少なくない。職場環境についての情報を踏まえて、実現可能な経管栄養の方法を提案する、より簡便な食品やサービスを調整していかに社会復帰をするか、といった視点でアプローチをしていくことも重要である。

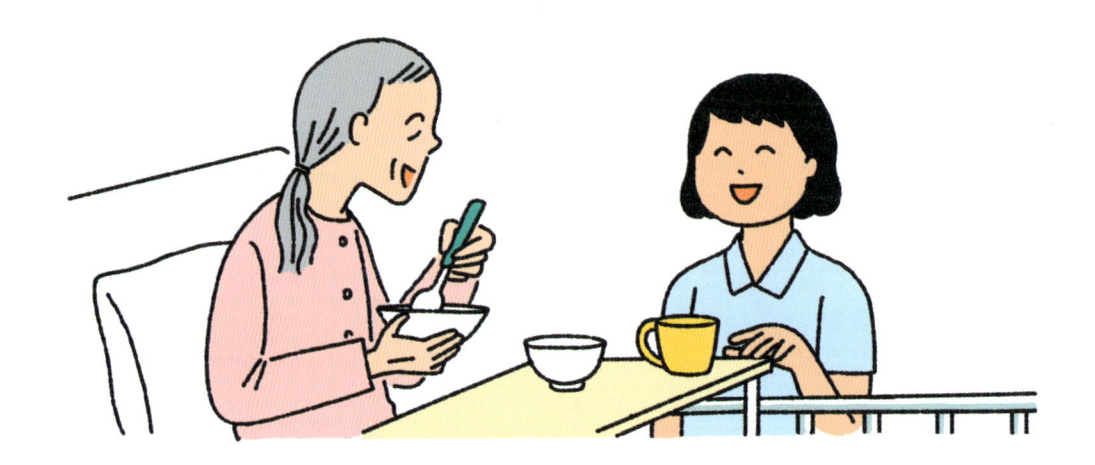

4. 心理的アプローチ

　上記1から3で述べたアプローチがスムーズに進むかどうかは、障害をもった人々が身体面だけではなく心理面で安心できる状況であるかどうかにかかっている。

　急性期医療の場面では、静脈栄養や経管栄養が施され、いつもとは異なる状況のなかで生きる希望を喪失しているかもしれない。「食べる」という行為は単に栄養を補給するだけではなく「生きる」ことにつながる。治療の経過の中で速やかに患者に寄り添い、身体的・心理的な障害を理解する。そして、正確な状況や予後の説明をしながら心理的なサポートに努めることが重要である。

　患者自身が障害に対して前向きに取り組めるように、チームで評価した内容を伝え、過剰な不安を取り除き、できていることを共有してリハビリテーションに対するモチベーションを高めていくことも大切である。

　この心理的アプローチが治療的アプローチ、代償的アプローチ、環境改善的アプローチの基盤となる。揺れ動く心理的な不安や希望を早期にかつタイムリーに察知して、寄り添い、それを他職種や家族に伝えるという重要な役割があることを忘れてはいけない。

＊

　リハビリテーションは障害を扱う医学であり、機能障害としての嚥下障害のみならず、活動、環境など1人の人を包括的な視点でとらえる必要がある。そのため、治療的・代償的・環境改善的・心理的という4つの視点からのアプローチを意識する必要がある。

　特に看護師は、心理的アプローチを基盤として、生活を支援する環境や体制を作るためにも、患者・家族を中心に、多職種によるチーム作りを意識する必要がある。

引用文献

1 向井美惠，鎌倉やよい編：摂食・嚥下障害の理解とケア．Gakken，東京，2003．

2 上田敏：ICF の理解と活用．萌文社，東京，2005．

3 巨島文子，倉智雅子，藤島一郎：摂食嚥下のリハビリテーション．喉頭 2020；32：20-28．

摂食嚥下リハビリテーションにおける
チームアプローチの実際

西川 明美

チームアプローチの特徴

1. 関係者すべてがチームの一員

　摂食嚥下障害はさまざまな疾患・原因によって生じ、症状や臨床経過は個体差が大きい。また、人が食べるという行為は複雑多岐にわたる機能の集合体であることから、単一職種による一元的対応では常に限界がある。そのため、なるべく多くの職種で多角的な視点を持ち、患者（対象者）にかかわるすべての人々による協働と連携が必要である。摂食嚥下障害に精通した専門職に限らず、介護職員や家族を含めた関係者すべてがチームの一員であり、目的・目標に向けてチーム一丸となることが大切である。

2. トランスディシプリナリ・モデル

　摂食嚥下リハビリテーションは、「トランスディシプリナリ・モデル」によるチームアプローチであるといわれている。このモデルは、チームの中で各メンバーが果たすべき役割を、意図的・計画的に専門分野を超えて横断的に共有し変化させながらアプローチする方法である（図1）。
　このモデルの利点は、①チームメンバーが専門分野を超えて協力することでより総合的な問題解決力が向上する、②チームメンバーが異なる専門分野から集まるため、多様なアイデアが生まれる、③チームメンバーが自分の専門分野に固執することなく、柔軟に役割を変更することができるため柔軟性が向上すること、である。
　「トランスディシプリナリ・モデル」は、摂食嚥下障害のように個体差が大きく複雑多岐にわたる問題解決に対して効果的なアプローチ方法といえる。

摂食嚥下リハビリテーションにかかわる専門職種と役割

　前述のように摂食嚥下リハビリテーションではチームアプローチが必須だが、病院・施設・在宅など摂食嚥下リハビリテーションを展開する環境・職種はさまざまであり、どこでも有効な摂食嚥下チームが構成され十分な摂食嚥下リハビリテーションを展開できるとは限らない。また、各職種の役割に明確な境界線を引くことは難しく、介入が望ましい職種も決まったものがないのが現状である。小山は、「できることを、できる人がやり、それぞれ補いながら、コミュニケー

図1　トランスディシプリナリ・モデルの概念図

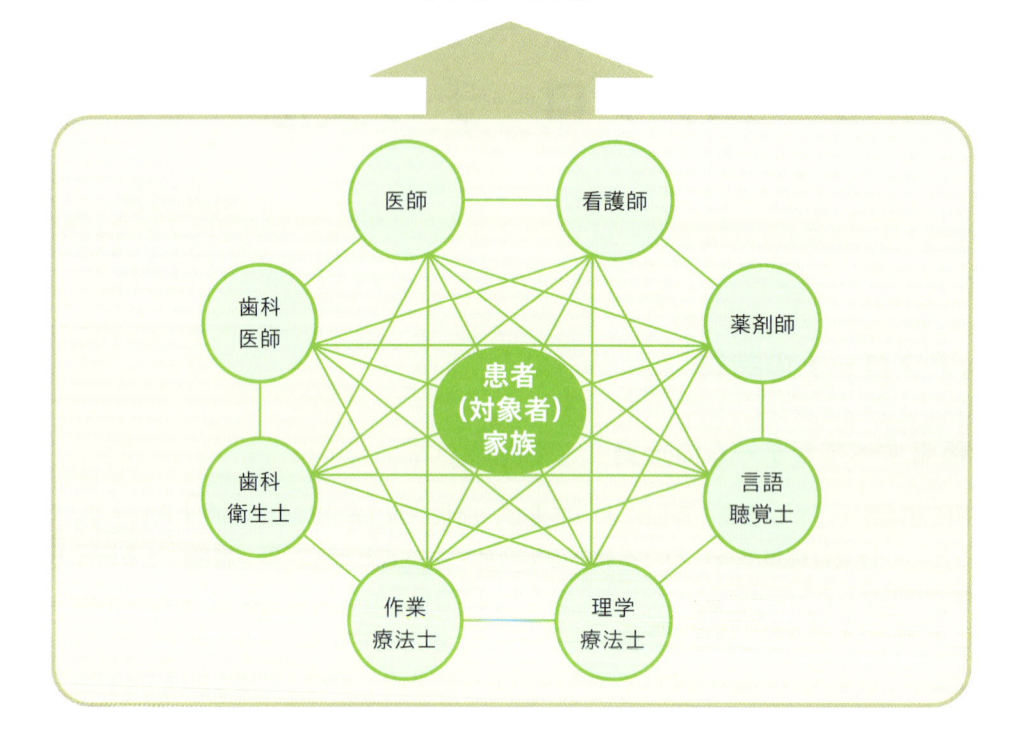

ションを基盤とした実践的スキルを提供し、クオリティの高い食支援をしていくことが重要である」[1]と述べている。

　摂食嚥下リハビリテーションにかかわる職種と役割について表1にまとめた。すべての職種が集まらなくても、現在チームに存在する職種が互いの役割を変化させながらアプローチするのが摂食嚥下リハビリテーションである。看護師は、医療のあらゆる場に存在し、医師の指示の下に実施できる診療の補助範囲が広いことからも、多くの役割を担いチームの中心的存在であるといえる。

　多職種協働の実際の様子を図2に示した。自施設ではチームメンバーがそれぞれの視点で患者をみて判断し、自分の専門分野を超えて協働・連携している。

チームアプローチの成果を上げるポイント

1. 知識・技術の普及

　専門分野の垣根を超えて協働するために、幅広い知識・経験を持ち、オールマイティに活躍できる人材育成が必要である。多職種参加型勉強会の開催や、学会・研究会などに多職種で参加するなどして積極的に個人の能力を高め合うチームはモチベーションが高く、チーム力が向上する。

表1　摂食嚥下リハビリテーションにかかわる専門職種と役割

職種	役割
主治医	原疾患の治療、全身管理
リハビリテーション科医師	VF、摂食嚥下リハビリテーション総合計画の立案、リスク管理
耳鼻咽喉科医師	VE、VF、嚥下評価、音声機能評価、カニューレ管理、嚥下改善手術、誤嚥防止手術
歯科医師	口腔疾患の診断・治療、口腔機能評価、義歯の調整
歯科衛生士	専門的口腔ケア、口腔衛生指導
看護師	全身の観察、フィジカルアセスメント、リスク管理、薬剤投与、経管栄養投与、カニューレ管理、日常生活の観察・援助、器質的・機能的口腔ケア、嚥下評価、間接的・直接的訓練、精神的サポート、家族支援、チーム調整まとめ、退院支援
言語聴覚士	嚥下評価、間接的・直接的訓練、構音訓練、高次脳機能評価、認知機能評価
理学療法士	排痰訓練、呼吸訓練、四肢体幹・頸部の筋力訓練
作業療法士	摂食動作の評価訓練、自助具の工夫、体幹・姿勢の安定化
栄養士・管理栄養士	栄養状態の評価、嗜好調査、補助栄養の提案、栄養指導、嚥下食の作成
薬剤師	薬剤性嚥下障害のアセスメント、内服薬・補液の調整、服薬指導
臨床検査技師	血液・尿・便などの体液成分の分析、栄養状態や消化吸収機能の評価
MSW	退院調整、地域連携、社会復帰支援
介護福祉士（看護補助者）	日常生活の観察・支援、精神的サポート
家族	精神的サポート
事務職員	嚥下チームの運営に必要な書類作成やデータ管理、会議議事録の作成、チームのスケジュール管理

図2　多職種協働の様子：「できることをできる人がやる」のが原則

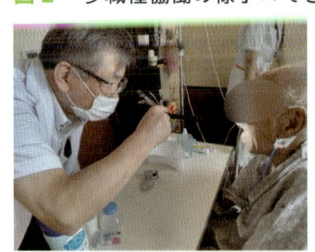

リハビリテーション医師が口腔内を観察し口腔衛生指導を行う。

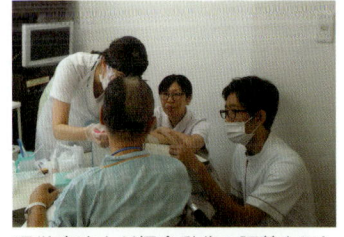

理学療法士が摂食動作の調整を行う。

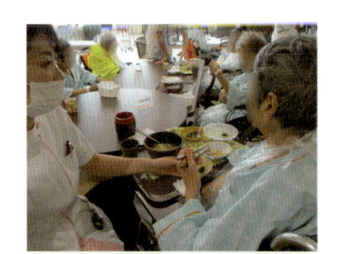

作業療法士が食事介助を行う。

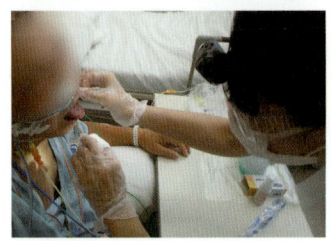

歯科衛生士が間接訓練を行う。

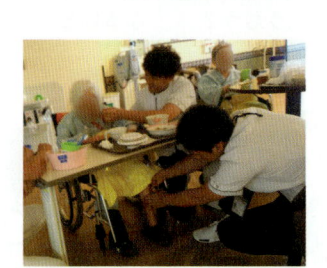

作業療法士が下肢,体幹の安定化を行う。

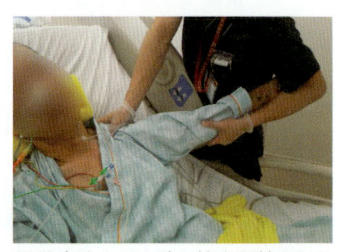

理学療法士が上肢の筋力訓練を行う。

2. アサーティブコミュニケーション

　職務行動を正確かつ効果的に達成するには、メンバー相互間の伝達、依頼、要求、相談、指導、意見交換といったようなチーム内のコミュニケーションが欠かせない。しかし、多職種からなるチームでは、相手の専門性を尊重するあまり、あるいは自分の専門領域ではないからという理由で、気づき・疑問・指摘など必須のコミュニケーションが途絶えてしまうことがある。

　北島は、著書『効果的なチームアプローチのための視点』の中で、「気づきや意見は率直にかつ上手に述べ、相手の立場や考えへの理解を示した上で発言するなど、アサーティブなコミュニケーションを定着させることが大切である」【2】と述べている。アサーションの定着は、有益なコミュニケーションを生み、信頼関係の構築やチームワークが向上し、目標を達成しやすくする。

　アサーティブコミュニケーションとは、自分と相手を尊重しながらお互いの意見を伝え合うコミュニケーション方法である。一方的に意見を押し付けたり、逆に受け身になったりすることなく、適切な方法でお互いの意見を交り合わせるような表現方法のことを指す（図3）。

図3　アサーティブコミュニケーション

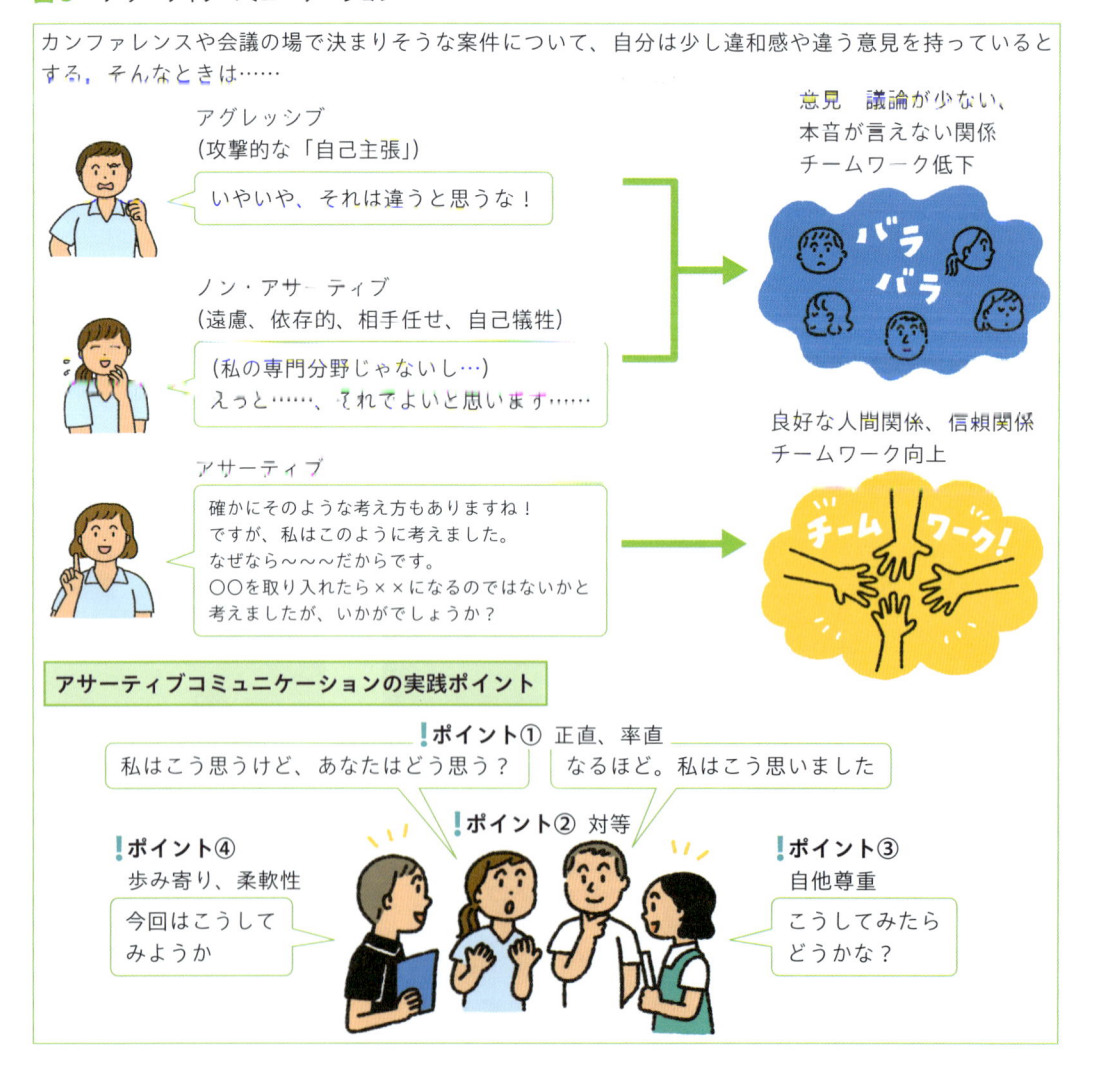

16　第1章 摂食嚥下リハビリテーションと摂食嚥下障害看護

3. 目標の設定と共有

　症例ごとに到達目標を設定し、それをチーム全体で共有し、同じ方向を向くことが大切である。そうでなければ、内部分裂や意見の違い、混乱を招きチームアプローチの効果が発揮できない。筆者の施設では、チーム回診（図4）や嚥下カンファレンス（図5）で、症例ごとに到達目標を設定し、チーム全体で共有している。その場にいないメンバーにも要点が伝わるようなカルテ記載を心がけている。

図4　チーム回診の様子

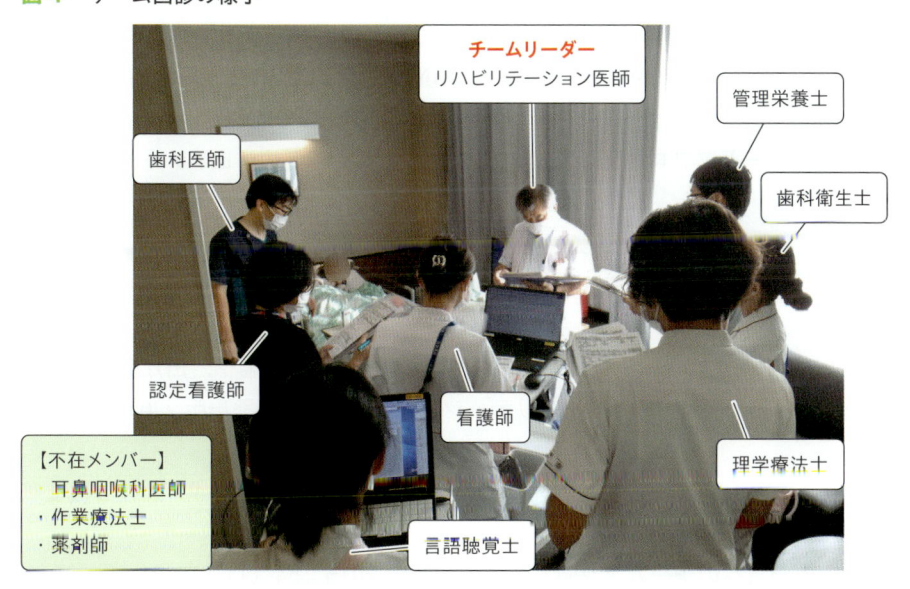

多職種で観察・アセスメントを行い、目標・計画を共有する。自施設ではNST回診と嚥下回診をかねて行っている。

図5　嚥下カンファレンスの様子

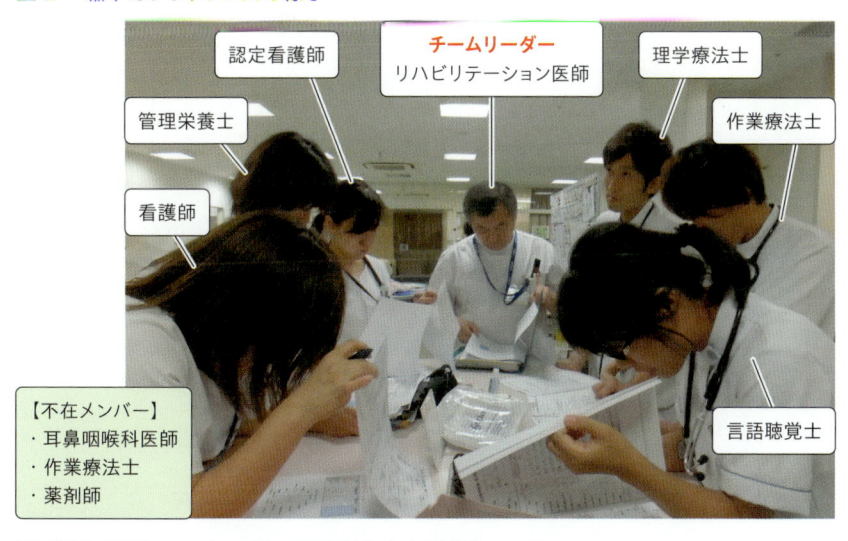

※写真には写っていないが、歯科衛生士も同席している。

4. チームリーダーの力

　チームリーダーの役割は大きく、有効なチームアプローチの展開に欠かせない。チームアプローチの定着に必要な仕組み・制度づくり、チームアプローチの障害となっている課題抽出と解決に向けた働きかけ、メンバーが発言しやすい雰囲気・環境づくり、倫理的課題解決など、リーダーの能力がチームアプローチの成否を握っている。

引用文献

1　小山珠美：摂食・嚥下リハのチームアプローチ―私たちの工夫③早期経口摂取実現とQOL向上への多職種協働によるチームアプローチ．JOURNAL OF CLINICAL REHABILITATION 2010；19（9）：838-847．
2　北島茂樹：効果的なチームアプローチのための視点．日本摂食嚥下リハビリテーション学会誌 2004；8（1）：3-9．

参考文献

1.　才藤栄一．リハビリテーション医学の介入法．才藤栄一，植田耕一郎監修，出江紳一，鎌倉やよい，熊倉勇美，他編，摂食・嚥下リハビリテーション 第3版．医歯薬出版，東京，2016：5-8．
2.　菊地和則：多職種チームの3つのモデル－チーム研究のための基本的概念整理－．社会福祉学 1999；39（2）：273-290．
3.　津田豪太：摂食嚥下障害へのチームアプローチ．老年医学 2016；54（1）：12 21．

第 2 章

摂食嚥下障害が起こる
メカニズム

摂食嚥下にかかわる解剖生理

松岡 聖剛

摂食嚥下にかかわる器官と筋肉

　摂食嚥下には口腔、咽頭、食道が主に関与する。口腔、咽頭、喉頭、鼻腔は呼吸・発声にも関与し、誤嚥と関係する構造にもなっている。

口腔

　口腔は前方に口唇、後方は咽頭につながる構造となっている。上方は口蓋、両側方に頬、下方は舌と口腔底の粘膜に囲まれている。

■口腔内の構造

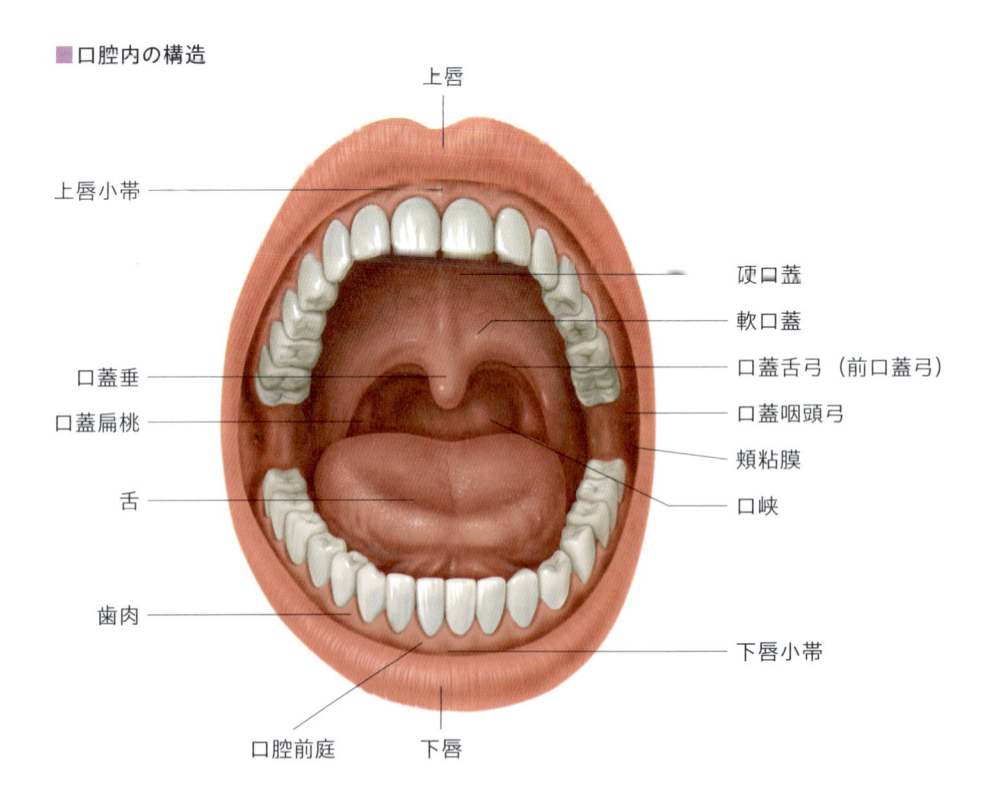

上唇
上唇小帯
硬口蓋
軟口蓋
口蓋垂
口蓋舌弓（前口蓋弓）
口蓋扁桃
口蓋咽頭弓
舌
頬粘膜
口峡
歯肉
下唇小帯
口腔前庭
下唇

1. 口唇

口唇は上唇、下唇からなり、摂食時の食べこぼし防止に関与する。また、発声時の構音で重要な役割を担っている。

2. 頬

頬は口腔の側壁であり、表情筋の1つである。咀嚼時には、頬筋と舌筋の協調運動によって歯牙におけるすりつぶしが可能となる。

3. 口蓋

口腔上方の口蓋は上顎骨に裏打ちされた「硬口蓋」と、後方に骨で裏打ちされていない動きが可能な「軟口蓋」がある。硬口蓋は咀嚼、送り込み、嚥下時に舌運動を助ける役割を担っている。軟口蓋は正中に「口蓋垂」があり、嚥下時に鼻咽腔を閉鎖する重要な役割がある。鼻呼吸時には開大し、嚥下時には閉鎖する。

4. 舌

舌は内舌筋と外舌筋で構成されており、有郭乳頭より前方2/3の舌体は可動部、後方1/3から喉頭蓋谷までが舌根である。5期モデルの準備期では「舌根」が持ち上がり、食塊が咽頭に流入しないようにしている。嚥下時には咽頭後壁の後方に押し込みを行うことで、食塊を下方へ押し出し嚥下圧を高める役割を持っている。舌の下は「口腔庭」となる。

■舌の構造

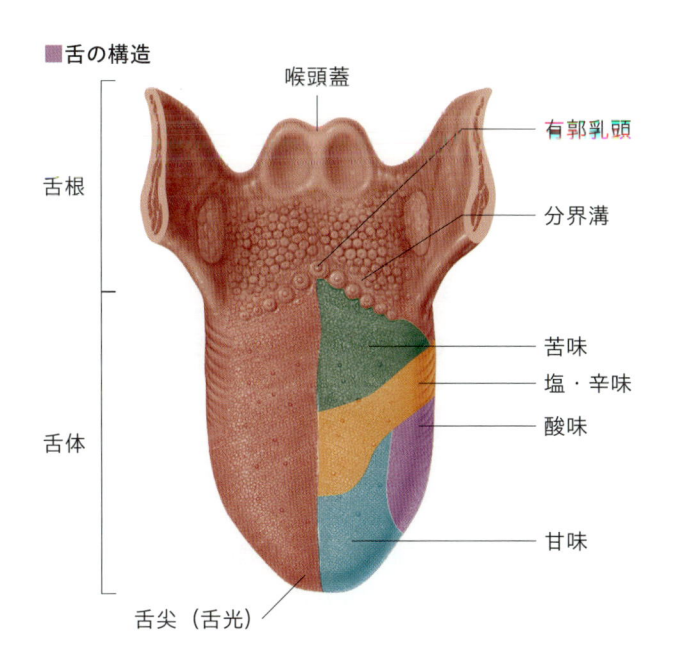

喉頭蓋	
有郭乳頭	
分界溝	
苦味	
塩・辛味	
酸味	
甘味	

舌根

舌体

舌尖（舌尖）

5. 歯、歯列

　上顎、下顎に分けられ、弓状の歯列がある。永久歯の場合、上下ともに14〜16本の歯牙を有している。

【各歯牙の役割】

　上顎、下顎ともに歯槽骨植立され、上下で咬合している。歯槽骨は歯肉で覆われている。
　臼歯は咀嚼時のすりつぶしに大きく関与し、切歯・犬歯は食べ物を噛み切る、切り裂くときに関与する。また、歯をくいしばることで嚥下圧を高めて、スムーズに嚥下を行うことができるため、残存歯の有無、義歯の使用は重要となる。

■ 歯と歯列

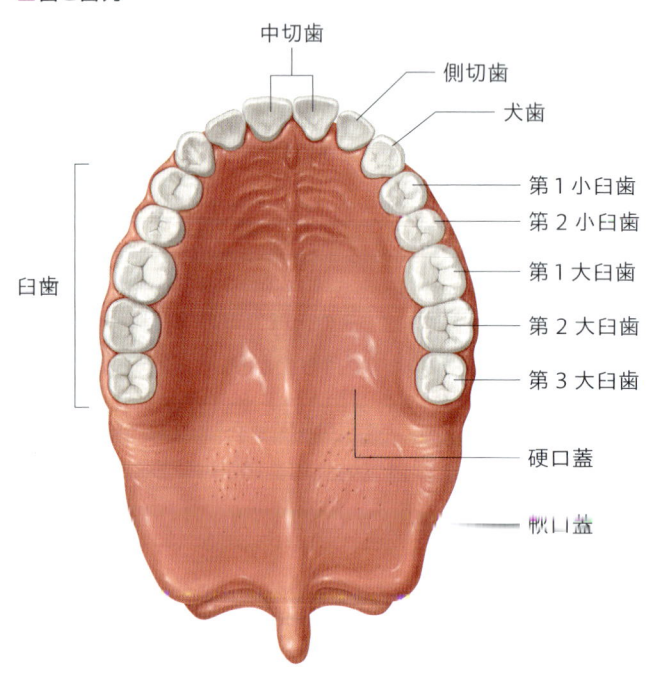

6. 口唇・頬

　口唇と頬は歯列の外側にあり、内側は粘膜、外側は表皮で覆われている。歯列と口唇の間は口腔前庭とされ、食物が残りやすい形となっている。

7. 唾液腺

　食物を咀嚼し食塊形成する上で唾液は重要な役割をもつ。唾液腺は、口腔底にある顎下腺、舌下腺が開口している。頬粘膜には耳下腺が開口している。唾液の大半が水分で構成され、1日に約1.0〜1.5L分泌される。また、唾液腺の分泌は、交感神経、副交感神経でコントロールされる。分泌量が少ないと、特に準備期から口腔期での咀嚼、食塊形成がスムーズに行えない。

■唾液腺

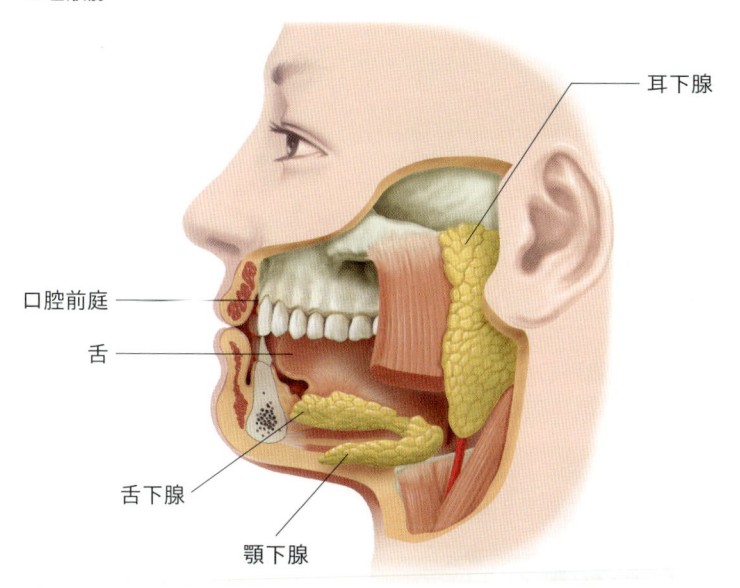

耳下腺

口腔前庭

舌

舌下腺

顎下腺

咽頭

　咽頭は鼻腔、口腔、喉頭との間にできた筒状の構造になっている。下方は輪状軟骨の位置で食道とつながっている。咽頭は、上咽頭、中咽頭、下咽頭の3つに分けられる。

1. 上咽頭

　上咽頭は鼻腔に接し左右両側の中耳とつながっている。上方は頭蓋底で、下方は軟口蓋の高さまでである。

2. 中咽頭

　中咽頭は上咽頭に接し、下方は喉頭蓋谷の高さで下咽頭に接している。中咽頭の前方は口峡部（前口蓋弓）を介し口腔に通じている。

　中咽頭は口腔とつながり、嚥下時には軟口蓋が挙上、上咽頭と接し空間を閉鎖する。同時に舌の後方への押し込みにより口腔との隙間も閉鎖する。

3. 下咽頭

　下咽頭は喉頭を介し気管につながっている。下咽頭は喉頭蓋で中咽頭と接し、下方は輪状軟骨下縁の高さで食道に通じる。途中の喉頭口の後方に梨状陥凹を形成し、食道入口部まで左右に分かれ食塊が通過する。

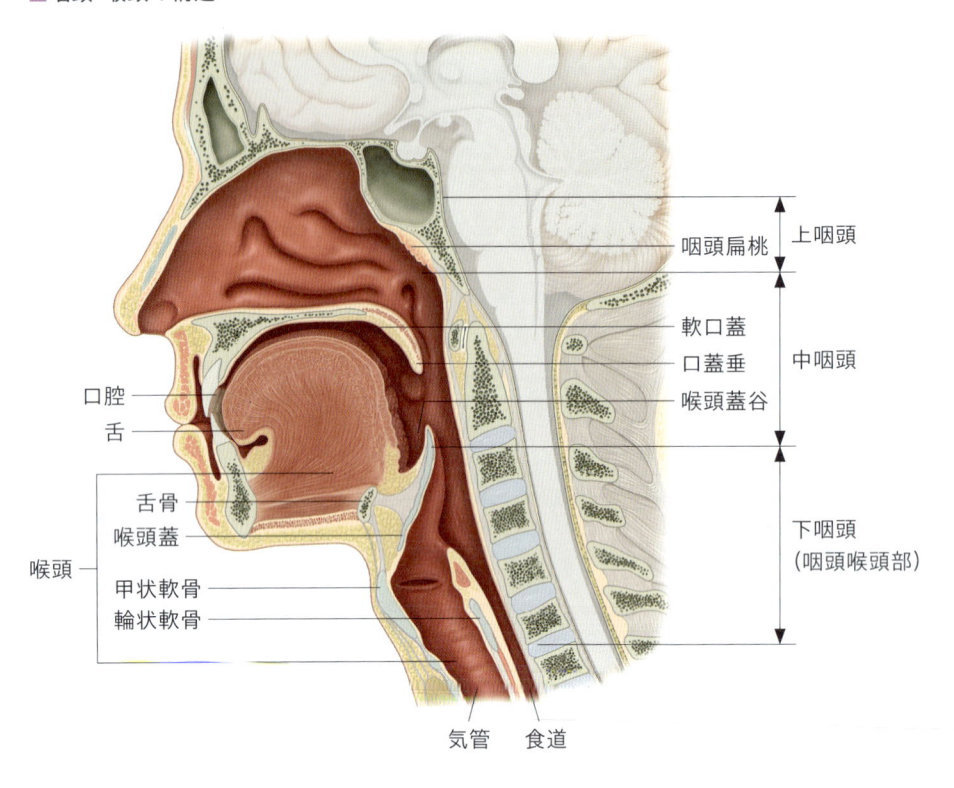

上咽頭
咽頭扁桃

軟口蓋
口蓋垂
喉頭蓋谷
中咽頭

口腔
舌

舌骨
喉頭蓋
下咽頭
（咽頭喉頭部）

喉頭

甲状軟骨
輪状軟骨

気管　食道

喉頭

　喉頭は、気道への食物の侵入を防ぎ、声帯を動かして声の性質を変える役割がある。

　喉頭蓋は、喉頭が挙上することにより、反転し喉頭口を閉鎖する。また、嚥下時は声門も同時に閉鎖され、誤嚥を予防する構造となっている。

　嚥下時には舌骨上筋群により舌骨が上前方に引き上げられ、同時に甲状舌骨筋が収縮し喉頭も上前方に移動する。

　嚥下と呼吸は密接に関係しており、嚥下前後に呼吸が「吸気であるか」「呼気であるか」は重要である。嚥下の後呼気であることが安全であり、呼気の後吸気のパターンの場合、誤嚥のリスクが高くなる。よって、嚥下障害がある人には、嚥下時はしっかりと息を止め、嚥下後、息を吐き出すように指導する必要がある。

■ 喉頭蓋

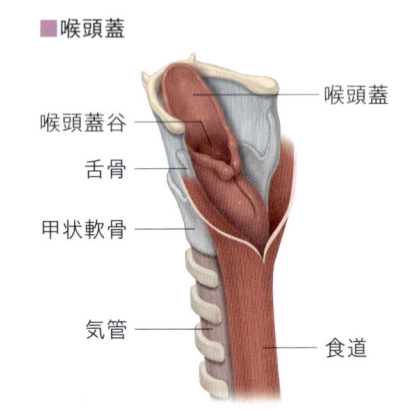

喉頭蓋
喉頭蓋谷
舌骨
甲状軟骨
気管
食道

食道

食道入口部から食道胃接合部までが食道となる。

嚥下時、食道入口部は開大し、食道の蠕動運動と重力によって食物を胃まで送り込む。

食道には、3つの狭窄部が存在する。食道入口部を第1狭窄部、大動脈、気管支と交差する箇所を第2狭窄部、食道下部には第3狭窄部が存在する。

第1狭窄部は嚥下時以外は常に収縮し、嚥下後食道入口部の輪状咽頭筋が収縮し逆流防止を行っている。第2狭窄部は大動脈弓との交叉により生じ、胸につかえる症状が起こることがある。第3狭窄部は横隔膜の食道裂孔にあり、下部食道括約筋の働きにより、常に収縮し胃食道逆流を防いでいる。嚥下時には弛緩し食塊を胃へ送り込むように動く。逆に、嘔吐の際には食道に戻すように動く。

■食道と食塊の送り込み

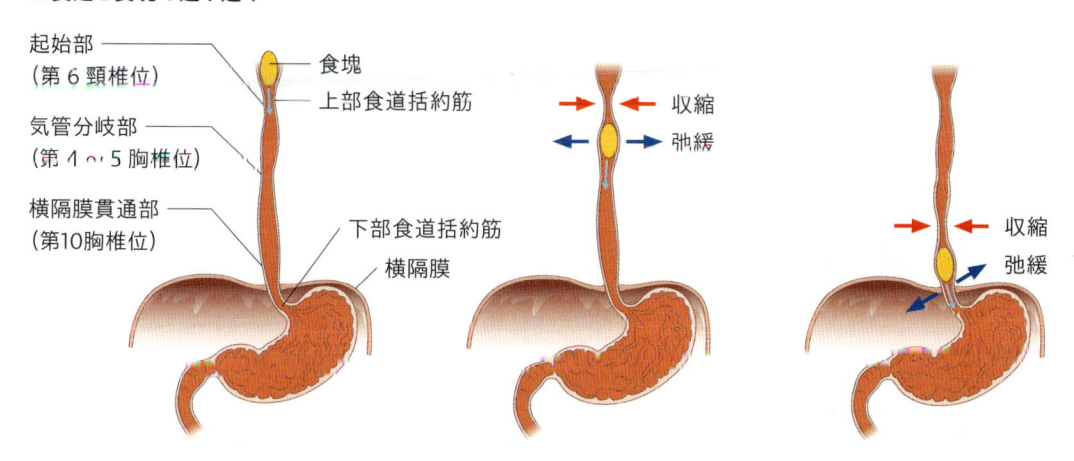

起始部
（第6頸椎位）
食塊
上部食道括約筋

気管分岐部
（第4～5胸椎位）

横隔膜貫通部
（第10胸椎位）
下部食道括約筋
横隔膜

収縮
弛緩

収縮
弛緩

嚥下にかかわる筋肉

嚥下には、以下に示す筋肉が関与している。

■嚥下にかかわる筋肉

口腔周囲の顔面筋	働きなど
咀嚼筋	咀嚼に関与
舌筋	咀嚼・食塊形成・食塊の移送に関与
口蓋筋	食塊の口腔内保持、鼻咽腔閉鎖
舌骨上筋群	舌骨を上前方に引き上げる
舌骨下筋群	喉頭の挙上、喉頭蓋の閉鎖
咽頭筋	咽頭の挙上・蠕動運動
食道筋	蠕動運動

嚥下をつかさどる脳・神経

　嚥下は随意運動と不随意運動からなり、中枢神経と末梢神経によって調整される。中枢神経は脳、脊髄からなり、脳は大脳、小脳、間脳、脳幹からなる。

■中枢神経系と末梢神経系

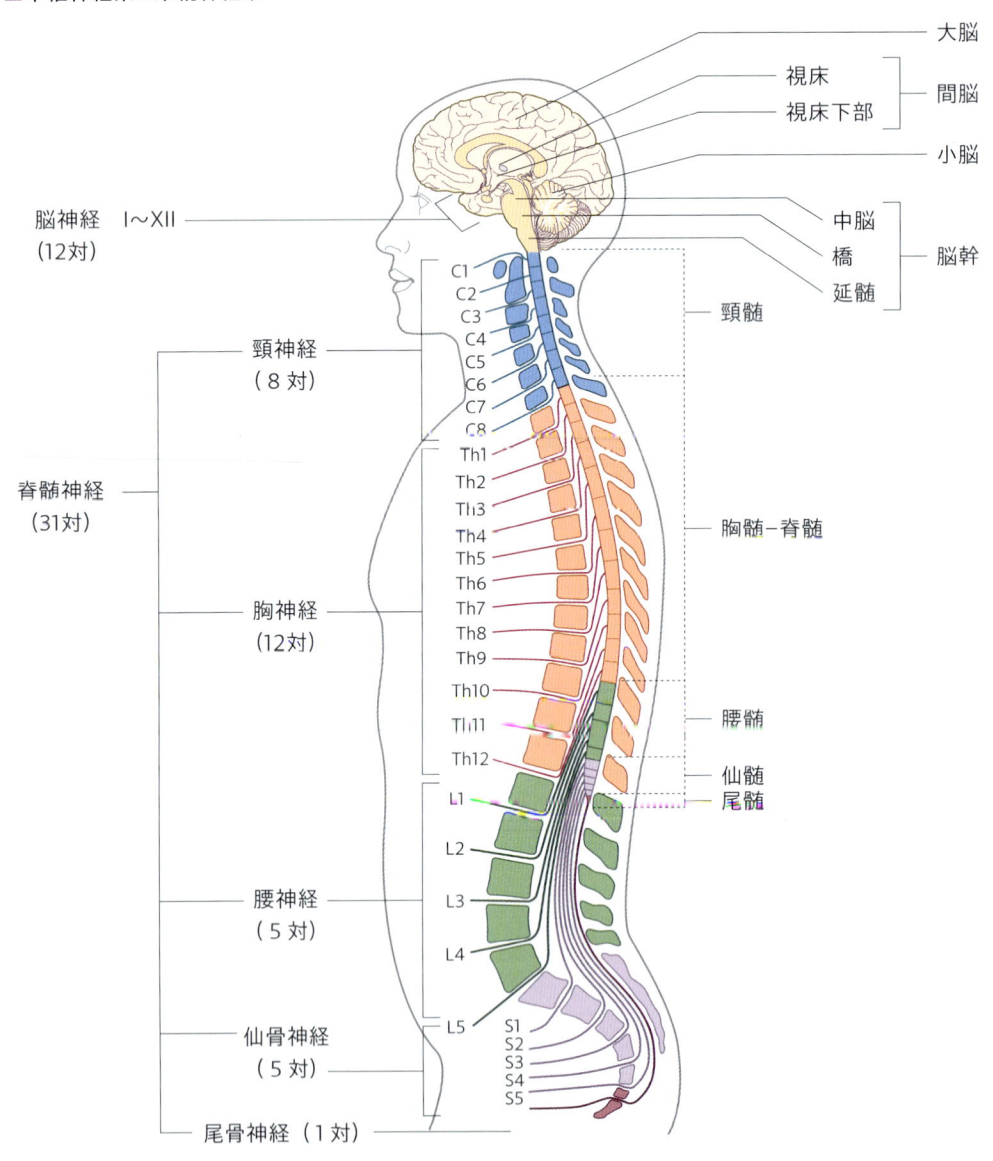

嚥下にかかわる脳

1. 大脳

　大脳は高次脳機能である、記憶・精神活動・言語、運動・感覚中枢としての役割がある。大脳皮質には多くの連合野があり、箇所によって働きが違う。
- 前頭連合野：感情の抑制、思考などの精神活動。
- 頭頂連合野：視覚からの空間的な状況判断、感覚情報の統合。
- 側頭連合野：記憶、言語の理解、物の認知。

■ 大脳皮質の連合野

- 一次運動野（中心前回）
- 運動連合野（運動前野）
- 中心溝
- 一次体性感覚野（中心後回）
- 体性感覚野
- 運動性言語野（ブローカ野）
- 頭頂連合野
- 前頭連合野
- 後頭連合野
- 聴覚連合野
- 一次視覚野
- 視覚連合野
- 感覚性言語野（ウエルニッケ野）
- 側頭連合野

2. 小脳

平衡・筋緊張・随意運動の調節を行い、平衡感覚、姿勢保持を行う役割がある。

3. 間脳

視床、視床下部、松果体、脳下垂体に分けられる。
視床は末梢からの感覚を中枢へ中継する役割がある。

■間脳

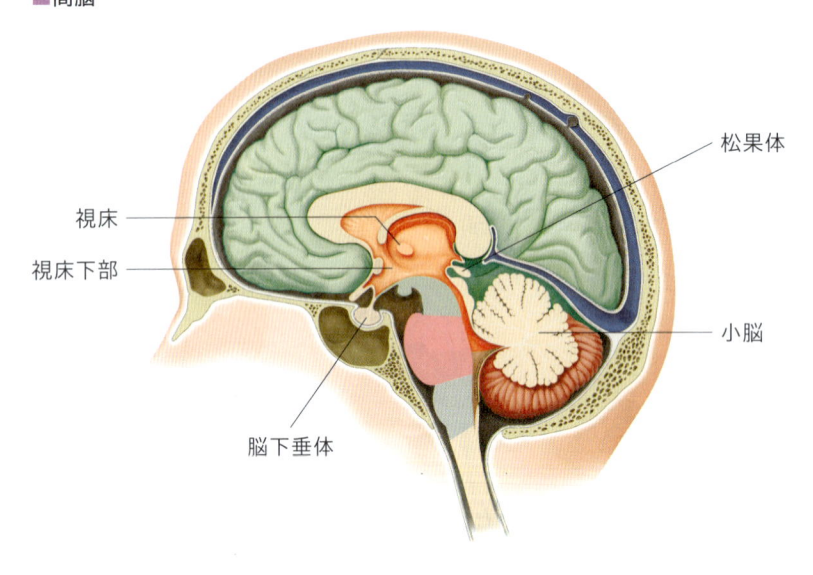

4. 脳幹

脳幹は中脳、橋、延髄で構成され、生命維持にかかわる呼吸、循環、嚥下の中枢である。

■脳幹

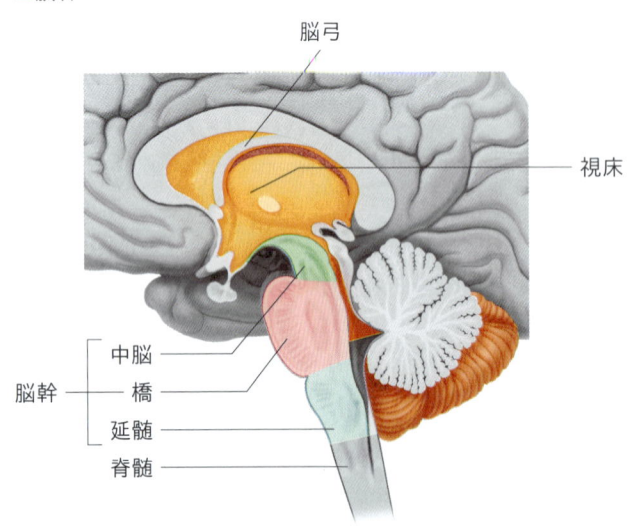

- ●中脳：動眼神経、滑車神経に関連した眼球運動の調整にかかわる。
- ●橋：三叉神経、外転神経、顔面神経、内耳神経に関連し、味覚・聴覚、口腔周囲筋の動き、唾液分泌などにかかわる。
- ●延髄：舌咽神経、迷走神経、副神経、舌下神経に関連し、呼吸・循環、嚥下の中枢など生命維持における重要な役割を担っている。特に延髄には嚥下のパターン形成器（central pattern generator：CPG）が存在する。

■延髄で嚥下にかかわる部位

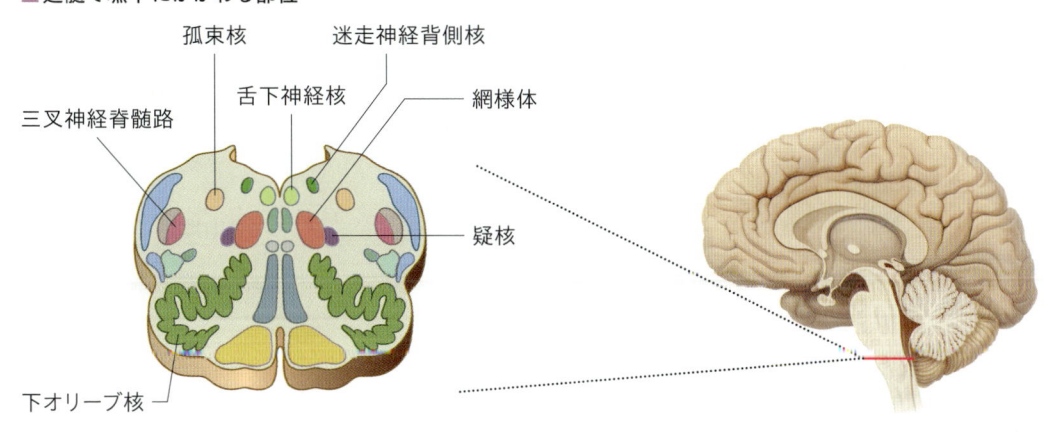

孤束核　迷走神経背側核　舌下神経核　網様体　三叉神経脊髄路　疑核　下オリーブ核

嚥下にかかわる神経

1. 末梢神経

末梢神経は12対の脳神経と31対の脊髄神経で構成される（p.30参照）。

2. 嚥下に関与する脳神経

摂食嚥下におけるすべての運動・感覚は脳神経が関与している。運動は皮質脊髄路を介し、顔面や咽喉頭から出た一次ニューロンは内包を経由し脳幹内で反対側に交叉し、脳幹の神経核で二次ニューロンと連絡する。その後、末梢器官で運動指令を伝える。感覚は末梢での体性感覚（痛覚、温度覚、触覚、深部感覚）は三叉神経を介し反対側の視床を経由し、大脳頭頂葉の一次体性感覚野に情報伝達する。

実際に、嚥下では三叉神経と顔面神経の働きにより、食物を口腔内に取り込み、舌下神経も加わり咀嚼運動が可能となる。口腔内では唾液分泌により食塊形成を容易とさせるが、唾液分泌も顔面・舌咽神経が関与する。味覚では顔面神経と舌咽神経が関与し、食物の物性認知には三叉神経、舌咽神経、迷走神経がかかわり認知することとなる。

嚥下反射は舌咽・迷走神経の働きによって行われる。このことから、嚥下における各筋群は脳神経に支配されており、脳血管疾患などにより障害を生じた場合には何らかの運動障害を生じる可能性がある。

ここでは、摂食嚥下に直接かかわる三叉神経、顔面神経、舌咽神経、迷走神経、舌下神経について解説する。

■脳神経（12対）

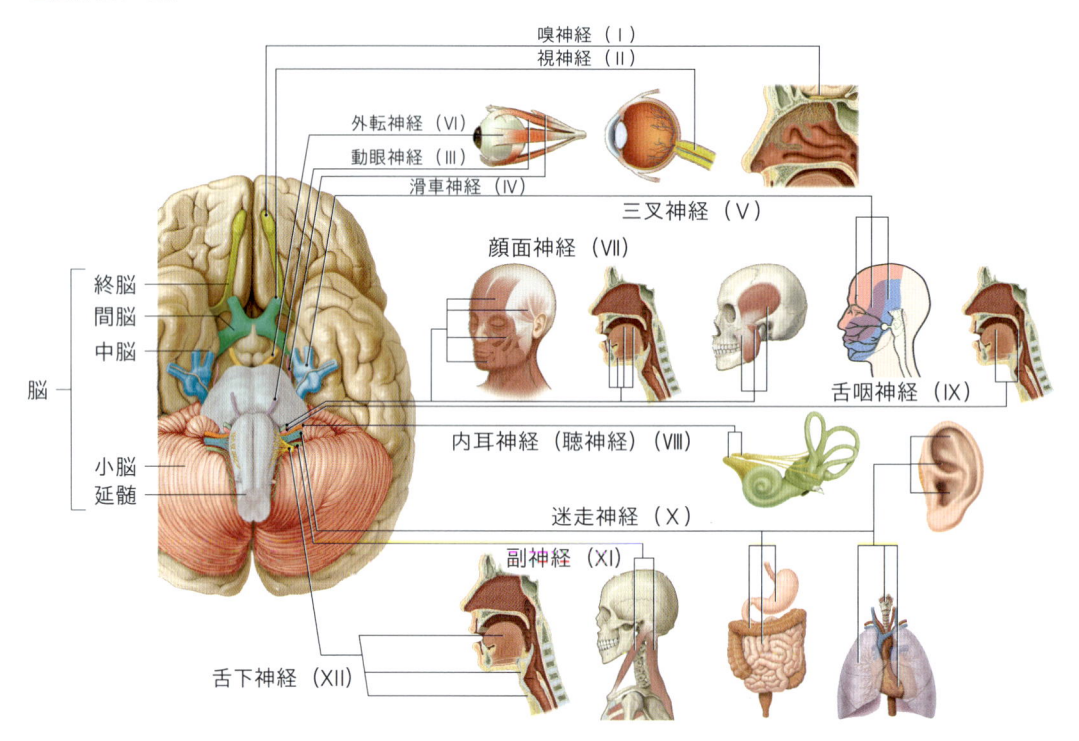

■嚥下にかかわる神経

	名称	働き
I	嗅神経	嗅覚
II	視神経	視覚、瞳孔調節
III	動眼神経	眼球運動
IV	滑車神経	眼球運動（上斜筋）
V	三叉神経	眼神経：前頭部、眼、鼻を感覚性に支配 上顎神経：上顎部、上顎の歯、上唇の粘膜、頬粘膜、口蓋粘膜、上顎洞などを感覚性に支配 下顎神経：舌、下顎部、下顎の歯、下唇の粘膜、頬粘膜の一部、外耳の一部を感覚性に支配 ※下顎神経は咀嚼にかかわる筋肉に分布し、運動性神経線維を有する
VI	外転神経	眼球運動（外直筋）
VII	顔面神経	表情筋の運動、味覚、涙腺や唾液腺の分泌
VIII	内耳神経	聴覚、平衡覚
IX	舌咽神経	知覚・味覚、唾液分泌、声を出す、嚥下
X	迷走神経	のどの知覚・呼吸、運動、体のバランス、頸胸腹部の臓器を支配
XI	副神経	肩や首の筋肉運動（僧帽筋、胸鎖乳突筋）
XII	舌下神経	舌の運動

■皮質延髄路

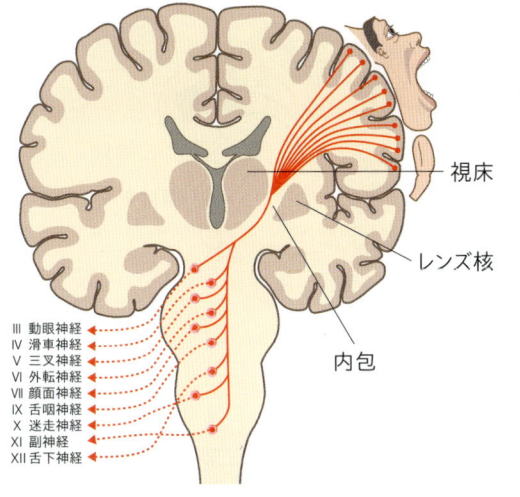

Ⅲ 動眼神経
Ⅳ 滑車神経
Ⅴ 三叉神経
Ⅵ 外転神経
Ⅶ 顔面神経
Ⅸ 舌咽神経
Ⅹ 迷走神経
Ⅺ 副神経
Ⅻ 舌下神経

視床

レンズ核

内包

●——：皮質延髄路の一次ニューロン（上位ニューロン）
●‥‥‥：皮質延髄路の二次ニューロン（下位ニューロン）
● ：運動性脳神経核

■体性感覚性神経伝導路

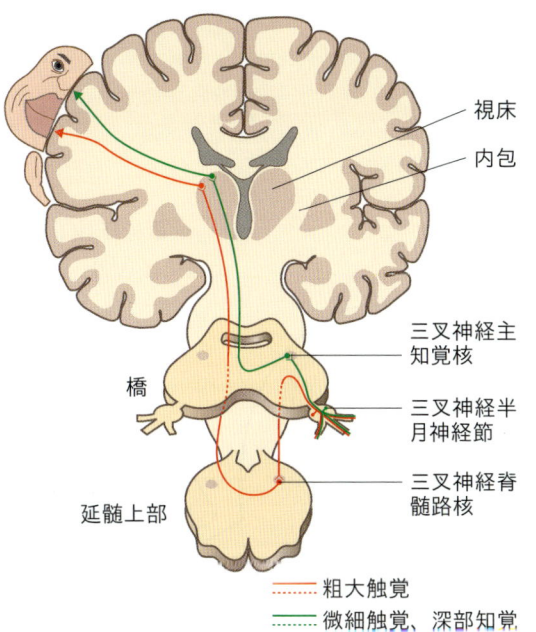

視床

内包

橋

延髄上部

三叉神経主
知覚核

三叉神経半
月神経節

三叉神経脊
髄路核

—— 粗大触覚
—— 微細触覚、深部知覚

1）三叉神経

　三叉神経は顔面の痛覚、触覚、温度覚の感覚機能を支配し3つの枝に分かれている。第1枝は眼神経、第2枝は上顎神経、第3枝は下顎神経領域を支配している。歯牙、舌、口蓋、頬粘膜の感覚は三叉神経が司っており、硬い、軟らかい、熱いなどの感覚を認識し、その後の咀嚼運動につなげる働きがある。

　運動機能としては第3枝の下顎神経は咀嚼筋の運動機能を支配する。下顎神経は側頭筋、咬筋、内側翼突筋、外側翼突筋による咀嚼運動、顎舌骨筋、顎二腹筋前腹、口蓋帆張筋による開口運動に関係している。

　三叉神経の運動核は両側支配であるため、一側のみの障害である場合直接障害を受けず、若干の筋力低下は認めるものの、安定した咀嚼運動が可能である。

■体性感覚性神経線維

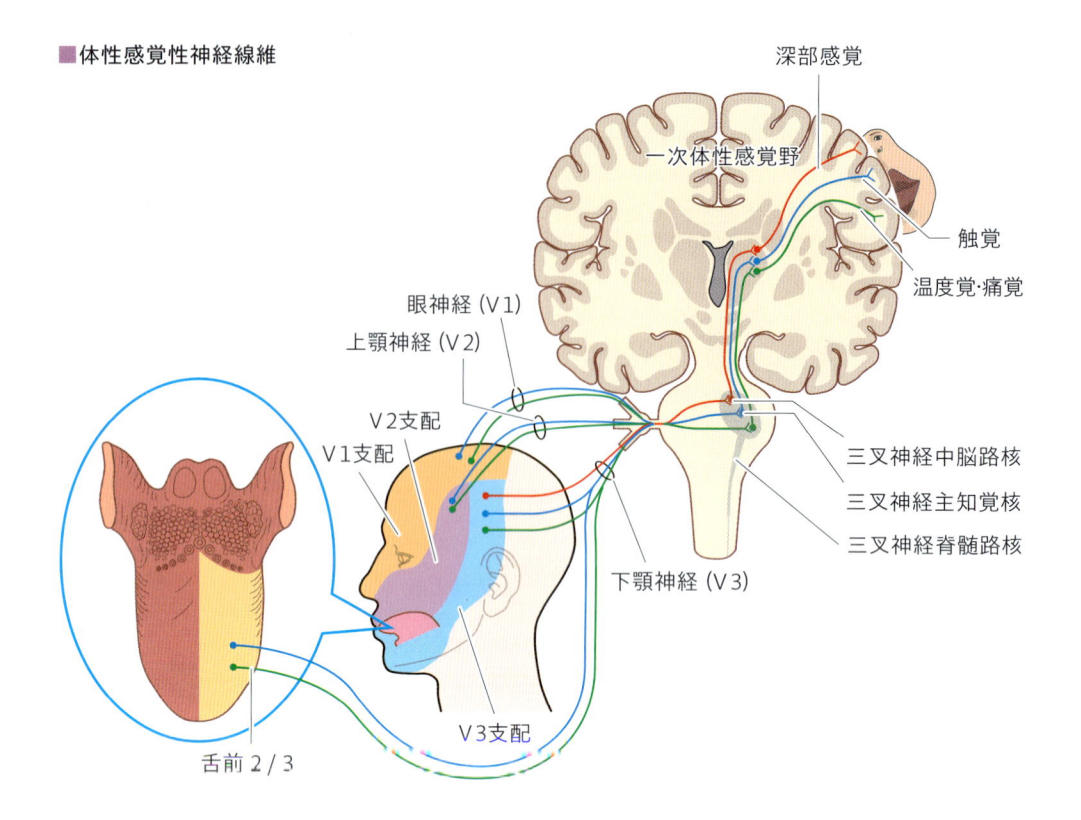

深部感覚

一次体性感覚野

触覚

温度覚·痛覚

眼神経（V1）

上顎神経（V2）

V2支配

V1支配

三叉神経中脳路核

三叉神経主知覚核

三叉神経脊髄路核

下顎神経（V3）

V3支配

舌前2/3

■運動性神経線維

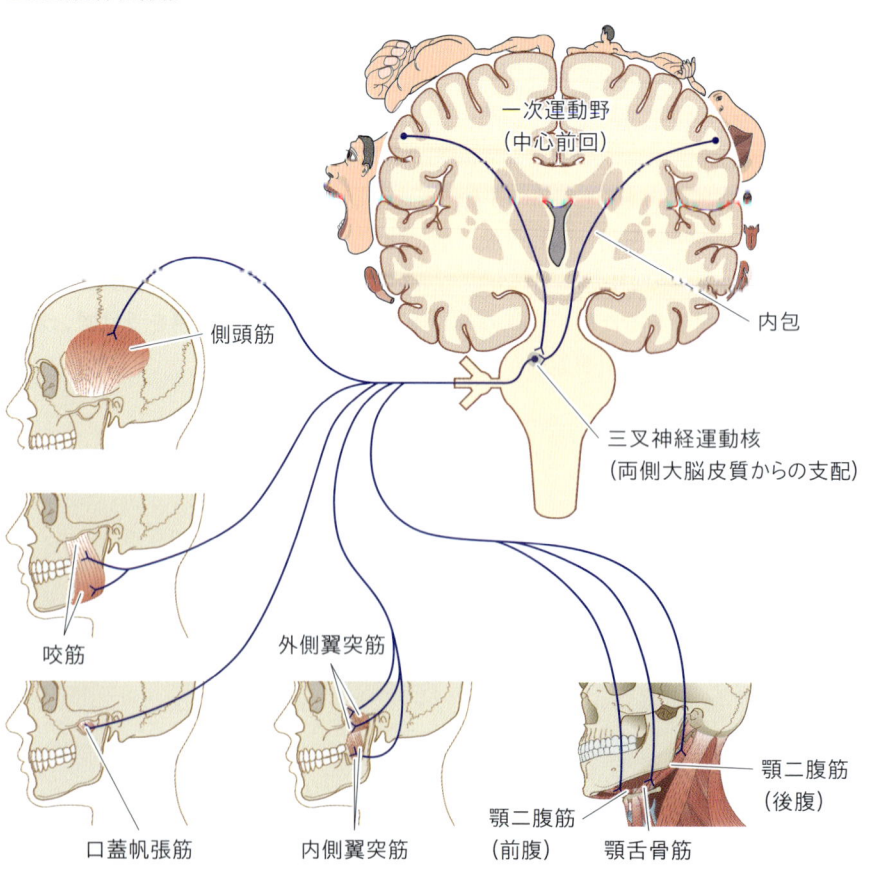

一次運動野
（中心前回）

内包

側頭筋

三叉神経運動核
（両側大脳皮質からの支配）

咬筋

外側翼突筋

顎二腹筋
（後腹）

口蓋帆張筋

内側翼突筋

顎二腹筋
（前腹）

顎舌骨筋

2）顔面神経

顔面神経は顔の表情筋をつくる額筋、眼輪筋、口輪筋を支配し、摂食嚥下では主に咀嚼運動、唾液分泌、味覚に関係している。

運動神経は顔面表情筋の運動、頬筋、広頸筋、アブミ骨筋、顎二腹筋後腹に働く。ただし顔面上方と下方では支配核が異なる。顔面上方の上部核、下方の下部核からなり、上部核は両側性支配になるため、左右どちらかが障害されても健側が機能するため顔面上部の運動は可能となる。

副交感神経線維は涙腺、顎下腺・舌下腺の唾液腺、鼻腺の分泌に関係する。

味覚は舌前方2/3の味覚に関係する。感覚神経は耳介の前・後面、外耳道上壁の温痛覚、触覚に関係する。

■顔面神経運動性神経線維

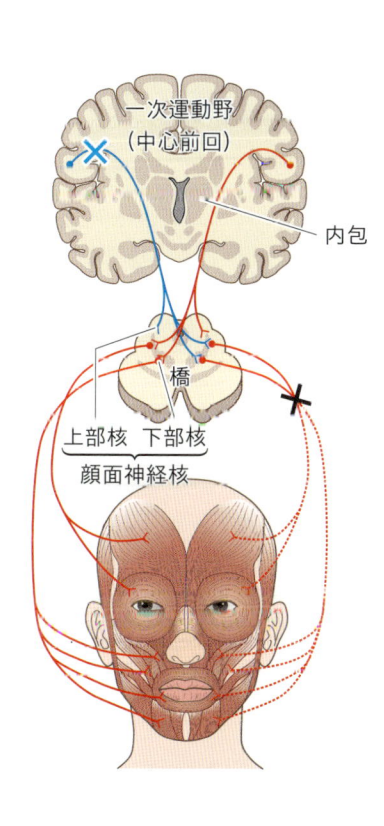

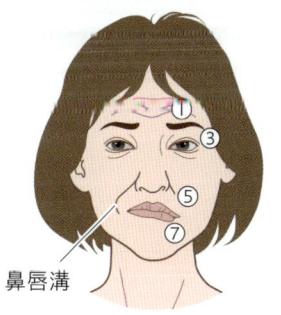
✖が障害された場合
中枢性顔面神経麻痺

鼻唇溝

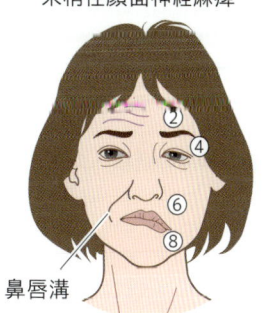
✖が障害された場合
末梢性顔面神経麻痺

鼻唇溝

	額のしわ寄せ	閉眼動作	鼻唇溝	口角
中枢性 顔面神経麻痺	温存 （①）	温存 （③）	浅くなる （⑤）	下がる （⑦）
末梢性 顔面神経麻痺	消失 （②）	不十分 （④）	浅くなる （⑥）	下がる （⑧）

3）舌咽神経

舌咽神経は咽頭期における舌の動きや感覚（舌後方1/3、上咽頭後壁、口蓋弓、口蓋扁桃の温痛覚や触覚など）・味覚（舌後1/3）に働く。また、咽頭上方から下方への押し込みに関係し咽頭上部の収縮に働く。その他、軟口蓋の挙上に関係し、嚥下時の咽頭と鼻腔への遮断に働く。

舌咽神経は延髄の疑核を中継し両側性支配のため、疑核より上位での障害の場合、麻痺症状を生じることはないか、軽度の麻痺症状を生ずる。

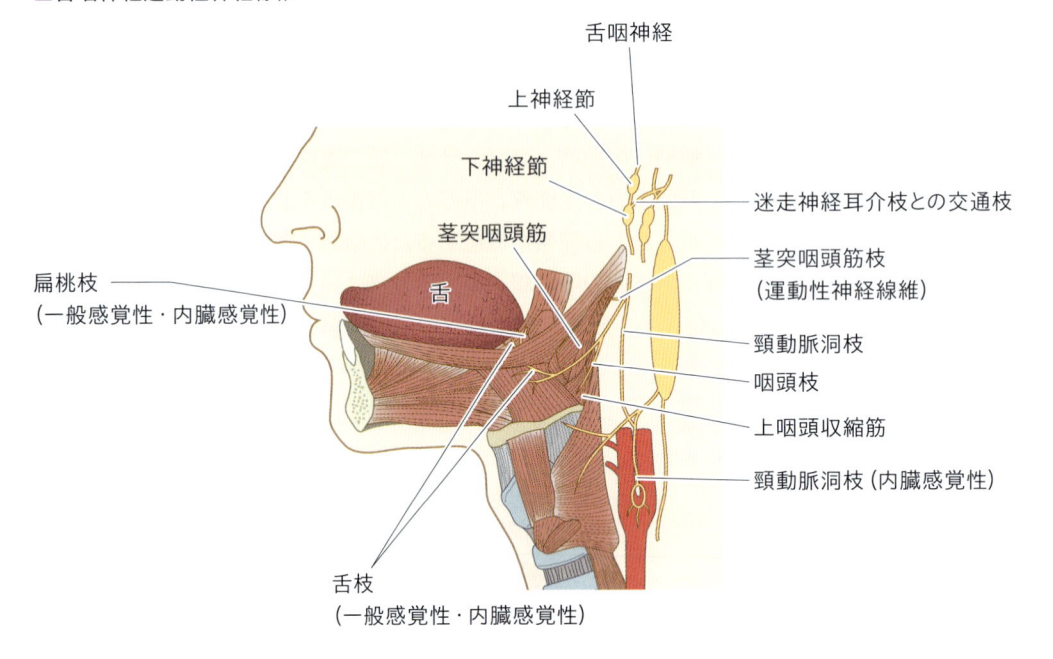

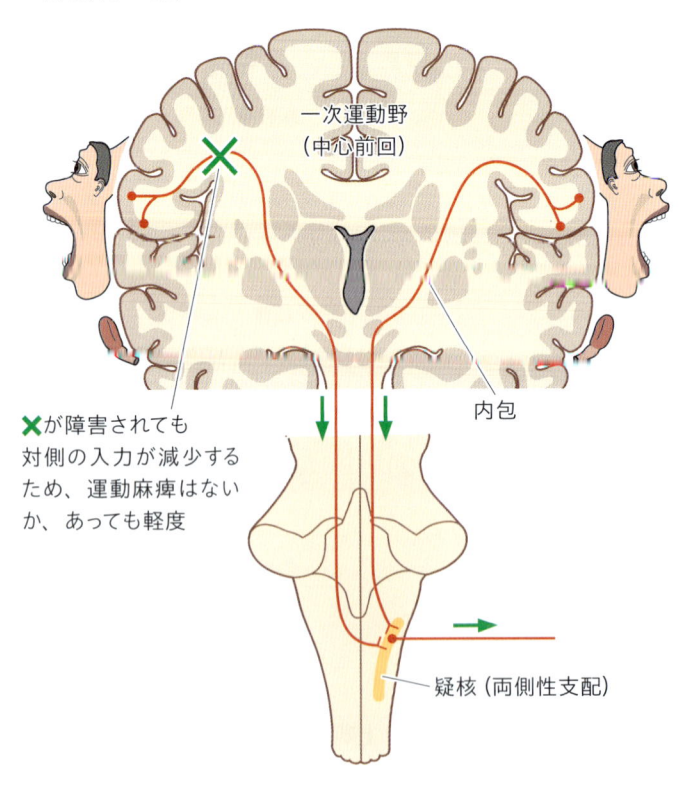

✖が障害されても
対側の入力が減少する
ため、運動麻痺はない
か、あっても軽度

● **4**） 迷走神経

　迷走神経は咽頭、喉頭の運動・感覚に関係し、嚥下時の咽頭収縮、喉頭挙上、咽喉頭の感覚、食道、胃などの消化管の蠕動運動に働く。舌咽神経と咽頭神経叢を形成し、咽頭の筋肉を司り、摂食嚥下の咽頭期機能を形成している。また、迷走神経の運動線維は延髄の疑核を中継し両側性支配のため、疑核より上位での障害の場合、麻痺症状を生じることはないか、軽度の麻痺症状を生ずる。

■迷走神経の神経支配

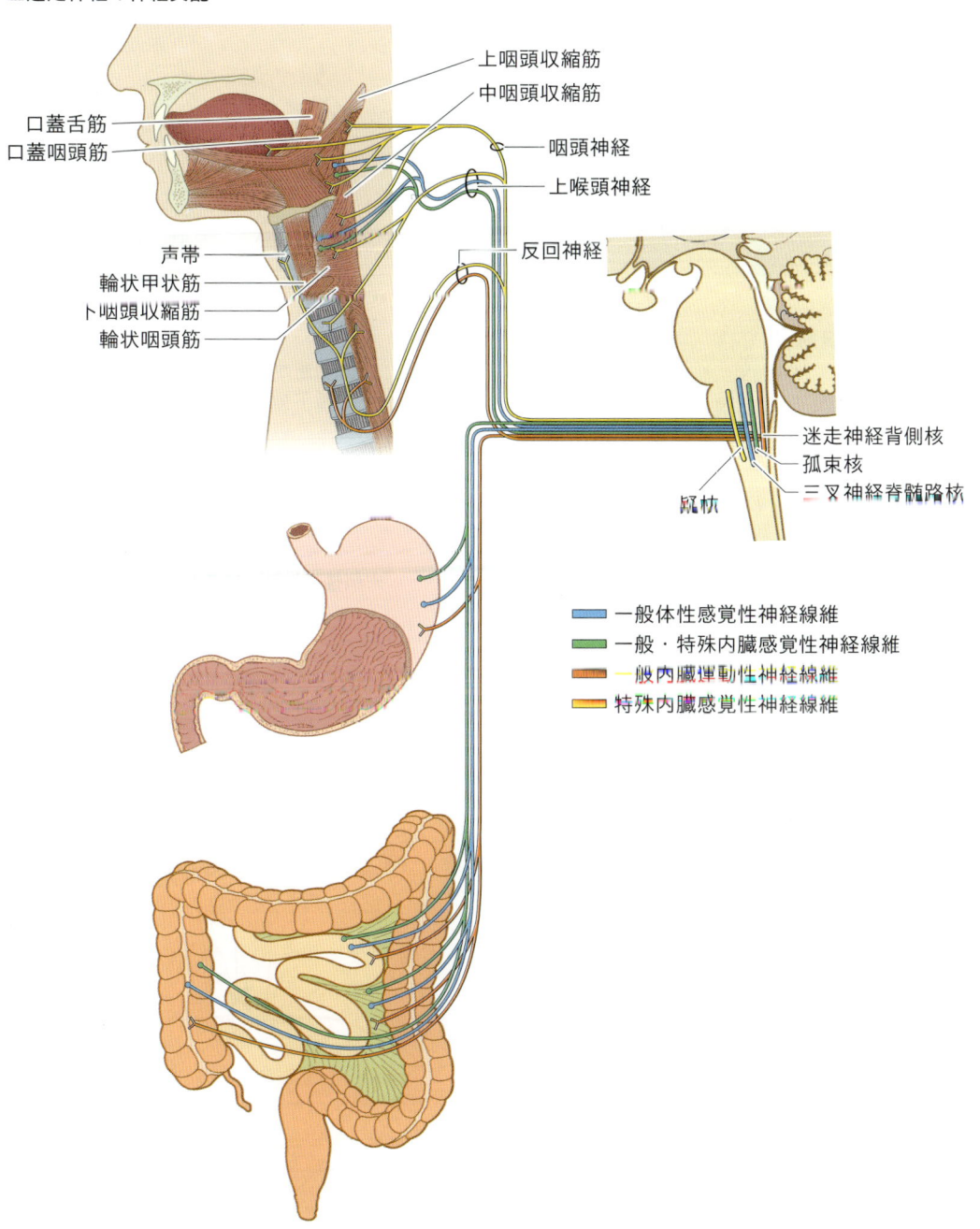

　口蓋舌筋
　口蓋咽頭筋

　声帯
　輪状甲状筋
　下咽頭収縮筋
　輪状咽頭筋

上咽頭収縮筋
中咽頭収縮筋
咽頭神経
上喉頭神経
反回神経

迷走神経背側核
孤束核
三叉神経脊髄路核
疑核

▬ 一般体性感覚性神経線維
▬ 一般・特殊内臓感覚性神経線維
▬ 一般内臓運動性神経線維
▬ 特殊内臓感覚性神経線維

5）舌下神経

　舌下神経は、延髄の舌下神経核から始まり、舌下神経核内舌筋、外舌筋の運動に働き、食塊形成、送り込みに関係する。舌下神経核は顔面神経、舌咽神経、迷走神経と異なり一側性支配である。

■舌下神経

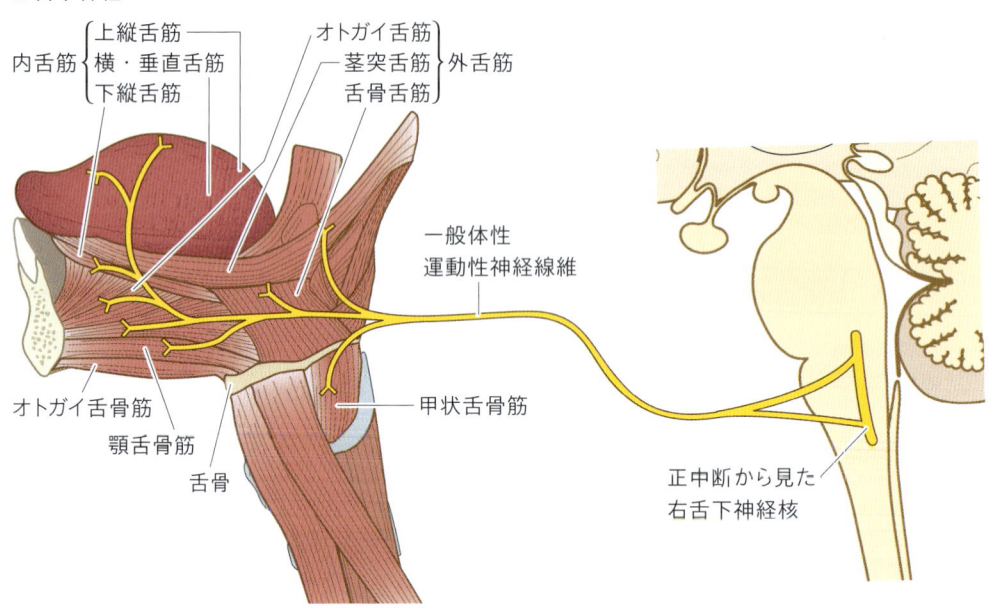

■舌下神経麻痺

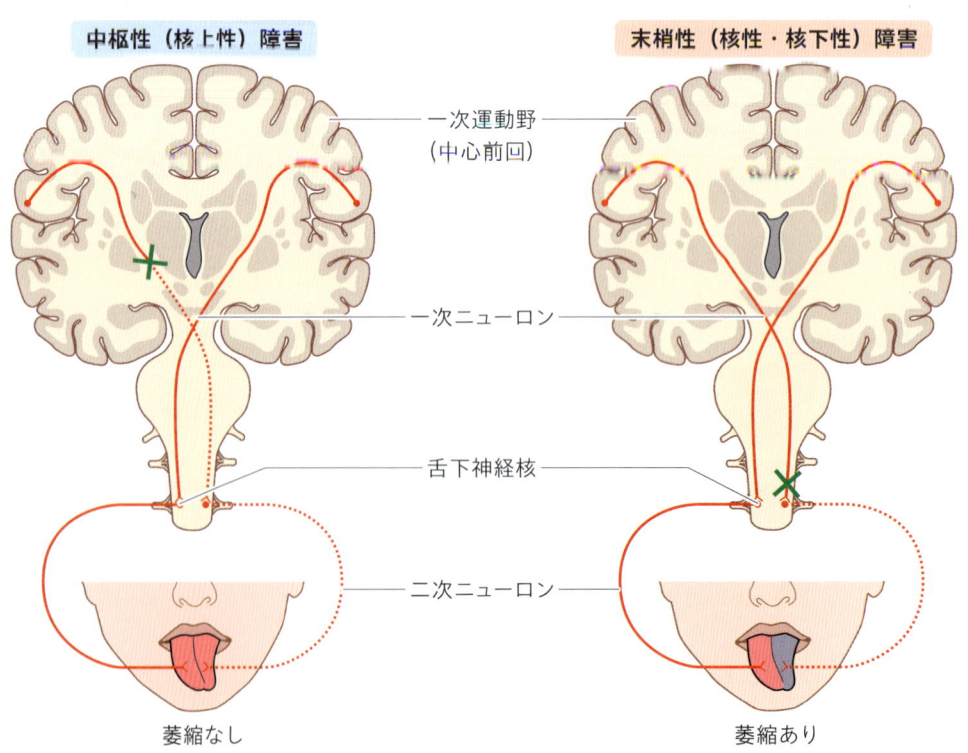

参考文献

1. 鎌倉やよい編：嚥下障害ナーシング．医学書院，東京，2000．
2. 向井美惠，鎌倉やよい編：摂食・嚥下障害ベストナーシング．Gakken，東京，2010．
3. 上羽瑠美：見える！わかる！摂食嚥下のすべて．Gakken，東京，2010．
4. 才藤栄一，植田耕一郎監修，出江紳一，鎌倉やよい，熊倉勇美，他編：摂食嚥下リハビリテーション 第3版．医歯薬出版，東京，2016．
5. 山田好秋：よくわかる摂食・嚥下のメカニズム 第2版．医歯薬出版，東京，2013．

呼吸と摂食嚥下機能

水野 充人

呼吸のメカニズム

　人間は、生命維持のため常に呼吸をしている。呼吸とは、肺胞と毛細血管の間で酸素と二酸化炭素のガス交換を行い、身体に必要な酸素を供給し、不要な二酸化炭素を身体の外に排出することをいう。また、肺で酸素を取り入れ血液に送り込み、二酸化炭素を排出することを「外呼吸」、脳や心臓などの末梢臓器が血液から酸素を取り入れて二酸化炭素を放出することを「内呼吸」という。

1. 呼吸における空気の流れ

　肺と肺へ空気を通す器官を「呼吸器」といい、中でも鼻腔から咽頭までを「上気道」、喉頭から気管を経て気管支までの間を「下気道」という。上気道と下気道の境界は、声帯である。空気は、鼻腔や口腔から取り込まれて上気道に入り、下気道から気管へと運ばれる。気管は心臓の後方で左右2本の気管支に枝分かれし、肺に達すると20回以上の枝分かれを繰り返しながら、最終的に空気は肺胞へと送り込まれる（図1）。

2. 呼吸運動とは

　呼吸運動の中心は、肺の動きである。その肺の動きを支配しているのは、横隔膜や肋間筋などの「呼吸筋」である。吸気運動は、横隔膜と外肋間筋の収縮によって横隔膜が下がり胸郭を広げ、胸腔内容積を増大することにより肺を拡張し、空気を肺内に流入させる。

　呼気運動は、吸気筋活動が停止し弛緩することによって、肺と胸郭の弾性によって元の状態に戻ることで行われる。これらの運動にかかわる筋が呼吸筋である。肺の容量を増大するものは「吸気筋」、減少させるものは「呼気筋」と呼ばれる。吸気によって、胸郭、肺が拡大すると、拡大の程度に応じた強さの呼気の力が自然に発生する。

　また、喉頭筋群は、声門を開大・閉鎖させる働きを持ち、発声ばかりでなく、呼吸時、また嚥下時に気道内への異物の侵入を防ぐうえで、重要な働きをしている（図2）。

　呼吸の神経中枢は延髄にあり、吸気や呼気の運動を調節し、橋にある呼吸調節中枢で呼吸のリズムを整えている。呼吸筋は随意性の骨格筋であり、体性神経系の運動神経の支配を受けている。呼吸筋のうち横隔膜は横隔神経、肋間筋は肋間神経の支配を受けている。これらの呼吸筋は、神

図 1　呼吸のメカニズム：空気の流れ

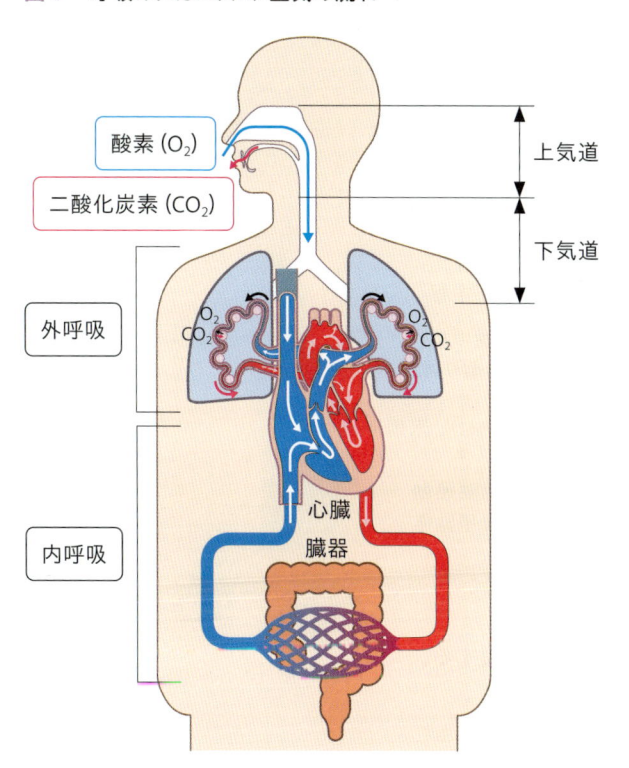

図 2　呼吸運動とは

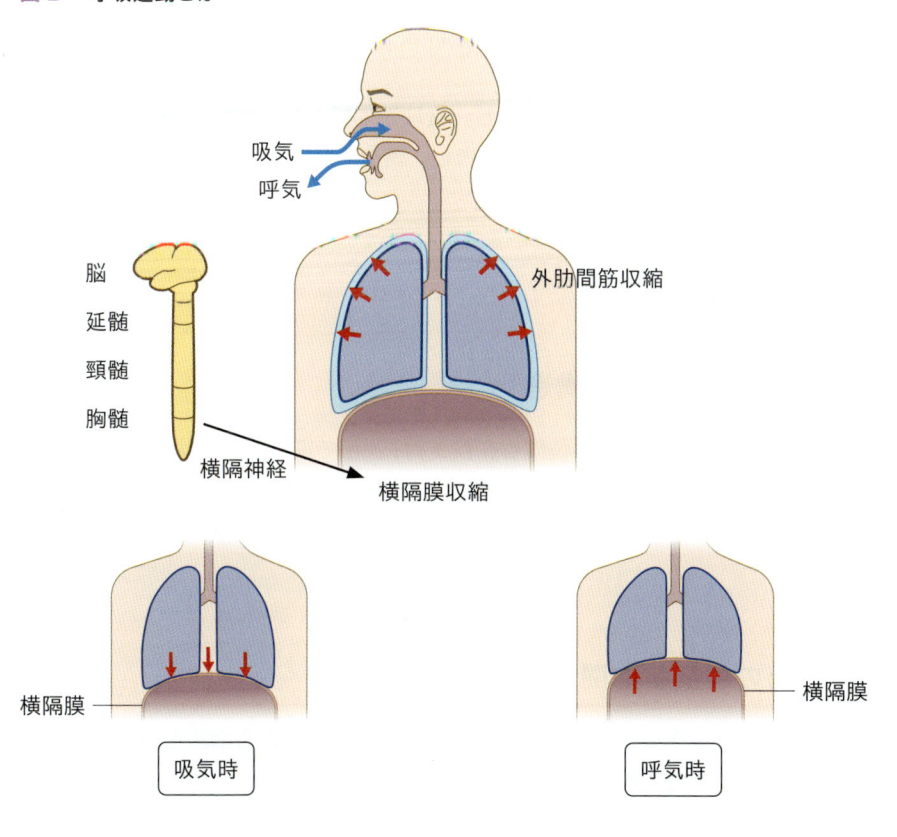

図3　摂食嚥下のメカニズム

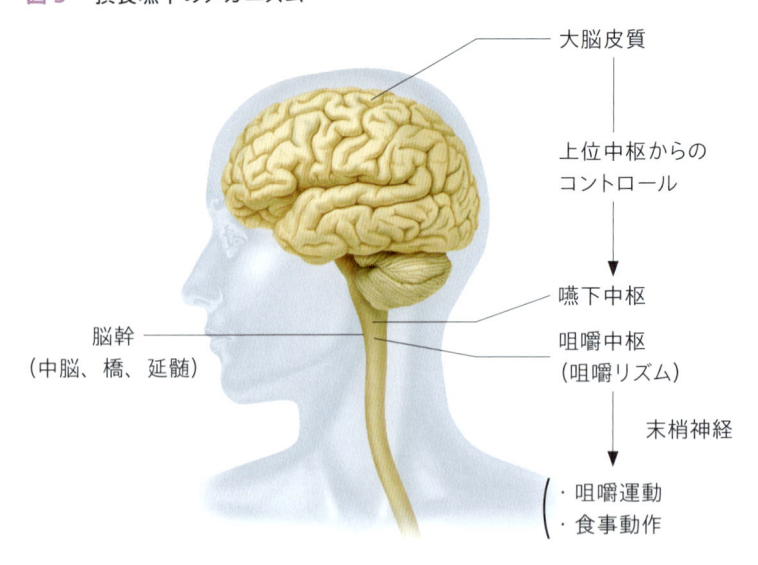

大脳皮質

上位中枢からの
コントロール

嚥下中枢

咀嚼中枢
（咀嚼リズム）

末梢神経

・咀嚼運動
・食事動作

脳幹
（中脳、橋、延髄）

経の興奮により収縮し、神経の活動が停止すると弛緩する。

摂食嚥下のメカニズム

　摂食嚥下は、飲食物を認識して口に取り込むことから始まり、胃に到達するまでの一連の過程を指す。大脳皮質から下位の咀嚼中枢・嚥下中枢、末梢神経へ刺激が伝達されることにより、咀嚼、嚥下、食べる動作につなげる。

　摂食とは、飲食物を認識し、口に取り込み、咀嚼し、食塊が形成され、咽頭に送られるまでを指す。嚥下とは、食塊が咽頭から胃に送られるまでを指し、嚥下にかかる時間はわずか0.5秒程度である（図3）。

呼吸と摂食嚥下の関連

1. 呼吸と嚥下にかかわる器官の構造

　咽頭は、頸椎の前方で鼻腔と口腔の後方に位置し、長さ約12cmで細いロート状の器官である。咽頭の上端は後頭骨の下面に接し、下端は、第6頸椎の高さで後方の食道と前方の喉頭に分かれている。また咽頭腔は、上部より上咽頭（鼻部）、中咽頭（口部）、下咽頭（喉頭部）に区分されている（図4）。

2. 呼吸時と嚥下時の解剖学的関連

　咽頭は飲食物の通り道であり、空気の通り道でもある。飲食物は口腔から咽頭を通過して後方の食道へ、空気は鼻腔から咽頭を経て前方の喉頭や気管へと送られる。

図 4 呼吸と嚥下にかかわる器官の構造

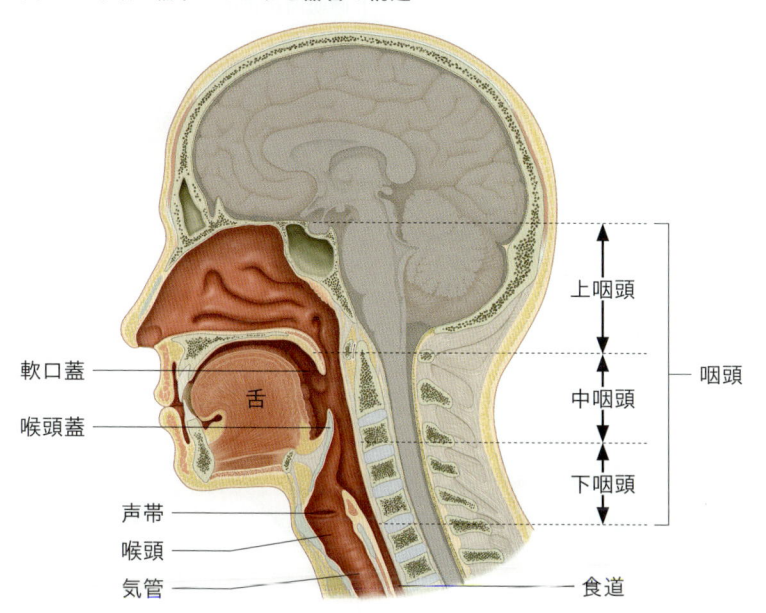

軟口蓋

喉頭蓋

舌

上咽頭

中咽頭 ─ 咽頭

下咽頭

声帯
喉頭
気管

食道

呼吸をしているときは軟口蓋が下がり、喉頭口は開き、気管への道を確保している。

飲食物を飲み込むときは、飲食物の通り道が優先になり、軟口蓋が上がり鼻腔と咽頭の間が閉鎖する。舌根部は収縮して喉頭が上がる。そして、喉頭蓋が下がることで喉頭口を閉じ、声門も閉じる。その後、咽頭が収縮し、食道の入り口が開口し、飲食物が食道へと流れていく。

しかし、加齢などの影響により喉頭を支える筋力が低下し、喉頭の位置が下降する。そして、嚥下時に十分に喉頭が上がらないため、喉頭蓋もしっかり下がらない。また、食道の入り口を閉じている筋力により十分に喉頭が閉鎖しないため誤嚥しやすくなる。さらに、咽頭筋の収縮力が低下し、咽頭に唾液や飲食物などが残留することによって誤嚥リスクが高くなる。

このように、呼吸と嚥下は、解剖生理学上密接に関連している（図 5 ）。

3. 誤嚥と咳反射

嚥下時に声門閉鎖が生じ、呼吸が一時的に停止することを「嚥下時無呼吸」という。嚥下時無呼吸は嚥下が終わるまで約 1 秒続くが、食塊の量や粘稠度により延長する。また、加齢等の影響により筋力が低下することで、無呼吸の持続時間が延長される。健常者は嚥下後呼気である割合が多いが、無呼吸が延長すると吸気が後続することによって誤嚥のリスクが増加する。

声門を超えて気管に異物が侵入した場合を「誤嚥」と呼ぶが、その際は一般的に（正常なら）「咳反射」が起きる。咽頭や気管や気管支、肺胞などに分布する咳受容体が異物による刺激を受け、迷走神経を介して、延髄の「咳中枢」に伝達される。咳中枢からは横隔神経、肋間神経、腰神経を介して、横隔膜、肋間筋、腹壁の筋を収縮させることで、声門閉鎖下に胸腔の内圧を増大させ、その後声門が開いて大きな空気の流出によって異物を気管外に排除する。しかし、加齢等に伴い咽頭、喉頭の解剖学的変化、大脳皮質の神経細胞減少のため咳中枢からの伝達が遅延し、咳反射の閾値が上昇することで不顕性誤嚥となり、異物を排除できずに肺炎につながる（図 6 ）。

図5 呼吸時と嚥下時の関連

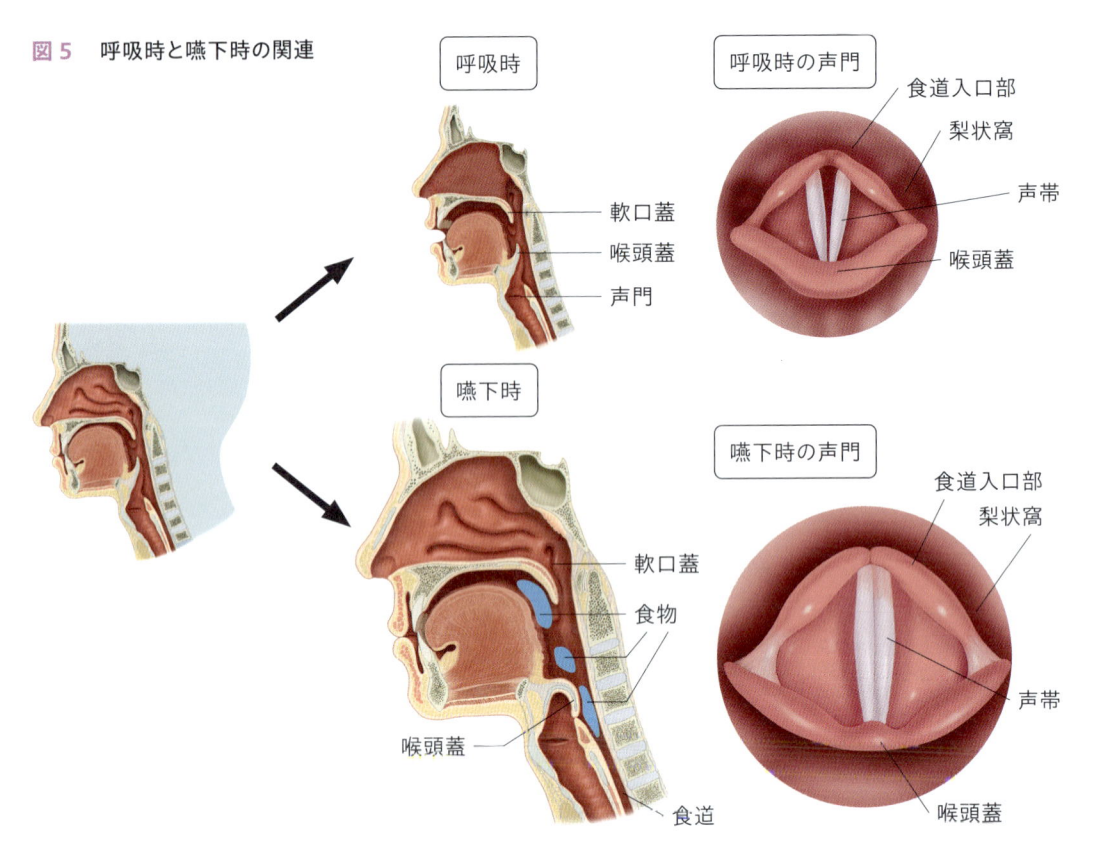

呼吸時

呼吸時の声門

- 軟口蓋
- 喉頭蓋
- 声門

- 食道入口部
- 梨状窩
- 声帯
- 喉頭蓋

嚥下時

嚥下時の声門

- 軟口蓋
- 食物
- 喉頭蓋
- 食道

- 食道入口部
- 梨状窩
- 声帯
- 喉頭蓋

図6 咳反射

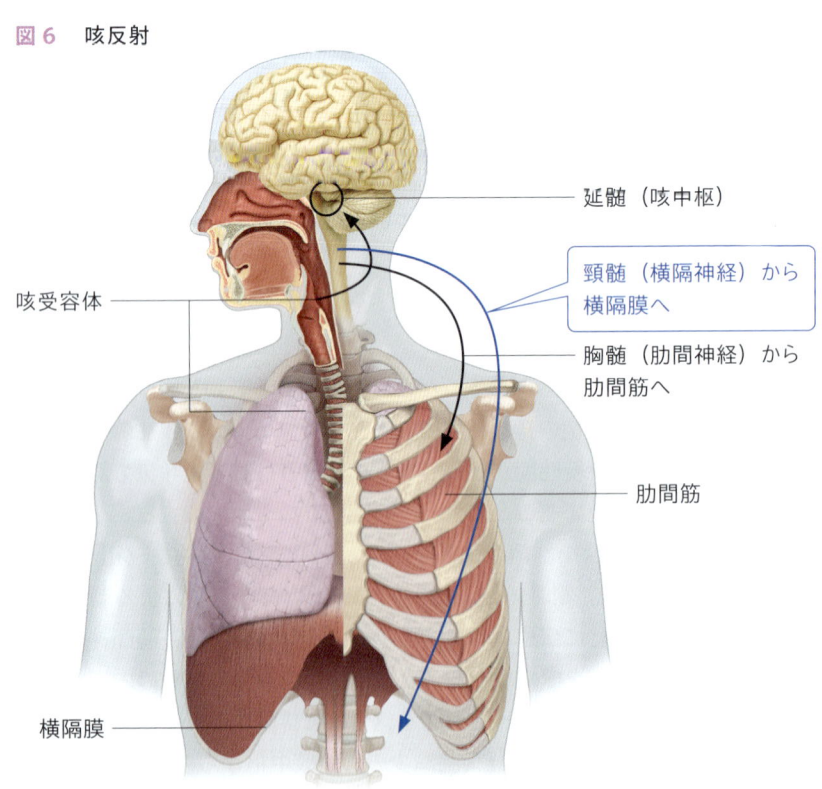

- 延髄（咳中枢）
- 頸髄（横隔神経）から横隔膜へ
- 胸髄（肋間神経）から肋間筋へ
- 咳受容体
- 肋間筋
- 横隔膜

参考文献

1. 浅野浩一郎：呼吸の生理．浅野浩一郎，梅村美代志，川村雅文，他編，系統看護学講座 呼吸器 第14版．医学書院，東京，2016：30-31．
2. 青山寿昭：まるごと図解 摂食嚥下ケア．照林社，東京，2017：4-19．
3. 藤島一郎：よくわかる嚥下障害 改訂第2版．永井書店，大阪，2001：1-16．
4. 山田好秋：よくわかる摂食・嚥下のメカニズム．医歯薬出版，東京，2004：100-102．

摂食嚥下のモデル：5期モデル、3・4期モデル、プロセスモデル

松尾 晴代

嚥下動態を考えるとき、食物形態と嚥下モデルについて理解する必要がある（図1）。嚥下モデルには「生理モデル」と「臨床モデル」があり、生理モデルには液体の一口嚥下から作られた「3期（4期）モデル」と、「4期モデル」に「先行期」を加えた「5期モデル」、咀嚼嚥下をもとに考えられた「プロセスモデル」がある。

摂食嚥下の5期モデル

水を含む液体の丸飲み嚥下（命令嚥下）のメカニズムは、「5期モデル」で示される。

①先行期（認知期）：目で見て食物を認知、唾液分泌を促し口まで運ぶ
②準備期：食物を口に取り込み、咀嚼して食塊形成する
③口腔期（舌期）：舌背中央に集められた食塊を咽頭に移送する
④咽頭期：嚥下反射が起こり、食塊を咽頭から食道に移送する
⑤食道期：食道の蠕動運動で食塊を食道から胃に移送する

図1 嚥下モデル

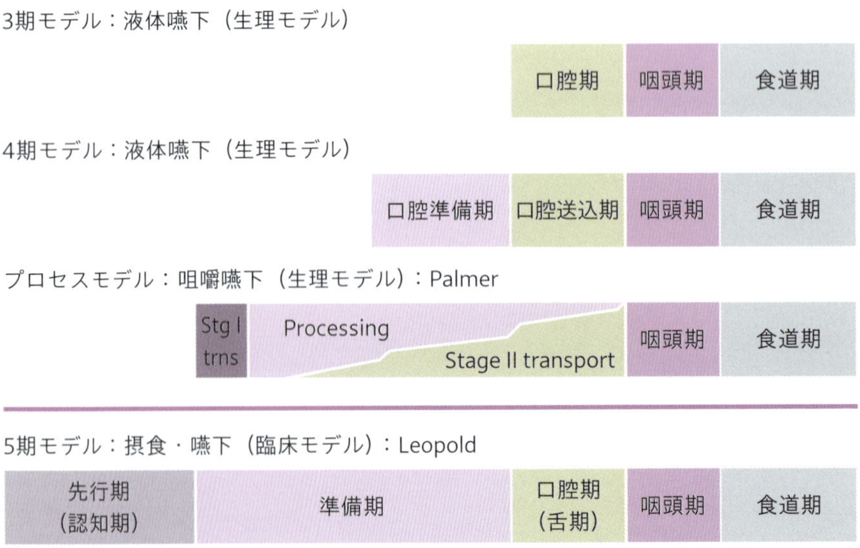

3期モデル：液体嚥下（生理モデル）

口腔期	咽頭期	食道期

4期モデル：液体嚥下（生理モデル）

口腔準備期	口腔送込期	咽頭期	食道期

プロセスモデル：咀嚼嚥下（生理モデル）：Palmer

Stg I trns	Processing / Stage II transport	咽頭期	食道期

5期モデル：摂食・嚥下（臨床モデル）：Leopold

先行期（認知期）	準備期	口腔期（舌期）	咽頭期	食道期

1. 先行期（認知期）

　摂食嚥下運動の始まりが食物を認知する先行期である。視覚により食物を見て、色や形から食べ物が何であるかを判断する過程を指す。臭いを感じることで（嗅覚）、視覚情報と合わせて食物を認知し、食べられるものであることを判断して口腔内に取り込む。手や食具（スプーンや箸など）で食品に触れることで（触覚）、硬さや温度の情報を得る。認知機能や覚醒状態、姿勢などを含む5感のすべてが必要とされる（図2）。

2. 準備期

　食物（水を飲む場合は水分）を口に取り込み、歯や舌、頬筋を使い咀嚼して嚥下しやすい形態にするまでの過程を指す。食物を飲み込みやすい状態にすることを「食塊形成」という。口に運ばれた食物を舌で口蓋に押しつけ、硬さなどの食品の状態を確認する。やわらかい食品の場合は舌と口蓋で押しつぶせるが、固い場合には臼歯部に食品を移し咀嚼する。咀嚼は、食塊を形成するための、咬断、臼磨、粉砕、混合の連続した過程である（図3）。

3. 口腔期（舌期）

　舌背中央に食塊を乗せ、舌尖を口蓋に押し付け、咽頭に送り込む過程を指す。このとき、舌根が下がり、食塊を送り込みやすい形にする。咽頭に送り込まれる際は、鼻腔に食塊が逆流しないように軟口蓋の後部が持ち上がり、咽頭後壁が隆起し鼻咽腔が閉鎖される。口唇閉鎖や舌運動（舌尖運動）、鼻咽腔閉鎖、頬運動のすべてが必要とされる時期である（図4）。

4. 咽頭期

　準備期・口腔期は随意運動であるが、咽頭期以降は不随意反射運動である。嚥下反射により、

図2　先行期：食物を認知する、口に取り込む

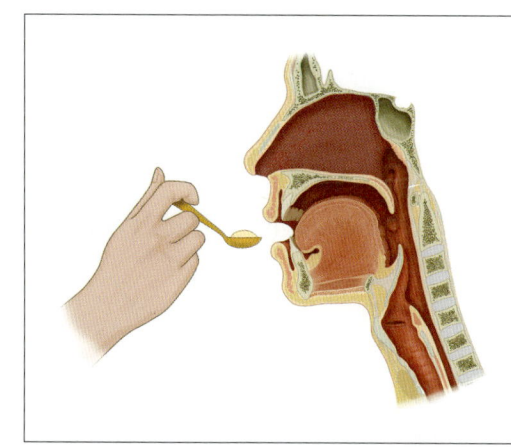

- 食物を認知する
- 視覚、嗅覚情報により食べられるものであることを判断する
- 口腔内に食物を取り込む

寺見雅子編著：できることから始める摂食・嚥下リハビリテーション実践ガイド. Gakken, 東京, 2012：8. を参考に作成

図 3　準備期：口腔に取り込む、咀嚼・食塊形成を行う

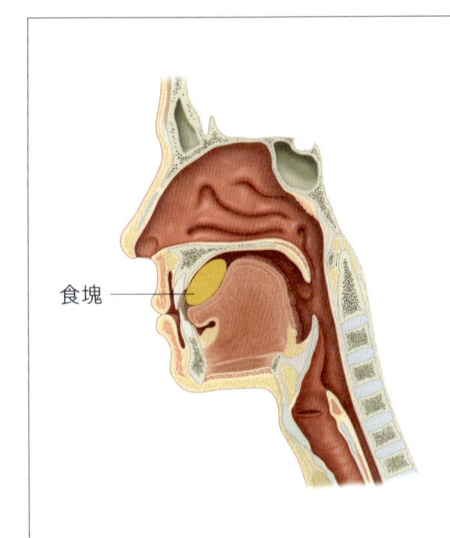

食塊

- 食物を口に取り込み、口唇を閉鎖する
- 歯や舌、頬筋を使い咀嚼して嚥下しやすい形態にする
- 食塊を舌の上でまとめる

- 食物を箸やスプーンから受け取り、移送または保持する
- 口蓋間で柔らかな食物を押し潰す
- 唾液分泌を促す

寺見雅子編著：できることから始める摂食・嚥下リハビリテーション実践ガイド．Gakken，東京，2012：8．を参考に作成

図 4　口腔期：舌上の食塊を咽頭に移送する

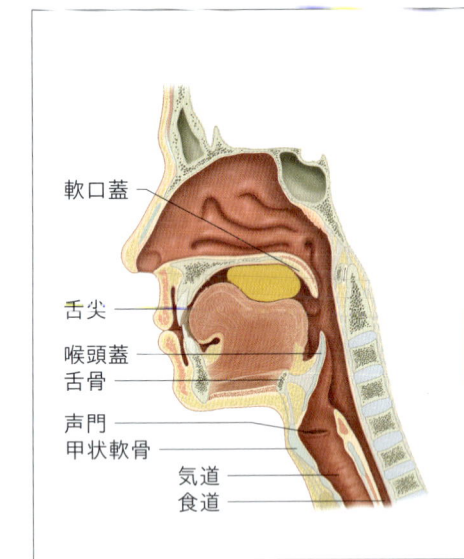

軟口蓋

舌尖
喉頭蓋
舌骨
声門
甲状軟骨
気道
食道

- 舌の上に食塊を乗せる
- 舌尖を口蓋に押しつけ、食塊を咽頭に送り込む
- 舌根が下がり、食塊を送り込みやすい形にする

- 咀嚼時、食塊を咀嚼の程度により頬側・固有口腔・咽頭に移送する

寺見雅子編著：できることから始める摂食・嚥下リハビリテーション実践ガイド．Gakken，東京，2012：8．を参考に作成

食塊を咽頭から食道まで送り込む過程である。嚥下反射が起こると、素早く気道を閉じて、食道の入り口が開いて食塊が食道に流れるようにする。

　食塊が咽頭に入ると、以下のような流れになる。

①前方では、舌と口蓋が接して口腔との流れを遮断（舌口蓋閉鎖）する。

②後上方では、軟口蓋が挙上して鼻腔との流れを遮断（鼻咽腔閉鎖）する。

③ほぼ同じタイミングで、舌骨と甲状軟骨が前上方に移動して挙上し、食道入口部を開大しやすくする。

図5 咽頭期：食塊の咽頭通過、食道への送り込み

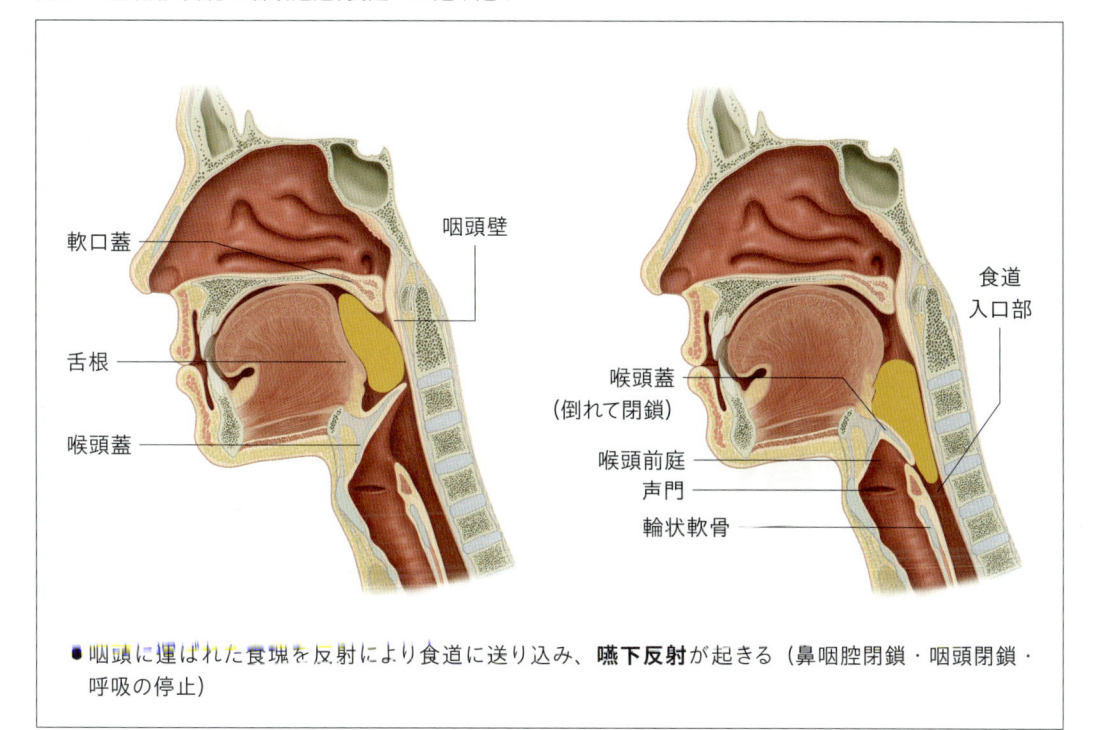

軟口蓋
咽頭壁
舌根
喉頭蓋

食道
入口部
喉頭蓋
（倒れて閉鎖）
喉頭前庭
声門
輪状軟骨

● 咽頭に運ばれた食塊を反射により食道に送り込み、**嚥下反射**が起きる（鼻咽腔閉鎖・咽頭閉鎖・呼吸の停止）

寺見雅子編著：できることから始める摂食・嚥下リハビリテーション実践ガイド．Gakken, 東京, 2012：8. を参考に作成

④喉頭蓋が後下方に倒れ込み、声門が閉鎖（喉頭閉鎖）して気道との流れを遮断することで誤嚥を予防する。

⑤同時に、上部食道括約筋は弛緩し、食道入口部が開大する。

嚥下反射は延髄の嚥下中枢を中心に行われるが、食塊が咽頭を通過する時間は約0.5秒とされている。嚥下反射は、惹起されると随意的に途中で停止することはできない（図5）。

5. 食道期

食道の蠕動運動と重力によって食塊を食道から胃に送りこむ過程である。食塊が食道入口部を通過すると、食塊が逆流しないように食道入口部は閉鎖される。食塊は、食道の蠕動運動や重力によって下方に運ばれ、下部食道括約筋部を通り胃のほうへと運ばれる（図6）。

摂食嚥下の3・4期モデル

1. 3期モデル

3期モデルでは、食物の通過経路である「口腔」「咽頭」「食道」が脳幹の神経機構からの出力による一連の動きを行う時期を、それぞれの「期」と表現している。3期モデルの「口腔期」を「口腔準備期（食塊形成）」と「口腔送り込み期」に分けたものが4期モデルである。

図6 食道期：食塊が食道を通る

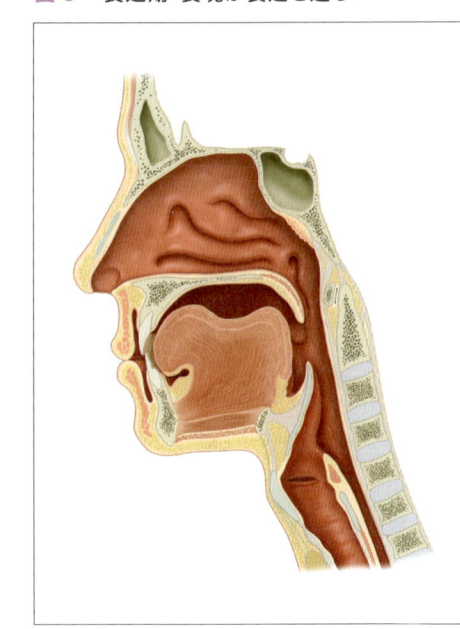

● 食塊が食道の蠕動運動により胃に移送される

ポイント 呼吸と嚥下のタイミングが誤嚥予防に重要である

寺見雅子編著：できることから始める摂食・嚥下リハビリテーション実践ガイド．Gakken，東京，2012：8．を参考に作成

2. 4期モデル

4期モデルは、水や、もしくはそれに準じた液体などの、丸飲み嚥下の動態を指す。4期モデルでは、食塊の場所によって分けられた各期は連続するが、時間的に重複することなく進むことが特徴である。嚥下を行う際に、食塊が解剖学的にどこに位置するかを基準として分けられている。咽頭期が嚥下反射の時期と定義されている。

4期モデルでは、実際の食塊の動きを「相」と表現する。口腔で食塊形成された食物が送り込まれ、嚥下して食道を通過するまでの「期」と「相」のずれを問題と捉えて、嚥下動態の評価を行う。リハビリテーションの領域では、嚥下を広く捉えるために、4期モデルに「先行期」を追加した5期モデルが用いられる。

プロセスモデル

食物を咀嚼し、飲み込む動態を指す。5期モデルは、液体や軟らかく均一な食物を摂取するときの嚥下の流れ（丸飲み嚥下）である。一方で、咀嚼が必要（食物を噛んで食べる）なときは、液体を飲むときの様式とは異なり、5期（もしくは4期）モデルでは考えることができない。「口腔準備期」と「口腔送り込み期」の様式が異なり、この違いを説明するのがプロセスモデルである。

プロセスモデルは、Palmer JBとHiiemae KMが提唱した概念である【1】【2】。プロセスモデルは、食物の口腔内への取り込みから咀嚼して軟かくした食物を段階的に咽頭に送り、ある程度咽頭に溜まった後に、嚥下反射が引き起こされる。

1. 捕食と第1期輸送（stage I transport）

　食物の口腔内への取り込みから臼歯部への輸送までを指す。捕食の際、口唇や前歯で食物を口腔内に取り込み、すぐに舌全体が後方に動くことで舌の上に乗せた食物を臼歯部に移動させる。このときの舌の運動を「プルバック運動」（pull back motion）という。

2. 咀嚼（食物粉砕）

　第1期輸送（stage I transport）の後に咀嚼による粉砕と唾液の混合が行われ（processing）、食塊形成が行われる。このとき、唾液と食物が十分に混ざり合うことが必要である。次の第2期輸送は食物粉砕の最中に始まり、並行して行われる。

3. 第2期輸送（stage II transport）

　食物が咀嚼され、食塊形成された状態になり始めると、食塊は舌と口蓋によって後方に絞り込まれるように中咽頭（口峡〜喉頭蓋谷）へと運ばれ、そこに食塊が集積される。この送り込みが第2期輸送と呼ばれ、このときの舌の動きを「絞り込み運動」という。

　咀嚼と嚥下は並行するものであり、咀嚼が行われている間にも食塊の第2期輸送（stage II transport）が生じ、この2つの過程は並行して行われることが特徴である。

　また、第2期輸送は、舌の能動的な送り込みの運動であることがわかっている[3][4]。複数回の第2期輸送により輸送された食物が中咽頭（口峡〜喉頭蓋谷）に集積して食塊形成が行われ、嚥下反射が引き起こされると食塊が下咽頭から食道に送り込まれる。食塊形成が中咽頭で行われることがプロセスモデルの特徴で、ここでの咽頭への停留は5〜10秒に及ぶこともある。第2期輸送中の各器官の基本的な動きは、5期モデルの口腔期とほぼ一致する。

引用文献

1　Palmer JB：Integration of oral and pharyngeal bolus propulsion：a new model for the physiology of swallowing. 日本摂食嚥下リハビリテーション学会誌 1997；1：15-30.

2　Hiiemae KM, Palmer JB：Food transport and bolus formation during complete feeding sequences on foods of different initial consistency. Dysphagia 1999；14：31-42.

3　Palmer JB：Bolus aggregation in the oropharynx does not depend on gravity. Arch Phys Med Rehabil 1998；79：691-696.

4　松尾浩一郎，才藤栄一，武田斉子，他：咀嚼および重力が嚥下反射開始時の食塊の位置に及ぼす影響．日本摂食嚥下リハビリテーション学会誌 2002；6：65-72.

正常な嚥下、問題のある嚥下

丸茂 広子

はじめに

　生活を見る看護の4つの視点は、「食べる」「出す」「動く」「寝る」である。その中で「食べる」は、人が生きるために毎日当たり前のように繰り返し行っている行為である。生きるため、成長のため、コミュニケーションの手段として、交流を深める場として、生活の質を高める場として「食べる」ことは最も重要である。

　食べる運動は、目の前にある食べ物を見て、食べ物の種類を認識し、それを口に入れて、咀嚼し、のどに送り込んで一気に飲み込み、胃に送り込む運動であり、これを「摂食嚥下運動」という。

　「あっおいしそう」「もぐもぐ」「ごっ」「く」「ん」これだけの運動である（図1）。しかし、これだけの単純な運動も、口やのどの多くの筋肉の精巧な一連の動きによって行われている。この領域に機能障害や器質的疾患が起こるとうまく食べられなくなり、低栄養などにより生活の質はもとより誤嚥性肺炎や窒息などを引き起こす原因にもなる。そのため、安全においしくその人らしく食べることができるような看護の視点を持つ上で、摂食嚥下のメカニズムをしっかりと理解しておく必要がある。

図1　摂食嚥下の一連の動き

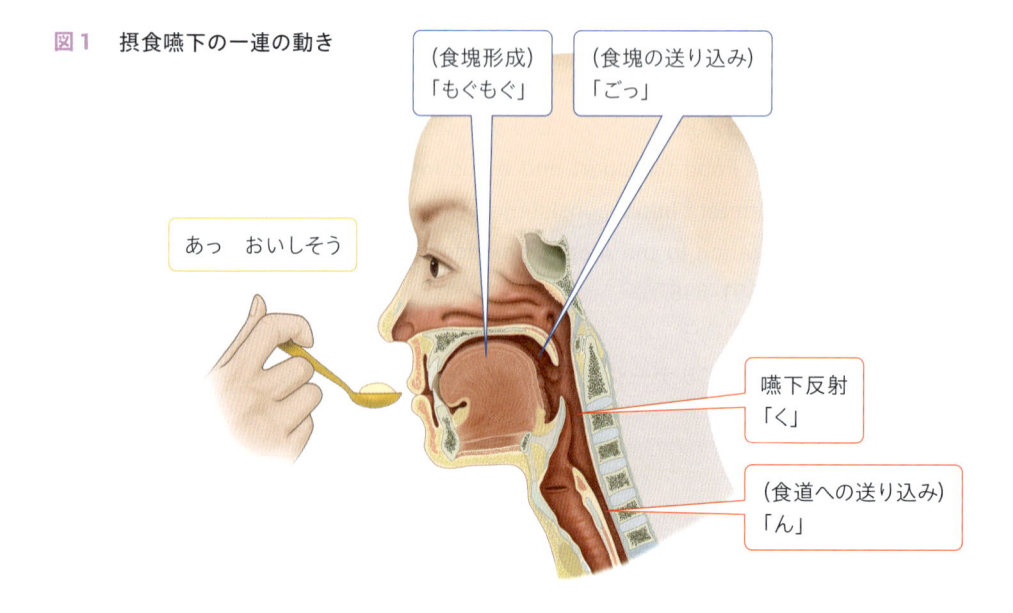

（食塊形成）「もぐもぐ」

（食塊の送り込み）「ごっ」

あっ　おいしそう

嚥下反射「く」

（食道への送り込み）「ん」

摂食嚥下の5期モデルをアレンジして

摂食嚥下運動は、いくつかの過程に分かれており、それらは実に巧妙で複雑な仕組みで成り立っている。

摂食嚥下のメカニズムは、食物を認知する「先行期」、食物を口腔に取り込み咀嚼する「準備期」、のどに送り込む「口腔期」、そして、飲み込む（嚥下する）「咽頭期」、食道から胃へと運ぶ「食道期」の5期モデルとしている。

しかし、実際に臨床で摂食嚥下障害の患者に多職種でかかわるとき、「この患者さん、先行期が悪いから食事形態どうする？」とか「準備期が悪いから歯科にかかったほうがいいね」、または「咽頭期が悪いからトロミを検討しよう」などと5期モデルで話をしているだろうか。専門的に摂食嚥下に携わっているのであれば、5期モデルで検討するほうが障害の部位が特定できてよいかもしれない。しかし、日常の臨床では、そこまで細かく見ていることは少ない。むしろ、「目の働き」「口の働き」「のどの働き」に「身体の働き」を加えた4つの要素で考えたほうがわかりやすい。そうすることで、摂食嚥下障害患者の現状を具体的に多職種で共有でき、すぐにケアに活かすことができるように思われる。

ここでは、5期モデルを4つの「目の働き」「口の働き」「のどの働き」「身体の働き」に当てはめて摂食嚥下のメカニズムを紹介する（図2）。

図2　摂食嚥下にかかわる各部位の働き

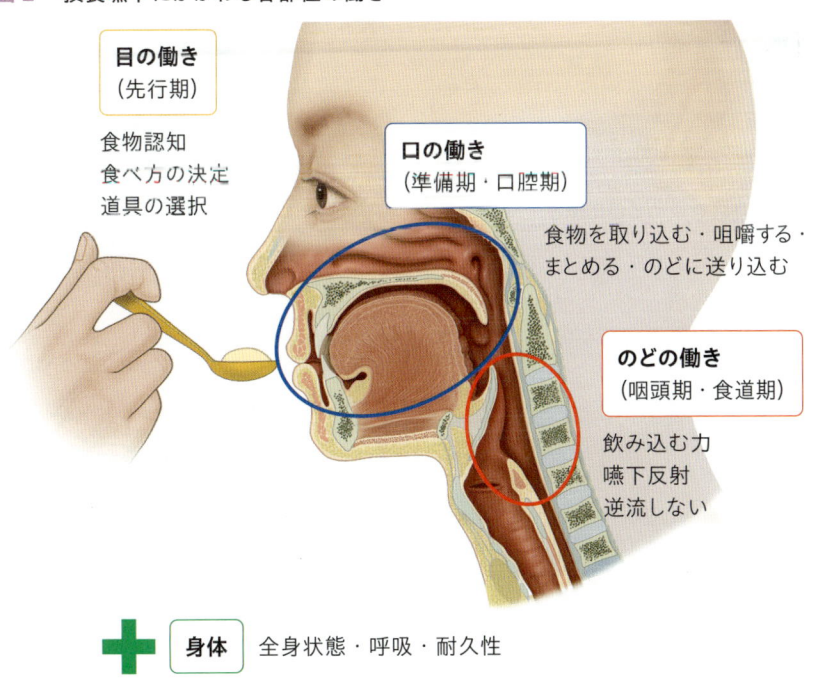

目の働き
（先行期）

食物認知
食べ方の決定
道具の選択

口の働き
（準備期・口腔期）

食物を取り込む・咀嚼する・
まとめる・のどに送り込む

のどの働き
（咽頭期・食道期）

飲み込む力
嚥下反射
逆流しない

身体 全身状態・呼吸・耐久性

正常な摂食嚥下のメカニズム

1. 目の働き：先行期

　まず、目の前の食物を見て食べ物だと認識する。次に、どの食具または手を使って、どのように口に運ぶかを決める。さらに、一口量をどの程度にするかも決め、それを口に運ぶのが「目の働き」である（図3）。

2. 口の働き：準備期・口腔期

1）咀嚼運動

　口の働きは、咀嚼運動による食塊形成と食塊をのどへ送り込むまでの動きである（図4）。

図3　目の働き（先行期）

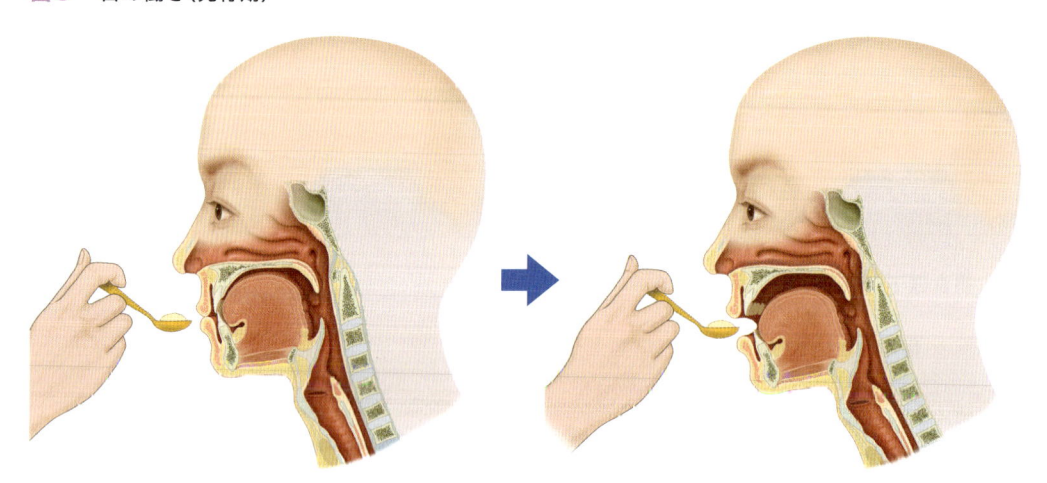

食べ物と認知して、食べ方と食具を決めて口に運ぶ。

図4　口の働き（準備期・口腔期）

① 　　　　　　　　② 　　　　　　　　③

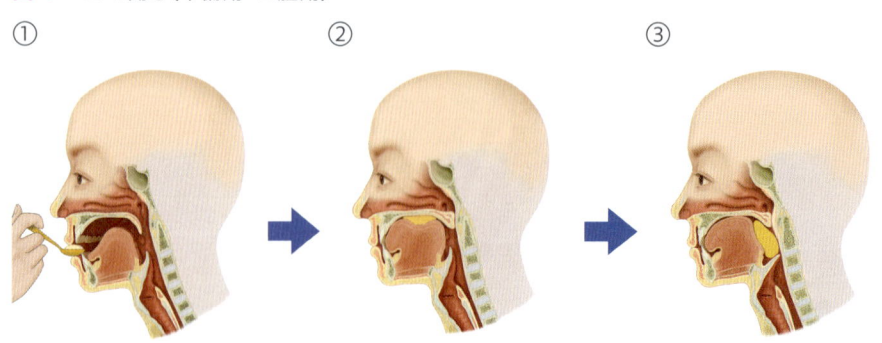

①食物を取り込む　　②③口を閉じて咀嚼し、舌尖を前歯の裏につけて、上顎に密着しながらのどへ送り込む。

まず、口まで運ばれた食物を口を開いて捕食（口の中に取り込む）し、口を閉じる。口腔内に取り込まれた食物の硬さ・温度・味・においなどによって安全かどうかを確かめる。

そして、咀嚼運動が始まる。咀嚼運動は脳幹にある咀嚼中枢で作られる一定のリズムを持った運動（約2回弱/秒）で[1]、多少の個人差がある。咀嚼運動時は、食物が口に取り込まれると唾液が分泌され、舌が歯の上に食物を運び、歯で噛み砕きすりつぶす。このとき、頬は食物が口腔に拡がらないように内側方向に動く。これらの協調運動ですりつぶされた食物を唾液と混ぜてドロドロの食塊を形成する。この際は、口（口唇）が閉じており、奥舌は盛り上がり、食塊になっていない食物がのどの奥に行かないように口の中に食塊形成のための空間を作る（舌口蓋閉鎖）。

咀嚼運動では、食物の物性（かたさ・大きさ・量）によって運動の程度（すりつぶし・押しつぶし）なども判断される。

2）送り込み

次に、ドロドロになった食塊を舌上にのせて、のどの奥（咽頭）への送り込みへと移行していく。この送り込みのときには、舌の先（舌尖）が前歯の裏に接着し、舌を上あごに密着させながら食塊をのどのほうへと送り込む。

「口の働き」でのポイントは、口が閉じること、舌が上下・左右・前後に動き、形も多種多様に変化させることができること、歯があること、唾液が出ること、頬が動くこと、である。また、「口の働き」は随意運動であり半自動運動でもある。そのため、会話をしながら咀嚼することや、ガムを噛みながら他のことを行ったり、突然咀嚼を中断して口内の異物を取り除くこともできるのである。

3. のどの働き：咽頭期・食道期

のど（咽頭）の働きは、延髄の嚥下中枢を介した反射運動であるため、途中で中断することはできない。また、誤嚥などのリスクを伴う過程でもある。

食塊がのどに到達すると、鼻とのどの通路が遮断（鼻咽腔閉鎖）され、鼻腔への逆流を防ぐ。さらに、喉頭が前上方に移動し喉頭蓋が後ろに倒れて喉頭入口部に蓋がされると同時に声門も閉鎖され、喉頭が閉鎖される（喉頭閉鎖）。そして、食道の入り口が瞬時に開き（食道入口部開大）食塊が食道へと移送される（咽頭期）（図5）。食道へ移送された食塊は蠕動運動により胃へと送り込まれる（食道期）（図5）。

この一瞬が「飲み込む」動作であり「嚥下」と呼ばれる。この時間は、わずか0.5～0.6秒であり、気道に蓋がされるため呼吸も一時停止する（嚥下時無呼吸）。この嚥下時には、口腔や鼻腔は遮断され、のどの通路も食塊を送り込みながら狭まり、気道も蓋がれ咽頭は密閉空間となり、圧がかかり食道の入り口のみが開放され、食塊は一気に食道に吸い込まれるように移動する。正常であれば、一口量は1～2回の嚥下ですべて食道へ送り込まれる。

気道への防御としては、まず前述のように、喉頭は喉頭入口部（喉頭蓋）、声門上（仮声帯）と声門で三重にブロック（閉鎖）され、さらに食物が声門上に侵入しようとすると咳反射が起こり、容易に食べ物を吹き飛ばす防御反応も出現する。

図5 のどの働き（咽頭期・食道期）

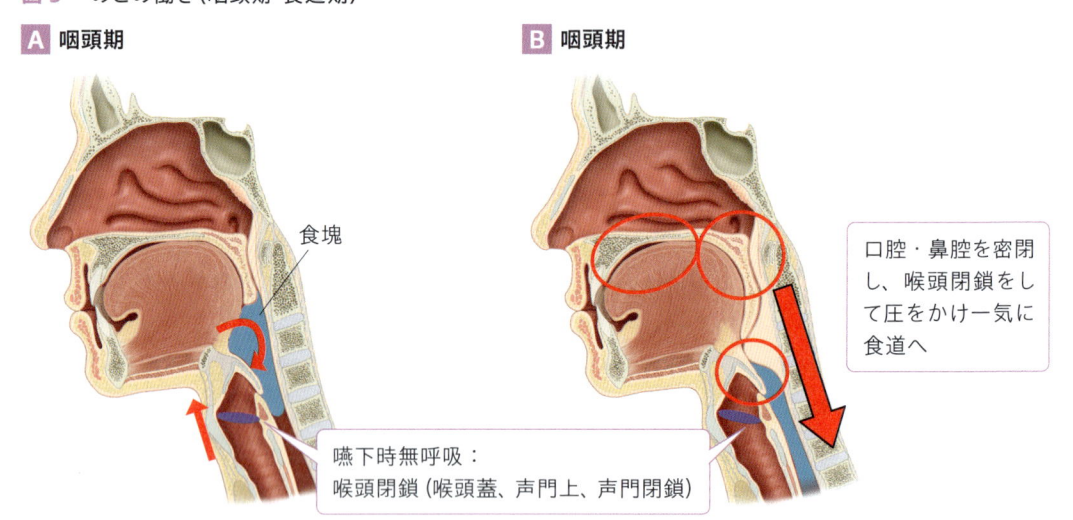

A 咽頭期

食塊

嚥下時無呼吸：
喉頭閉鎖（喉頭蓋、声門上、声門閉鎖）

B 咽頭期

口腔・鼻腔を密閉し、喉頭閉鎖をして圧をかけ一気に食道へ

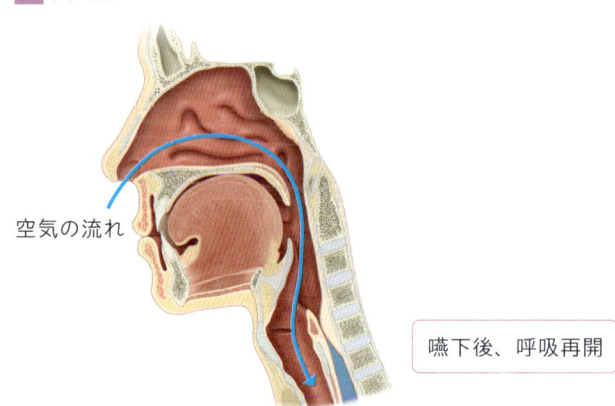

C 食道期

空気の流れ

嚥下後、呼吸再開

　咀嚼しながらの嚥下では、口の働き・のどの働きは順番に行われるのではなく、咀嚼運動で食塊に加工された順に徐々にのどに送られ、ある程度のどに溜まったところで咀嚼を中断して嚥下反射が起こる。これを「プロセスモデル」という。実際の食事のときには、固形物や飲み物などを一緒に食べたり飲んだりしており、摂食嚥下運動の過程も同時、または時間差で行われたりするため、より複雑になる。

4. 身体の働き：全身状態・呼吸

　全身状態や呼吸の状態が悪化すると、摂食嚥下状態に影響が及ぶことがある。これが「身体の働き」である。身体の働きは、前述の「目の働き」「口の働き」「のどの働き」に大きく影響を与える。

　まず、正常な摂食嚥下運動を行うには、呼吸状態が安定していることが重要である。食事の際には200回程度の嚥下反射が起こるといわれている。このたびに呼吸を止めて嚥下し呼吸を再開することが繰り返されるため、正常な摂食嚥下運動には呼吸パターンが崩れない呼吸状態が必要

となる。

　さらに、全身状態として30分程度起きていられるという耐久性も重要である。それには、姿勢の調整や栄養状態の不具合も関連する。毎日の食事量のわずかな低下も日を追うごとに低栄養を進ませる原因にもなるため、注意が必要である。さらに、加齢に伴いフレイルやサルコペニアが進行し、「口の働き」や「のどの働き」が低下して摂食嚥下障害へとつながる可能性がある。

　このように、摂食嚥下の5期を「目の働き」「口の働き」「のどの働き」「身体の働き」と分けることで、多職種のカンファレンス等で「目が悪い」「口が悪い」「のどが悪い」「身体が悪い」として、共通の認識をもってケアを展開することができる。この4つの視点から、問題のある摂食嚥下についてみていこう。

問題のある摂食嚥下

1. 目が悪い：先行期が悪い

　「食物を認識できない」場合、認知症など認知機能の低下が挙げられる。食事をかき回すだけで口に運ばないなどの症状もこれに当たる。また、食べる意欲がないことなどもこれに含まれる。その他、拒食症や過食症も含まれる。

2. 口が悪い：準備期・口腔期が悪い

　ここでは、疾患や加齢により、舌・頬の運動の機能低下や歯・舌・頬の欠損、唾液の分泌低下などが影響してくる。

　まず、顔面神経麻痺や、加齢に伴う廃用などが原因で起こる口唇閉鎖不良により、取り込まれた食物が口唇からこぼれる、開口とともに唾液が流れ出るなどの症状が見られる。さらに、歯の

図6　口が悪い（準備期・口腔期）

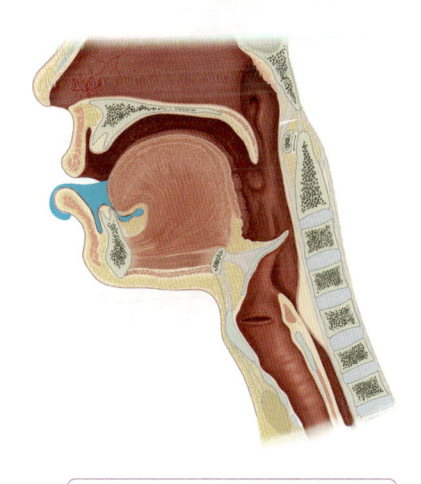

口唇閉鎖不全：口からこぼれる
必要物品の欠損：歯がない

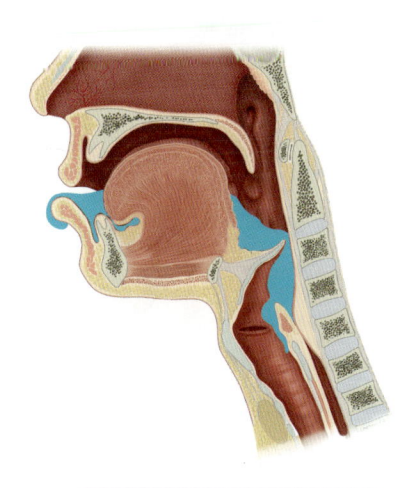

口腔保持ができず、いきなり
のどに流れ込む

欠損・義歯の不具合による咀嚼運動の低下に伴い、口腔内に食物が残る、いつまでも咀嚼している、咀嚼運動というよりも顎の上下運動となっている、歯の外側に食物残渣が多い、などの症状が認められる（図 6 ）。

　また、脳血管障害や神経筋疾患、加齢などによる舌運動の低下や舌癌術後の舌欠損による送り込みが不良となり、口腔内に食物が残っている症状もある。さらに、舌運動の低下のために舌が上顎に密着できない（舌口蓋閉鎖不全）ことにより、押しつぶしたり噛んだ瞬間に汁が出るような食品では、その汁が一気にのどに侵入してしまい嚥下前に誤嚥することもある。食べるときだけでなく、口腔ケアのうがい時にも注意が必要となる。

3. のどが悪い：咽頭期・食道期が悪い

　嚥下反射時の気管に蓋をする喉頭閉鎖のタイミングのずれが起こったり、嚥下反射そのものが起きにくくなって、のどに残る・むせるなどの症状が起こる。特に高齢者では、喉頭の位置が下がり、喉頭挙上による喉頭蓋閉鎖までの時間が長引く結果、誤嚥しやすくなる。また、鼻腔との閉鎖不良により、嚥下時に鼻腔への逆流が起こり鼻から水分が出ることもある。

　飲水や唾液を飲み込むのに時間がかかることがあれば、「のどが悪い」徴候ととらえられる。そして、食べるときや食べた後にむせるなどの症状も認められる（図 7 ）。

　さらに、嚥下後にむせないが声がかすれるのも、この過程が障害されていることを示す所見であり、のどや胸のつかえ感を訴えることもある。そして、食後に咳が出たり、食後しばらくして飲み込んだものを嘔吐することもある。

　代表的疾患としては、脳血管障害における球麻痺症状では、嚥下反射の障害が認められ嚥下が困難となり、食塊がのどに残り誤嚥しやすくなる。また、神経筋疾患では、のどの筋力低下によ

図 7　のどが悪い(咽頭期・食道期)

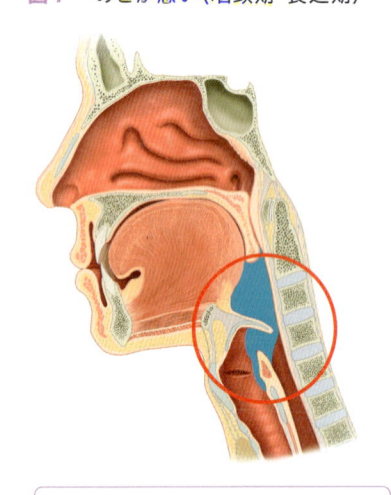

喉頭閉鎖が遅く嚥下反射時に喉頭閉鎖が不十分になり誤嚥する

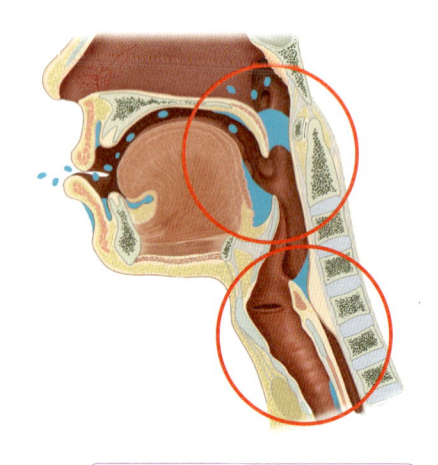

嚥下後に、のどに残る・むせる鼻腔にも逆流する

り嚥下圧低下のため飲み込むのに時間がかかり、進行すると誤嚥を引き起こすようになる。

4. 身体が悪い

　脳血管障害による片麻痺などでは、姿勢の保持が困難となり耐久性の低下などが起こり、食事の摂取量の低下につながる。さらに、姿勢不良により誤嚥のリスクが高まることもある。

　また、呼吸器疾患の合併などによる呼吸の乱れも「口の働き」「のどの働き」に影響を及ぼし、誤嚥や摂取量の低下につながり、低栄養の要因となる。さらに高齢者においてはフレイルやサルコペニアの原因ともなり、嚥下にかかわる多くの筋肉の活動低下を招き嚥下困難を引き起こす。

　さらに、食べる意欲を左右する精神面において、うつ病、せん妄や不安が大きいことなども、「身体が悪い」要因の1つである。このときには、内服している薬剤の影響等も考慮する必要がある。

　問題のある摂食嚥下では、摂食嚥下の過程だけでなく、栄養面や呼吸の状態、精神面など全身状態にも問題を抱えている場合があることを理解しておきたい。

　問題のある摂食嚥下を、「目が悪い」「口が悪い」「のどが悪い」「身体が悪い」に分けて記述した。摂食嚥下のどこに問題があるのか、チェックリスト（表1、p.58）を活用して理解していただきたい。

引用文献

1 　才藤栄一，植田耕一郎監修，出江紳一，鎌倉やよい，熊倉勇美，他編：摂食嚥下リハビリテーション第3版．医歯薬出版，東京，2016：72.

参考文献

1．才藤栄一，植田耕一郎監修，出江紳一，鎌倉やよい，熊倉勇美，他編：摂食嚥下リハビリテーション第3版．医歯薬出版，東京，2016：72-75.

2．馬場元毅，鎌倉やよい：脳からわかる摂食・嚥下障害．Gakken，東京，2013：42-45.

3．青山寿昭編著：まるごと図解 摂食嚥下ケア．照林社，東京，2017：20-21.

表1 問題のある摂食嚥下チェックリスト

目が悪い：先行期が悪い
- ☐食べようとしない
- ☐食べ方がわからない
- ☐食べ物に反応しない
- ☐口元に食物を運ぶが開口しない
- ☐どんどん口に入れようとする

口が悪い：準備期・口腔期が悪い
- ☐口唇を閉じられない
- ☐口を開けない・閉じない
- ☐食べ物が口唇からこぼれる
- ☐唾液がこぼれる
- ☐顎を上下するだけの咀嚼様運動がある
- ☐いつまでも咀嚼している
- ☐口腔内に食物が溜まっている
- ☐上を向いて飲み込もうとする
- ☐歯の外側に食物が溜まる
- ☐舌を左右に動かしたり突出したりできない
- ☐言葉が聞き取りづらい
- ☐舌苔が厚く堆積している

のどが悪い：咽頭期・食道期が悪い
- ☐飲み込むまでに時間がかかる
- ☐飲み込むと同時にむせる
- ☐飲み込んだ後にむせる
- ☐のどに残留感（残っている感じ）がある
- ☐一口に対して複数回嚥下が多い
- ☐飲み込んだ後に声がかれる
- ☐食後に咳が出る
- ☐胸につかえ感がある
- ☐飲み込んだものが逆流する
- ☐食後に咽る
- ☐夜間に咳が出る

身体が悪い
- ☐安静時、呼吸が安定していない
- ☐30分程度同一体位でいられない
- ☐食事中に呼吸が速くなる
- ☐食事中に寝てしまう
- ☐疲労の訴えが多い

第3章

摂食嚥下障害の
アセスメント・検査・診断

ベッドサイドで行う
摂食嚥下フィジカルアセスメント

田村 茂

フィジカルアセスメントを行う前に

　摂食嚥下障害に対するスクリーニングやフィジカルアセスメントは、摂食嚥下機能を評価し、適切な食形態やとろみを調整するために重要である。

　フィジカルアセスメントは、嚥下内視鏡検査や嚥下造影検査に比べ、特別な機器を要さず、侵襲も少ない。そのため、フィジカルアセスメントを看護師が頻回かつ継続的に行うことは、患者に即した訓練やケアの計画を立案するために有用といえる。

　経口摂取（直接訓練）は栄養補給の手段として重要であると同時に、誤嚥・窒息のリスクを伴うため、開始するためには表1に示した開始基準を満たしている必要がある。フィジカルアセスメントを行う際には、この基準を満たしているかどうかを確認する。

　フィジカルアセスメントやスクリーニングに共通しているのは、評価はあくまで一時点の患者状態を表しているということである。行った評価が、患者にとってどのような状態（Best、Better、Usual、Worstなど）での評価なのかを把握することは非常に重要である。在宅であれば家族や介護者から、病院・施設等であれば経過がわかる看護師・介護福祉士から、評価以前の状況や経過の情報を得る必要がある。そして、その情報を実際の評価と比較することで、患者に即したアセスメントにつなげることができる。そのため、問診や質問紙などを積極的に活用することも有用といえる。

意識障害のアセスメント

　日本救急医学会では、意識とは「外界の刺激を受け入れ、自己を外界に表出することのできる状態」【1】としており、意識障害はこの認知機能と表出機能が低下した状態と定義している。意

表1　経口摂取（直接訓練）の開始基準

①リスク管理がしっかりとされている

②意識障害がない（覚醒している：JCS1桁の時間帯がある）

③脳血管障害の進行がない

④嚥下反射を認める

⑤十分な咳嗽ができる（随意性または反射性）

識状態を評価するには、主に2種類のスケールが使用されている。グラスゴー・コーマ・スケール（GCS、表2）とジャパン・コーマ・スケール（JCS、表3）である。GCSは、開眼、最良言語反応、最良運動反応の3側面の総和で評価し、意識レベルを15点満点で表現する。JCSは覚醒しているかどうかを軸に、意識レベルを1桁の点数で表現する。

表2　グラスゴー・コーマ・スケール（GCS）

E：eye opening（開眼）
4点：自発的に開眼
3点：呼びかけにより開眼
2点：痛み刺激により開眼
1点：痛み刺激でも開眼しない

V：best verbal response（最良言語反応）
5点：見当識あり
4点：混乱した会話
3点：不適当な発語
2点：理解不明な音声
1点：発語なし

M：best morter response（最良運動反応）
6点：命令に応じる
5点：疼痛部位を認識する
4点：痛み刺激から逃避する
3点：痛み刺激に対して屈曲運動をする
2点：痛み刺激に対して伸展運動をする
1点：痛み刺激に対して反応なし

表3　ジャパン・コーマ・スケール（JCS）

I：刺激しないでも覚醒している状態	
0	意識清明
I-1	だいたい清明であるが、今ひとつはっきりしない
I-2	見当識障害がある（場所や時間、日付がわからない）
I-3	自分の名前・生年月日が言えない
II：刺激で覚醒するが、刺激をやめると眠り込む状態	
II-10	普通の呼びかけで容易に開眼する
II-20	大きな声または体を揺さぶることにより開眼する
II-30	痛み刺激を加えつつ呼びかけを繰り返すことにより開眼する
III：刺激しても覚醒しない状態	
III-100	痛み刺激に対し、払いのける動作をする
III-200	痛み刺激に対し、少し手足を動かしたり、顔をしかめたりする
III-300	痛み刺激に反応しない

脳神経の機能と障害

摂食嚥下に関する一連の運動はわずか0.5～0.6秒の間に行われている。この運動を支配しているのが脳神経である（図1）。ここでは、摂食嚥下に特にかかわる脳神経を中心に機能と障害を説明する。

図1　嚥下にかかわる脳神経

三叉神経（V）
【機能】
　顔面・眼球・口腔粘膜・歯肉・舌の前2/3の一般体性知覚と咀嚼筋（側頭筋・咬筋）や嚥下関連筋（口蓋帆張筋・顎舌骨筋・顎二腹筋）の運動を支配する混合型神経である。（混合神経：知覚と運動のような複数の機能を重複してもつ神経）
【障害】
　支配領域の知覚低下、咀嚼能の低下、喉頭の前方挙上運動の低下などがみられる。

顔面神経（VII）
【機能】
　顔面の表情筋を支配している運動枝と唾液（舌下腺・顎下腺）や涙の分泌・舌の前2/3の味覚や耳介の感覚など複数の働きを有する中間神経の2つの要素を持つ。顔面神経は顔面上半分を支配する上部核と下半分を支配する下部核がある。上部核は交差・非交差の神経が存在する二重支配（一側が障害を受けても、もう一側が補足してくれる）となっている。下部核は交差神経のみ一側支配となっている。
【障害】
　運動機能では口唇・頬部の運動機能の低下により、口腔保持能力の低下、口唇からの漏出、咀嚼能の低下、口腔内圧の低下が起きる。また、唾液や涙の分泌の低下や舌前2/3の味覚低下が起きる。

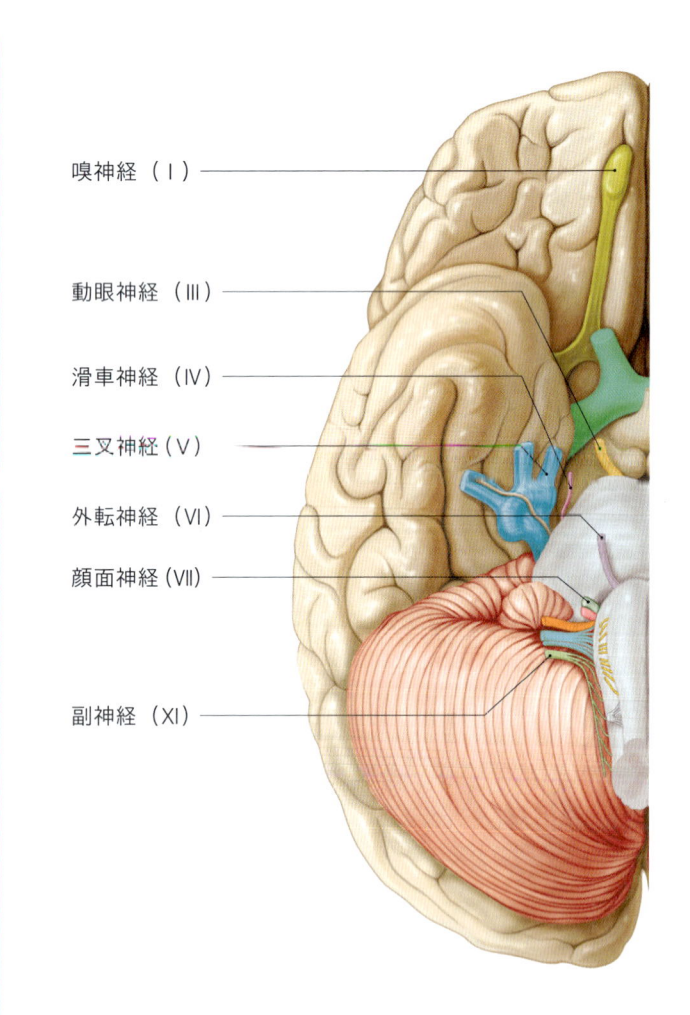

嗅神経（I）

動眼神経（III）

滑車神経（IV）

三叉神経（V）

外転神経（VI）

顔面神経（VII）

副神経（XI）

副神経（XI）
　胸鎖乳突筋と僧帽筋の運動を担う一側性支配の運動神経である。
【障害】
　頸部の回旋、肩の運動・上腕の挙上に障害を生じる。

Point　核上性と核・核下性障害

　大脳皮質～反対側脳幹までのニューロンを上位ニューロン、脳幹には脳神経核があり、脳神経核から末梢器官までのニューロンを下位ニューロンという。上位ニューロンの障害は核上性障害とよび、その障害は障害側の反対側に出る。脳神経核または下位ニューロンが障害されることを核・核下性障害とよび、障害側と同側に障害が現れる。

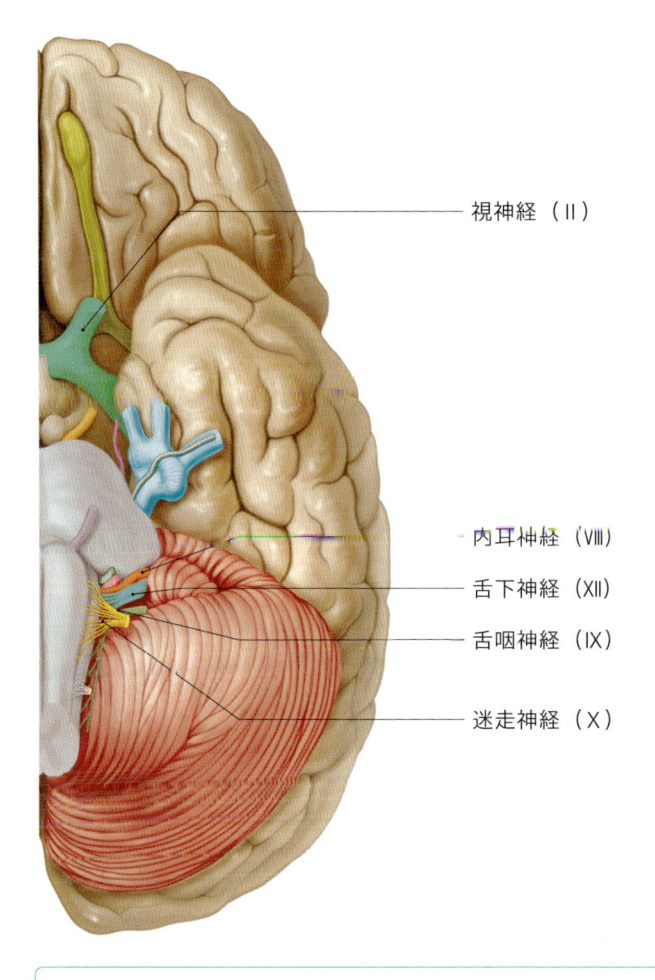

視神経（Ⅱ）

内耳神経（Ⅷ）

舌下神経（Ⅻ）

舌咽神経（Ⅸ）

迷走神経（Ⅹ）

舌咽神経（Ⅸ）

【機能】

　知覚・運動、唾液（耳下腺）分泌機能を有する混合型神経である。両側支配を受けている神経で単独での障害は比較的少ない。

　舌後ろ1/3の味覚、内臓知覚（吐き気）は、延髄孤束核を経て、大脳皮質知覚領野に伝達される。また、咽頭・軟口蓋・舌後ろ1/3の一般体性知覚（触覚・温痛覚）は三叉神経主知覚核・脊髄路核を経て大脳皮質知覚領域に伝達される。

　茎突咽頭筋の運動も支配しているが、両側支配のため障害されることはまれである。

【障害】

　舌後ろ1/3の知覚・味覚障害、咽頭後壁の知覚低下、咽頭絞扼反射の低下、唾液分泌の低下が起きる。

迷走神経（Ⅹ）

　知覚・運動、自律神経機能を有する混合型神経である。神経走行は舌咽神経とほぼ同様で両側支配を受ける神経である。咽頭・軟口蓋の諸筋の運動、軟口蓋、喉頭や声帯の粘膜の知覚を支配している。迷走神経の枝の1つである反回神経は喉頭筋（声帯）を支配し発声に関与している。

　また、気管支平滑筋の収縮や気道粘膜の分泌を支配し、気道防御の役割を果たしており、消化管の蠕動運動と消化液の分泌を促す役割も果たしている。このことから、嚥下・気道防御・消化機能と経口摂取において最重要といえる神経である。

【障害】

　迷走神経は疑核より中枢で両側支配を受けているため、上位ニューロンの障害では症状は現れない。軟口蓋の挙上不全、喉頭の蠕動運動の低下、輪状咽頭筋の弛緩不全、声帯麻痺等が起きる。

舌下神経（Ⅻ）

　舌の運動を担う一側性支配の運動神経である。

【障害】

　舌運動の障害から咀嚼能の低下、咽頭への送り込みなどに障害が生じる。

Point 一側性と両側性支配

　脳神経の多くは、体の左右どちらか一方を支配している。しかし、三叉神経・顔面神経（上核のみ）・舌咽神経・迷走神経・副神経は両側の支配を受けている。そのため、両側支配の神経は核上性で一側の障害を受けた場合には、もう一側の機能が残っているため、症状が出現しにくい。

脳神経系の観察・評価方法

1. 顔面の観察・評価

❶ 顔面の知覚評価（三叉神経）（図2）

顔面の左右差を確認（温度覚・触覚）する。

❷ 咀嚼筋の評価（三叉神経）（図3）

開口させて麻痺側への偏位がないか確認する。

❸ 閉眼・額部の評価（顔面神経：上核）（図4）

眉毛を上げてもらう（額にしわを寄せてもらう）。
目を閉じるよう指示する。

❹ 口唇の評価（顔面神経：下核）

口角の横引きを指示（「イー」と発声させるなど）し、左右差を確認する。

【摂食場面での症状】

・口唇が閉じられないことによる漏水、取りこぼし。

図2　三叉神経の支配域と知覚の評価

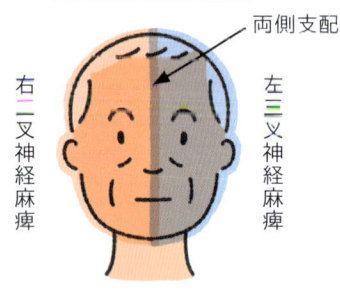
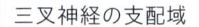

三叉神経の支配域

両側支配

右三叉神経麻痺　　左三叉神経麻痺

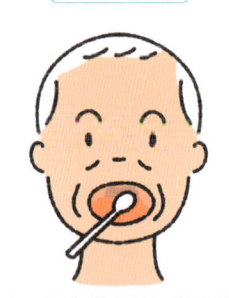

知覚の評価

左右で温度覚など知覚を確認

図3　咀嚼筋（三叉神経）の評価

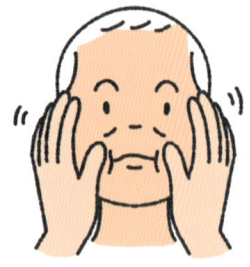

咀嚼筋の筋緊張を確認

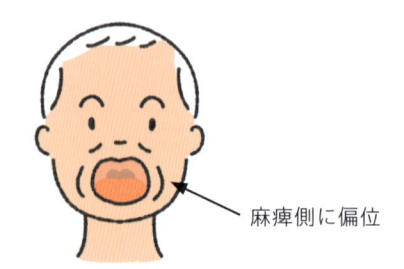

麻痺側に偏位

開口させて顎の麻痺側への
偏位を確認

図4 顔面神経麻痺の評価

	中枢性麻痺（右）	末梢性麻痺（左）
「眉毛を上げてください」	両眉毛が上げられる	左眉毛しか上げられない
「眼を閉じてください」	両眼とも閉じられる*	右眼を閉じられない 眼球は上転する（Bell現象）

　　麻痺側

＊急性期や重度の中枢性麻痺の場合は、完全に閉じられないこともある。

鎌倉やよい，藤本志保，深田順子：視て・触れて・聴いて得る客観的情報．鎌倉やよい編，嚥下障害ナーシング．医学書院，東京，2005：63．より引用

2. 口腔内の観察・評価

❶ 口腔内知覚（三叉神経）

　舌・頬部・軟口蓋・咽頭後壁等を舌圧子などで触って左右差を確認する。

　咽頭後壁への接触刺激で異常がない場合には、咽頭の収縮とむかつき（えずくような）運動が見られる（障害時には運動が低下）。

【摂食場面での症状】

　・知覚低下から口腔内の食渣に気づけないため、口腔内残渣の出現がある（図5）。

図5 口腔内の食物残渣

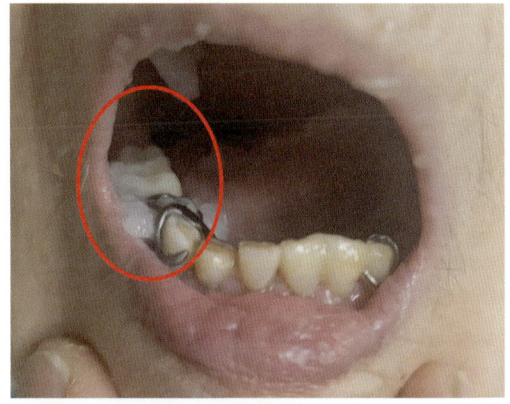

右頬部・口腔前庭の食物残渣。

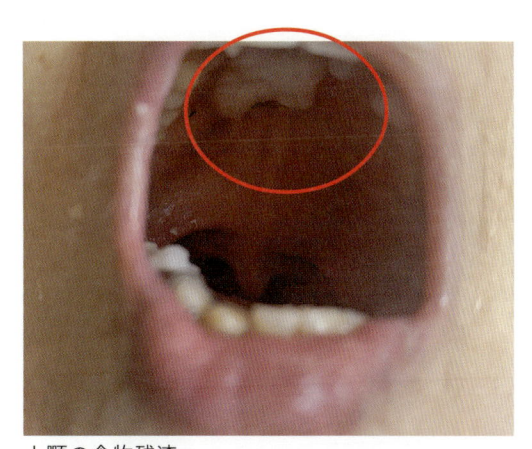

上顎の食物残渣。

3. 軟口蓋の評価（迷走神経）

「アー」と発声したときの口蓋垂と咽頭後壁の動きを確認する。一側に麻痺がある場合には健側のみが引かれる（麻痺側は動かない）ため、左右差がないか確認する。これを「カーテン徴候」と呼ぶ（図6）。

【摂食場面での症状】

・軟口蓋の挙上不全による開鼻声・鼻漏が出現する。嚥下圧形成が不十分となり、咽頭残留が出現する。

4. 口腔内環境の評価（三叉・顔面神経等）

咀嚼・送り込みを正常に行うために歯列や粘膜状況の確認は重要である。口腔内環境の評価指標は数多くあるため、統一された指標で経時的変化がわかるよう評価する必要がある（図7）。

図6 カーテン徴候

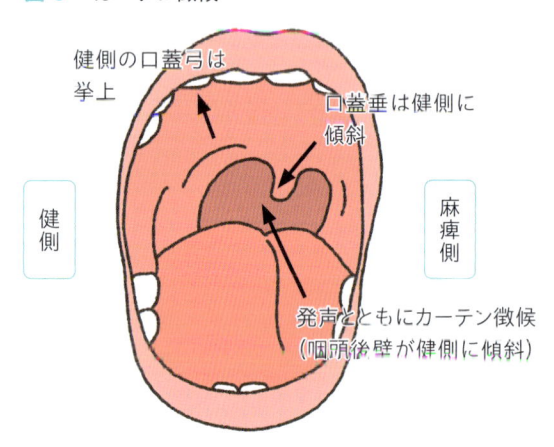

健側の口蓋弓は挙上

口蓋垂は健側に傾斜

健側

麻痺側

発声とともにカーテン徴候（咽頭後壁が健側に傾斜）

図7 口腔内（汚染）状況

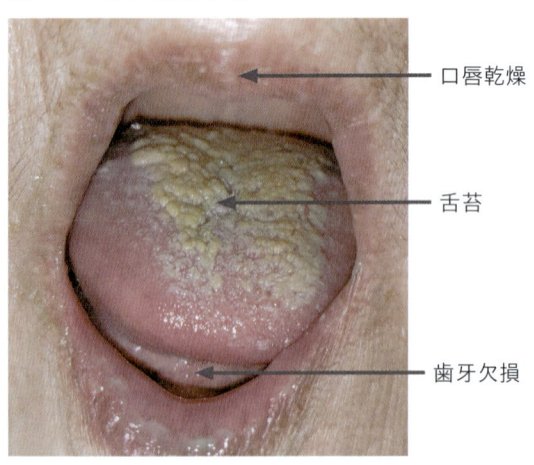

口唇乾燥

舌苔

歯牙欠損

5. 舌の偏位の評価（舌下神経）

挺舌（舌を前に出す）時と安静時の偏位を評価する。麻痺がある場合、挺舌時には麻痺側に偏位し、安静時には健側に偏位する（図8）。

【摂食場面での症状】

咀嚼能・送り込みの悪化による口腔内残渣、食塊形成不全が出現する。

6. 頸部と肩の観察・評価（副神経）

頸部を左右に回旋、肩は挙上を指示する。麻痺がある場合には可動域制限が出現する。

7. 声・声質の観察・評価

患者に声を出してもらい、声の質を評価する。

❶ **湿性嗄声**：ゴロゴロした湿った声。

【摂食場面での症状】

・咽頭腔に唾液や痰、液体などが貯留。

・飲み込んだ後のむせ（嚥下後誤嚥）。

❷ **気息性嗄声**：かすれた声帯（声門閉鎖が不十分な状況）

【摂食場面での症状】

・飲み込んでいる最中のむせ（嚥下中誤嚥）、喀出力の低下。

・声が続かない。

【評価方法】

・発声の持続時間が短縮するため、最長発声持続時間（MPT）の測定を行う（表3）。

❸ **開鼻声**：軟口蓋の挙上が不十分で、鼻側に息が漏れ出ている状態。

【摂食場面での症状】

・摂食中の食物・液体の鼻漏・鼻に抜けるような声。

図8　舌偏位の評価

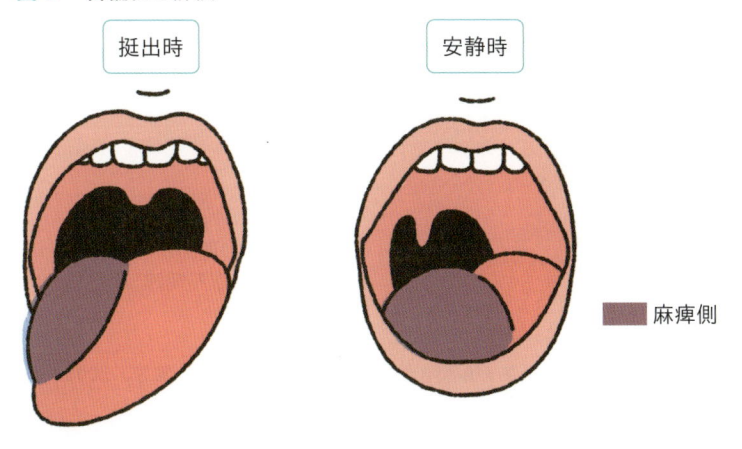

挺出時　安静時　麻痺側

【評価方法】

・発生時の鼻からの息漏れを鼻息鏡で確認する（表 4 ）。

8. 構音の評価

舌運動の低下により、音の聞き取りやすさ（会話明瞭度）が低下する。特定の文を読んでもらう、あるいは日常会話の中で構音点（図 9 ）をもとに、どの音が聞き取りにくいかを評価する。

[例文] 「パンダのたからもの」（口唇音・舌尖音・奥舌音が含まれる）

【摂食場面での症状】

・食物がうまくまとめられない、送り込めないなどから、ずっと咀嚼している、口腔内に食物が残るなど。

表 3　最大発声時間（MPT）

被検者に最大吸気をさせた後に自然な話し声程度の声の大きさで、できる限り一定の強さで「あー」と可能な限り長く発声させる。

正常	成人男性：30秒以上 成人女性：20秒以上
異常	10秒以下

表 4　開鼻声の評価（ブローイング検査）

方法	・コップ 1 / 3 程度の水にストローを入れて、ストローを吹く ・息継ぎをせずに吹き続けられる時間を測定する ・鼻息鏡ステンレス板を用いて呼気時に鼻からの漏出呼気がどの程度あるか評価する ・実施時には「鼻をつまんだ状態」と「鼻をつままない状態」で行う
評価基準	・鼻閉に対する非鼻閉の時間比で評価する ・同時に、呼気鼻漏出の程度を「なし」「 2 cm 未満」「 2 cm 以上」の 3 段階で評価する

図 9　構音点

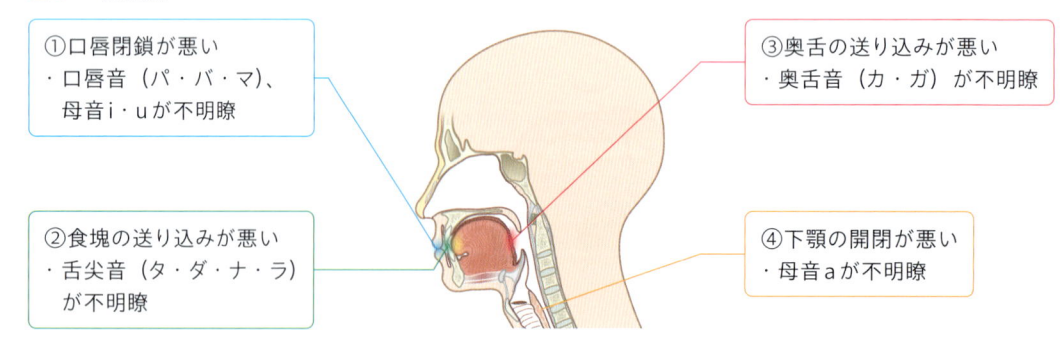

①口唇閉鎖が悪い
・口唇音（パ・バ・マ）、母音 i ・ u が不明瞭

②食塊の送り込みが悪い
・舌尖音（タ・ダ・ナ・ラ）が不明瞭

③奥舌の送り込みが悪い
・奥舌音（カ・ガ）が不明瞭

④下顎の開閉が悪い
・母音 a が不明瞭

清水充子：関連運動の訓練．向井美恵，鎌倉やよい編，摂食・嚥下障害の理解とケア．Gakken，東京，2003：91．を参考に作成

麻痺・可動域の評価

摂食動作に必要な上下肢の運動・関節の可動域の評価が必要である。麻痺の評価として徒手筋力テスト（Manual muscle test：MMT）、関節可動域（Range of motion：ROM、図10）の評価が挙げられる。評価には一定の技術が必要となるが、症状を可視化・数値化できるため、経過が理解しやすく、情報共有にも有用である。自身での評価が困難な場合には療法士など専門職種と情報共有をすることも有用である。

図10 関節可動域検査（ROM）

II. 上肢測定

部位名	運動方向	参考可動域角度	基本軸	移動軸	測定肢位および注意点	参考図
肩甲帯 shoulder girdle	屈曲 flexion	0-20	両側の肩峰を結ぶ線	頭頂と肩峰を結ぶ線		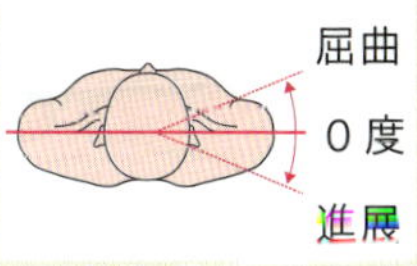
	伸展 extension	0-20				
	挙上 elevation	0-20	両側の肩峰を結ぶ線	肩峰と胸骨上縁を結ぶ線	背面から測定する。	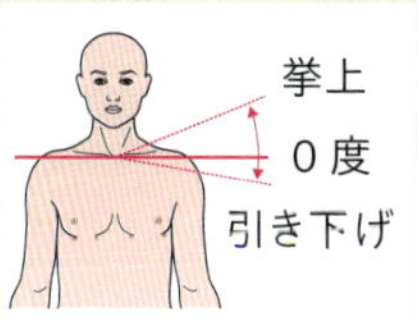
	引き下げ（下制）depression	0-10				
肩 shoulder（肩甲帯の動きを含む）	屈曲（前方挙上）forward flexion	0-180	肩峰を通る床への垂直線（立位または座位）	上腕骨	前腕は中間位とする。体幹が動かないように固定する。脊柱が前後屈しないように注意する。	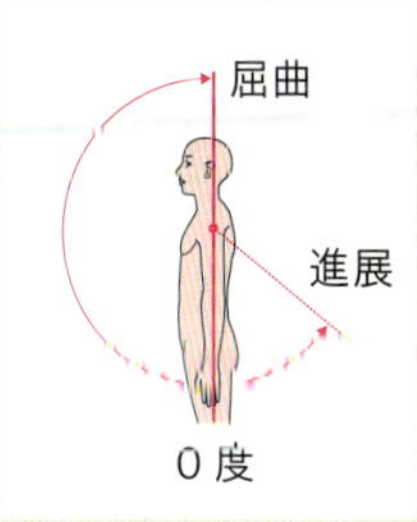
	伸展（後方挙上）backward extension	0-50				
	外転（側方挙上）abduction	0-180	肩峰を通る床への垂直線（立位または座位）	上腕骨	体幹の側屈が起こらないように90°以上になったら前腕を回外することを原則とする。⇒［VI. その他の検査法］参照	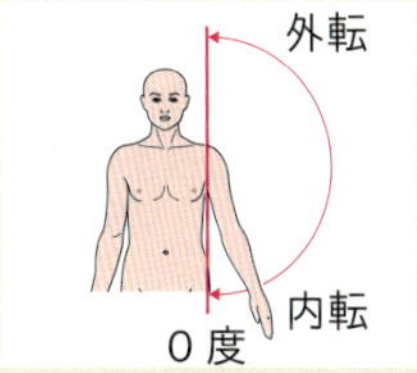
	内転 adduction	0				
	外旋 external rotation	0-60	肘を通る前額面への垂直線	尺骨	上腕を体幹に接して、肘関節を前方に90°に屈曲した肢位で行う。前腕は中間位とする。⇒［VI. その他の検査法］参照	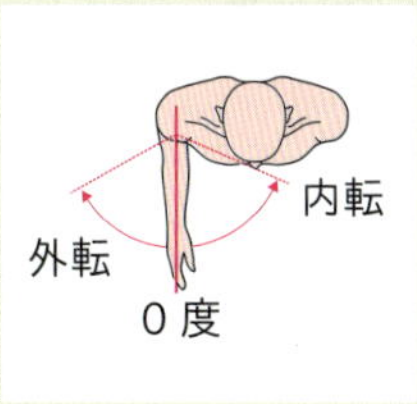
	内旋 internal rotation	0-80				

日本リハビリテーション医学会ホームページ：関節可動域表示ならびに測定法，より一部抜粋
https://www.jarm.or.jp/member/kadou03.html（2024/7/30アクセス）

脱水・栄養状態の評価

　脱水・栄養状態は採血データ等から判断することが多いが、ベッドサイドで判断できる所見もある。皮膚の性状（湿潤・乾燥、張り：ツルゴール反応）や筋量（上腕や下腿の筋肉の張りなど）は患者の食べるために必要な運動機能や耐久性などを予測するためにも重要な情報である。簡便な筋量測定法として下腿周囲径を自分の指で囲みサルコペニアのリスクをみる「指輪っかテスト」などがある（図11）。

図11　指輪っかテスト

①両手の母指と示指で輪っかをつくる

②利き足ではないほうの下腿部の一番太い部分を、力を入れずに軽く囲む

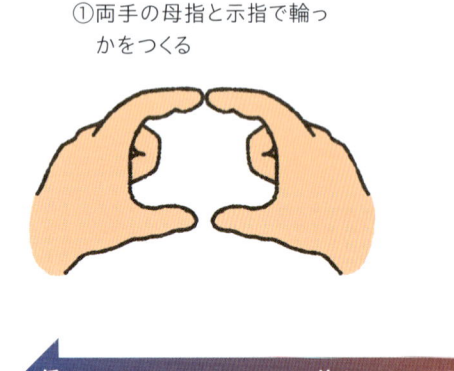
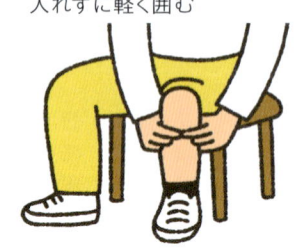

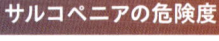

低　　　　　　　　　　サルコペニアの危険度　　　　　　　　　高

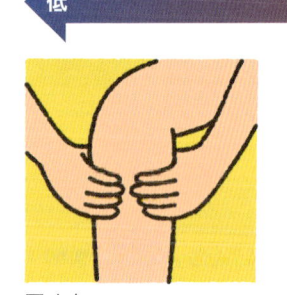
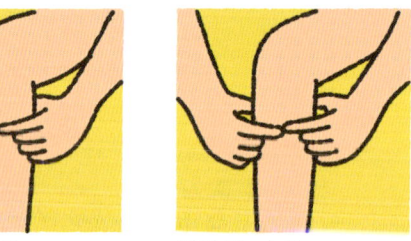

囲めない　　　　　　ちょうど囲める　　　　　隙間ができる

左手と右手の示指同士、母指同士を結んで、下腿部の最も太い部分を囲むように輪をつくる。その結果を「囲めない」「ちょうど囲める」「隙間ができる」の3グループに分け、サルコペニアの危険度を判断する。

飯島勝矢：口腔機能・栄養・運動・社会参加を総合化した複合型健康増進プログラムを用いての新たな健康づくり 市民サポーター養成研修マニュアルの考案と検証（地域サロンを活用したモデル構築）を目的とした研究事業．東京大学高齢社会総合研究機構，2016：13．を参考に作成
www.mhlw.go.jp/file/06-Seisakujouhou-12300000-Roukenkyoku/0000136676.pdf
（2024/7/30アクセス）

引用文献

1 日本救急医学会：医学用語解説集：意識障害.
https://www.jaam.jp/dictionary/dictionary/word/1025.html（2024/7/30アクセス）

参考文献

1. 三鬼達人編著：今日からできる！摂食嚥下・口腔ケア 改訂版. 照林社, 東京, 2019：36-41.
2. 上羽瑠美：見える！わかる！摂食嚥下のすべて 改訂第2版. Gakken, 東京, 2022：146-154.
3. 馬場元毅：絵で見る脳と神経 第3版 しくみと障害のメカニズム. 医学書院, 東京, 2009：158-197.

質問紙と各種スクリーニング検査

山川 美樹

　スクリーニングは、障害があるかないかをふるい分け、障害の早期発見につなげる作業である。これには、症状の観察や病歴の聴取、問診、簡便なスクリーニングテストがあり、摂食嚥下障害の可能性があると判断した場合は、その後の詳細な評価や治療、ケアにつなげることができる。ここでは、質問紙を用いた問診、各種スクリーニングについて述べる。

質問紙を用いた問診

　摂食嚥下障害患者は、「飲み込みにくい」「むせる」などの症状を主訴とすることが多いが、摂食嚥下機能の低下が軽度である場合、患者本人が自覚していないことがある。そのため、本人だけでなく、家族や介護者からも情報を収集することが重要である。情報収集の際、摂食嚥下障害の有無を判断するためには、系統的に病歴や症状を聴取する必要がある。看護師個人が持つ知識や経験の程度にかかわらず、効率よく意図的に聴取する方法として、質問紙がある。

1. 聖隷式嚥下質問紙

　聖隷式嚥下質問紙（表1）は、肺炎の既往、体重減少、咽頭機能を表す食事時のむせや飲み込みにくさ、口腔機能を表す食べるペースや食物形態、食道機能や声門防御機能を反映する症状など、15項目で構成されており、最近2～3年の状態を問う質問紙である [1]。

　評価は、「A：重い症状」「B：軽い症状」「C：症状なし」の3段階で、Aは日常生活に支障がある程度、Bは気になる程度という基準で判定する。Aが1つでも該当すれば摂食嚥下障害あり、Bが該当すれば摂食嚥下障害の疑いがあると判断できる。

　しかし、「1つでも該当すれば」という評価法は、回答者の認識や質問項目により、摂食嚥下障害を適切に抽出することが難しい場合もある。近年、15項目を「A：4点」「B：1点」「C：0点」とスコア化し、評価する方法が開発された。15項目の合計点数が4点以上であれば「オーラルフレイルの疑い」、8点以上であれば「摂食嚥下障害の疑い」と判断し、医師や専門職と協働し、詳細な評価や治療につなげていく。

表1　聖隷式嚥下質問紙

あなたの嚥下（飲み込み、食べ物を口から食べて胃まで運ぶこと）の状態についていくつかの質問をいたします。
ここ2～3年のことについてお答えください。
いずれも大切な症状ですので、よく読んでABCのいずれかに丸をつけてください。

1．肺炎と診断されたことがありますか？	A．繰り返す	B．一度だけ	C．なし
2．やせてきましたか？	A．明らかに	B．わずかに	C．なし
3．物が飲み込みにくいと感じることがありますか？	A．しばしば	B．ときどき	C．なし
4．食事中にむせることがありますか？	A．しばしば	B．ときどき	C．なし
5．お茶を飲むときにむせることがありますか？	A．しばしば	B．ときどき	C．なし
6．食事中や食後、それ以外のときにものどがゴロゴロ（痰がからんだ感じ）することがありますか？	A．しばしば	B．ときどき	C．なし
7．のどに食べ物が残る感じがすることがありますか？	A．しばしば	B．ときどき	C．なし
8．食べるのが遅くなりましたか？	A．たいへん	B．わずかに	C．なし
9．硬い物が食べにくくなりましたか？	A．たいへん	B．わずかに	C．なし
10．口から食べ物がこぼれることがありますか？	A．しばしば	B．ときどき	C．なし
11．口の中に食べ物が残ることがありますか？	A．しばしば	B．ときどき	C．なし
12．食べ物や酸っぱい液が胃からのどに戻ってくることがありますか？	A．しばしば	B．ときどき	C．なし
13．胸に食べ物が残ったり、つまった感じがすることがありますか？	A．しばしば	B．ときどき	C．なし
14．夜、咳で眠れなかったり目覚めることがありますか？	A．しばしば	B．ときどき	C．なし
15．声がかすれてきましたか？（がらがら声、かすれ声など）	A．たいへん	B．わずかに	C．なし

大熊るり，藤島一郎，小島千枝子，他：摂食・嚥下スクリーニングのための質問紙の開発．日本摂食嚥下リハビリテーション学会誌 2002；6（1）：3-8．より引用

2. EAT-10

　Eating Assessment Tool-10（EAT-10）日本語版（表2）は、飲み込みの問題の経験について10項目で構成された質問紙である。「0点：問題なし」から「4点：ひどく問題」の5段階で回答し、10項目の合計点数が3点以上であれば、摂食嚥下機能の問題を認める可能性が高いと判定する。

　EAT-10は、本人の自覚症状や体験を問うものであり、認知機能の低下や失語症などを認める場合、実施困難なことが少なくない。しかし、実施困難な患者に摂食嚥下障害を認めることが多く、EAT-10の実施の可否そのものが摂食嚥下障害スクリーニングとなることが示されている。また、患者本人が摂食嚥下障害の症状を自覚していない場合は、質問紙での評価は困難であり、症状のアセスメントや観察、他のスクリーニング検査や嚥下機能評価が必要である。

表2　EAT-10

以下の問題について、あなたはどの程度経験されていますか					
	問題なし				ひどく問題
1　飲み込みの問題が原因で、体重が減少した	0	1	2	3	4
2　飲み込みの問題が、外食に行くための障害になっている	0	1	2	3	4
3　液体を飲み込むときに、余分な努力が必要だ	0	1	2	3	4
4　固形物を飲み込むときに、余分な努力が必要だ	0	1	2	3	4
5　錠剤（じょうざい）を飲み込むときに、余分な努力が必要だ	0	1	2	3	4
6　飲み込むことが苦痛だ	0	1	2	3	4
7　食べる喜びが飲み込みによって影響を受けている	0	1	2	3	4
8　飲み込むときに、食べ物がのどに引っかかる	0	1	2	3	4
9　食べるときに咳が出る	0	1	2	3	4
10　飲み込むことはストレスが多い	0	1	2	3	4

若林秀隆，栢下淳：摂食嚥下障害スクリーニング質問紙票EAT-10の日本語版作成と信頼性・妥当性の検証．静脈経腸栄養 2014；29（3）：871-876．を元に作成

各種スクリーニング検査

　摂食嚥下障害患者が経口摂取を開始する場合、誤嚥や窒息のリスクが生じる。スクリーニング検査は、経口摂取の開始が可能であるかの判断基準となるが、むせない誤嚥や嚥下運動を正しく把握することは困難である。そのため、病歴や症状の観察、複数のスクリーニング検査を組み合わせて判断する必要がある。ベッドサイドで看護師でも実施可能なスクリーニング検査として、反復唾液嚥下テストや水飲みテストなどがある。

1. スクリーニング検査前の確認

　スクリーニング検査を行う前に、経口摂取を開始できる状態か、以下の条件を確認する。
①意識が覚醒している：意識レベルJCS Ⅰ桁。
②全身状態が安定している：重篤な併存症や頭蓋内病変の悪化がない、発熱や誤嚥性肺炎を疑う症状がない、バイタルサインが安定している。
③呼吸状態が安定している：気道クリアランスが良好である、呼吸回数20回/分未満、SpO_2 95%以上。

④嚥下反射を認める：唾液や少量の水で嚥下反射を認める。

⑤口腔衛生が保たれている：口腔内が湿潤しており、清潔である。

これらの条件を確認し、経口摂取の開始が可能と判断する場合は、スクリーニング検査を実施する。また、水飲みテストなどのスクリーニング検査を行う際は、水分誤嚥のリスクを伴うため、事前に口腔ケアを行っておく。

2. 反復唾液嚥下テスト（RSST）

反復唾液嚥下テスト（Repetitive saliva swallowing test：RSST）は、特別な器材を使用せず短時間で簡便にでき、食物を用いないため誤嚥リスクが少なく安全に実施できるスクリーニング検査である（図1）。随意的に唾液を繰り返し嚥下することで、嚥下機能の低下がないか判断する。認知機能の低下により、指示の理解が困難な場合は、随意的な嚥下動作の従命も困難であるため、検査対象外および判定不可とする。

【方法】

①体位の制限がない場合は、原則として座位とする。

②患者の喉頭隆起に中指、舌骨相当部に示指を軽く当てる。このとき、下顎が挙上しないよう留意する。

③30秒間できるだけ何回も飲み込むことを指示し、唾液嚥下の回数を測定する。

【判定基準】

①喉頭隆起が指腹を乗り越えて挙上し、下降して元の位置に戻った場合に1回と測定する。喉頭隆起がわずかに挙上し指腹を乗り越えずに下降した場合は測定しない。

②30秒間で3回未満の場合は、摂食嚥下機能の低下を疑う。

【注意点】

検査を行う前に、患者の口腔内を観察し、口腔内が乾燥している場合は、口腔ケアを行うか、1 mL程度の水分で口腔内を湿らせて実施する。また、高齢者や嚥下機能が低下した患者の場合、30秒間の途中で動作が中断したり、話し始めることがあるため、口腔内に唾液がなくなっても嚥下を続けることを説明する。

図1　反復唾液嚥下テスト（RSST）

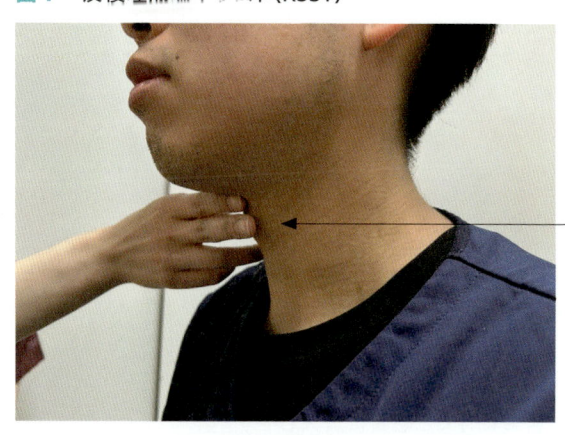

喉頭隆起

喉頭隆起に中指、舌骨に示指を軽く当てる。

3. 水飲みテスト（WST）

　水飲みテスト（Water swallowing test：WST）は、患者に水を飲ませて嚥下機能を評価するスクリーニングテストである。水は、流動性が高く誤嚥しやすいが、患者の口腔衛生が保たれている場合であれば、誤嚥した際の有害性が低いため、スクリーニングテストとして用いられている。

【方法】
　①常温の水30mLをコップに入れて患者に手渡し「いつも通りに飲んでください」と指示する。
　②嚥下開始から終了までの時間を計測し、嚥下の回数とむせの有無を観察する。

【判定基準】
［プロフィール］
　1．1回でむせなく飲むことができる。
　2．2回以上に分けるが、むせなく飲むことができる。
　3．1回で飲むことができるが、むせることがある。
　4．2回以上に分けて飲むにもかかわらず、むせることがある。
　5．むせることがしばしばで、全量飲むことが困難である。
　①プロフィール1で5秒以内に飲むことができれば、正常範囲である。
　②プロフィール1で5秒以上要する場合やプロフィール2は、摂食嚥下障害を疑う。
　③プロフィール3、4、5は、摂食嚥下障害と判断する。

【注意点】
　症状の観察や問診を行い、水飲みテストで誤嚥する可能性が高いと考えられる場合は評価適応外である。

4. 改訂水飲みテスト（MWST）

　改訂水飲みテスト（Modified water swallowing test：MWST）は、経口摂取が可能か判断する場合や、30mL水飲みテストでは誤嚥の可能性が高いと考えられる場合に、少量の水を用いて嚥下機能を評価するスクリーニングテストである（図2）。

図2　改訂水飲みテスト（MWST）

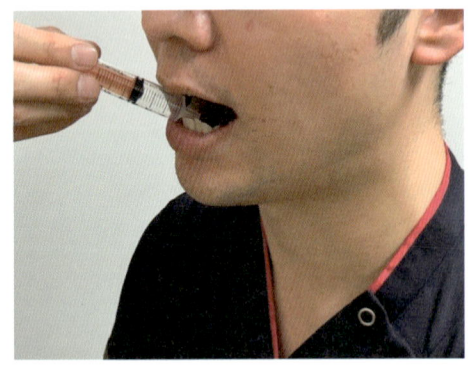

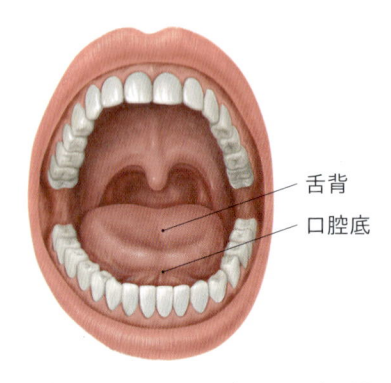

舌背
口腔底

シリンジは色つきシリンジを使用し、注射用と区別する。

舌背に注ぐと咽頭に流入しやすく誤嚥しやすいため、口腔底に注ぐ。

【方法】

①冷水 3 mLを口腔底に注ぎ、嚥下を指示する。

②嚥下後、反復嚥下を 2 回促す。

③判定基準が 4 以上であれば、最大 2 回テストを繰り返す。

④最低点を評点とする。

【判定基準】

1．嚥下なし、むせる and/or 呼吸促迫。

2．嚥下あり、呼吸促迫。

3．嚥下あり、呼吸良好、むせる and/or 湿性嗄声。

4．嚥下あり、呼吸良好、むせない。

5．4 に加え、反復嚥下が30秒以内に 2 回可能。

【注意点】

シリンジで冷水を注ぐ際、舌背に注ぐと咽頭に直接流入し誤嚥しやすいため、口腔底に静かに注ぐ。また、摂食嚥下障害が重度でとろみ水を用いて評価した場合は、その旨を記載しておく。

5. フードテスト（FT）

フードテスト（Food test：FT）は、ティースプーン 1 杯量の食物を摂取させ、食塊形成や咽頭への送り込みを評価するスクリーニングテストである（図 3 ）。

【方法】

①ティースプーン 1 杯（約 4 g）のプリンを舌背前部に置き嚥下を指示する。

②嚥下後、反復嚥下を 2 回促す。

③評価基準が 4 以上であれば、最大 2 回テストを繰り返す。

④最低点を評点とする。

【判定基準】

1．嚥下なし、むせる and/or 呼吸促迫。

2．嚥下あり、呼吸促迫（不顕性誤嚥の疑い）。

図 3 フードテスト（FT）

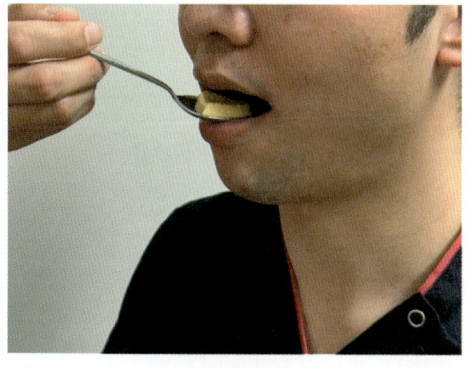
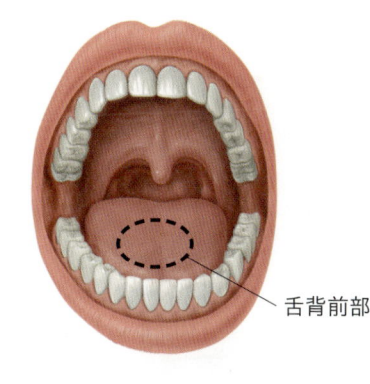

舌背前部

プリンやゼリーは舌背前部（舌のややくぼんだあたり）に置く。

3．嚥下あり、呼吸良好、むせる and/or 湿性嗄声、口腔内残留中等度。

4．嚥下あり、呼吸良好、むせない、口腔内残留ほぼなし。

5．4 に加え、反復嚥下が30秒以内に 2 回可能。

【注意点】

テストに用いる食物は、均一で付着性が少なく、食塊形成や食塊移送が容易に行える形態として、プリンや嚥下訓練用ゼリーを用いる。改訂水飲みテストと併用することで、摂食嚥下障害の有無や程度を把握し、経口摂取の開始を判断することができる。

6. 頸部聴診法

頸部聴診法は、嚥下する際に咽頭部で生じる嚥下音や嚥下前後の呼吸音を聴診器で聴診することで、咽頭期における摂食嚥下障害を判定する方法である。

【方法】

①咳嗽や吸引などにより、咽頭や喉頭内の貯留物を排出させる。

②聴診器を頸部（輪状軟骨直下気管外側）に接触させ（図 4）、呼気音を聴取する。

③検査食を摂取させ「いつものように飲んでください」と指示し、嚥下音を聴取する。

④嚥下後の呼気音を聴取し、嚥下前後の呼気音と比較する。

【判定基準】

ティースプーン 1 杯程度の一口量の場合、正常な嚥下音は、0.5〜0.8秒程度の明瞭な音である。嚥下後は、澄んだ呼気音が聴取できる。以下のような嚥下音や呼吸音が聴取される場合は、異常音と判断する。

・嚥下音：弱い音、長い音、泡立ち音、複数回の嚥下音。

・呼吸音：湿性音、液体振動音、むせに伴う喀出音、喘鳴様呼吸音。

【注意点】

聴診器は、膜型、ベル型のどちらでも聴取可能であるが、ベル型はしっかり密着させる必要があるため、膜型のほうが扱いやすい。また、頸部は狭く、体格の小さい高齢者など成人用聴診器で聴診しにくい場合は、小児用聴診器など接触子が小型のもののほうが聴取しやすい。

頸部聴診法は、スクリーニングテストで用いるだけでなく、実際の食事場面でも活用すること

図 4　頸部聴診法

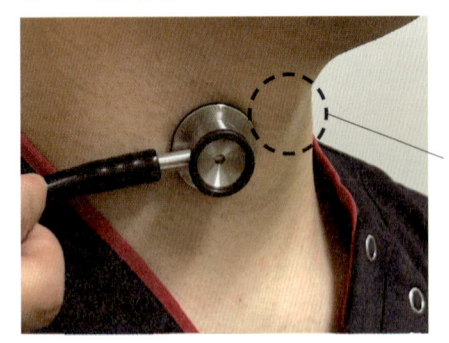 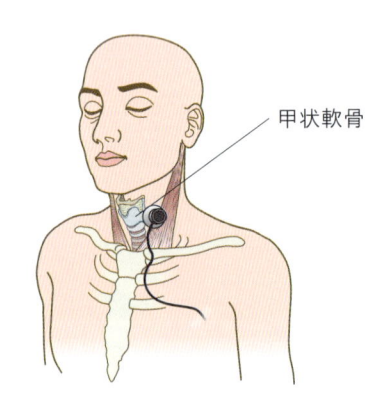

喉頭隆起

甲状軟骨

聴診器を輪状軟骨直下の気管外側に当てる。

ができる。嚥下後の湿性音や液体貯留音が聴取される際は、咳嗽や複数回嚥下などを促すことで、喉頭侵入や咽頭残留した食塊を排除し誤嚥の予防につながる。

引用文献

1 大熊るり，藤島一郎，小島千枝子，他：摂食・嚥下スクリーニングのための質問紙の開発．日本摂食嚥下リハビリテーション学会誌 2002；6（1）：3-8.

参考文献

1. 中野雅徳，藤島一郎，大熊るり，他：スコア化による聖隷式嚥下質問紙評価法の検討．日本摂食嚥下リハビリテーション学会誌 2020；24（3）：240-246.

2. 若林秀隆，栢下淳：摂食嚥下障害スクリーニング質問紙票EAT-10の日本語版作成と信頼性・妥当性の検証．静脈経腸栄養 2014；29（3）：871-876.

3. 倉智雅子，小口和代，大野木宏彰：これでナットク！摂食嚥下機能評価のコツ．青柳陽一郎編集，Monthly Book MEDICAL REHABILITATION．全日本病院出版会，東京，2019：16-25，33-37.

嚥下造影検査(VF)と 嚥下内視鏡検査(VE)

土橋 智晴

嚥下造影検査(VF)

1. 嚥下造影検査(VF)とは

嚥下造影検査(Videofluoroscopic examination of swallowing:VF)とは、造影剤入り検査食を嚥下してもらい、X線透視画像として観察し、嚥下諸器官の解剖や動き、食物の動きを観察するものである。

2. 目的

1) 診断をするための検査

飲み込みの過程で必要な各器官の形態的な異常や機能的な異常を見つけ出す。また、誤嚥の有無やクリアランスの状態を明らかにする。

2) 治療をするための検査

形態的な異常や機能的な異常が見つかれば、食事の形態や姿勢や食べ方を調整し、誤嚥を予防する方法やクリアランスを良好にする方法を見つけ出す。

3. 検査前の準備

1) 前日までに行う準備

①本人、家族に「検査の目的・具体的方法・検査に伴う合併症」などについて医師から説明し合意を得る。同意書など文書による承諾を得ることが望ましい。
②医師、言語聴覚士、看護師、管理栄養士など多職種で情報共有し、検査で使用する食事をあらかじめ検討し栄養部に準備を依頼する。
③検査当日の緊張緩和のため、訪床を意識的に増やし信頼関係の構築を図っておく。

2）当日に行う準備

①患者の口腔ケアおよび疲労を誘発しない程度に間接嚥下訓練を実施する。

②高次脳機能障害や認知症のある患者は、特に無音で医療機器に囲まれた検査室では、注意が逸れる、指示の理解が普段より難しくなることが多い（図1）。看護師は一番患者の目に入る位置に立ち、声をかけ緊張緩和に心がける。また、吸引等のリスク管理がしやすい位置に立つことが重要である（図2）。

③検査食の受け取り。

　・検査中に別の食形態でも検査してみたいと思うことがあるため、検査で使用する食事はあらかじめよく検討しておくことが望ましい。

④リスク管理のため、吸引器の準備は必須である。

　・誤嚥や咽頭残留などがあれば直ちに除去し事故を防止する必要がある。

⑤パルスオキシメーターを装着し、酸素飽和度をモニターしながら検査を行う。

⑥予期せぬ事態のために、救急カートや血圧・心電図モニターの準備もしておくことが望ましい。

図1　高次脳機能障害や認知症のある患者の場合

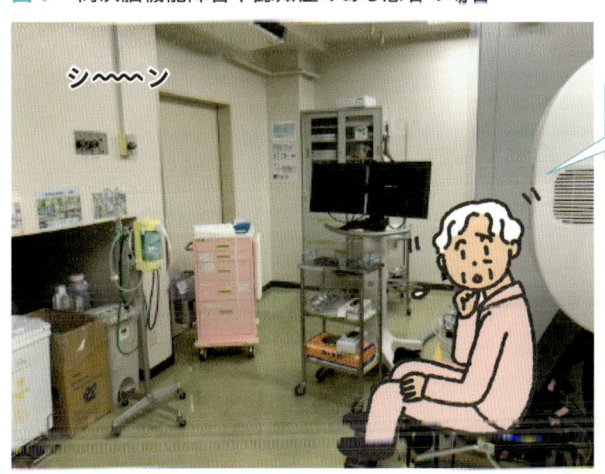

図2　看護師の立ち位置

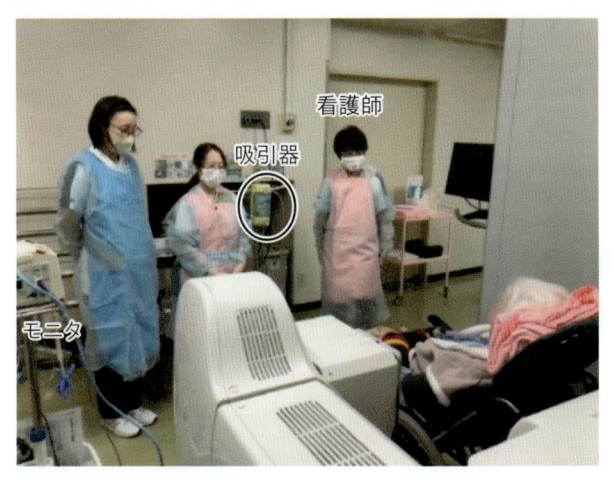

4. 検査食

1）種類

（1）液体（以下、①～③より選択）（表1、図3）
　①お茶：学会分類2021（とろみ）（表1：段階1　薄いとろみ）
　②お茶：学会分類2021（とろみ）（表1：段階2　中間のとろみ）
　③お茶：学会分類2021（とろみ）（表1：段階3　濃いとろみ）
（2）ゼリー形態：学会分類2021（食事）（図3：1j）
（3）ミキサー形態：学会分類2021（食事）（図3：2-1）
（4）きざみ形態：学会分類2021（食事）（図3：2-2）
（5）軟菜食：学会分類2021（食事）（図3：4）

＊

　当院の検査食の例を図4に示す。

図3　学会分類2021（食事）

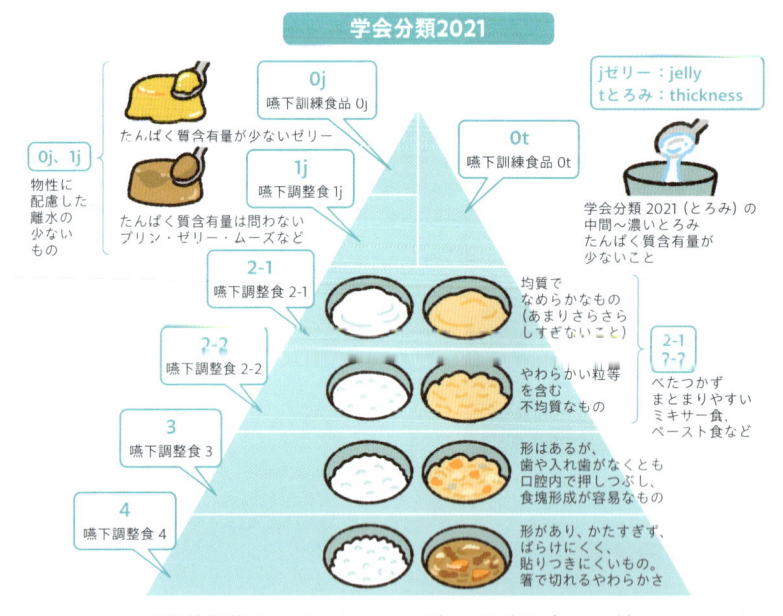

ヘルシーフード栄養指導Navi,やわらかさの分類より引用（https://healthy-food-navi.jp）

図4　検査食の例

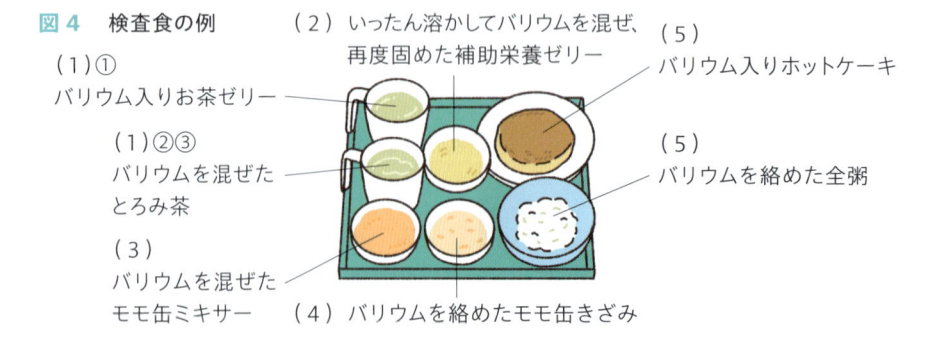

（1）①
バリウム入りお茶ゼリー

（1）②③
バリウムを混ぜた
とろみ茶

（3）
バリウムを混ぜた
モモ缶ミキサー

（2）いったん溶かしてバリウムを混ぜ、
　　再度固めた補助栄養ゼリー

（4）バリウムを絡めたモモ缶きざみ

（5）
バリウム入りホットケーキ

（5）
バリウムを絡めた全粥

表1　学会分類2021（とろみ）早見表

	段階1 薄いとろみ【Ⅲ-3項】	段階2 中間のとろみ【Ⅲ-2項】	段階3 濃いとろみ【Ⅲ-4項】
英語表記	Mildly thick	Moderately thick	Extremely thick
性状の説明（飲んだとき）	・「drink」するという表現が適切なとろみの程度 ・口に入れると口腔内に広がる液体の種類・味や温度によっては、とろみが付いていることがあまり気にならない場合もある ・飲み込む際に大きな力を要しない ・ストローで容易に吸うことができる	・明らかにとろみがあることを感じ、かつ「drink」するという表現が適切なとろみの程度 ・口腔内での動態はゆっくりですぐには広がらない ・舌の上でまとめやすい ・ストローで吸うのは抵抗がある	・明らかにとろみが付いていて、まとまりがよい ・送り込むのに力が必要 ・スプーンで「eat」するという表現が適切なとろみの程度 ・ストローで吸うことは困難
性状の説明（見たとき）	・スプーンを傾けるとすっと流れ落ちる ・フォークの歯の間から素早く流れ落ちる ・カップを傾け、流れ出た後には、うっすらと跡が残る程度の付着	・スプーンを傾けるととろとろと流れる ・フォークの歯の間からゆっくりと流れ落ちる ・カップを傾け、流れ出た後には、全体にコーティングしたように付着	・スプーンを傾けても、形状がある程度保たれ、流れにくい ・フォークの歯の間から流れ出ない ・カップを傾けても流れ出ない（ゆっくりと塊となって落ちる）
粘度（mPa・s）【Ⅲ-5項】	50～150	150～300	300～500
LST値（mm）【Ⅲ-6項】	36～43	32～36	30～32
シリンジ法による残留度（mL）【Ⅲ-7項】	2.2～7.0	7.0～9.5	9.5～10.0

学会分類2021は、概説・総論、学会分類2021（食事）、学会分類2021（とろみ）から成り、それぞれの分類には早見表を作成した。本表は学会分類2021（とろみ）の早見表である。本表を使用するにあたっては必ず「嚥下調整食学会分類2021」の本文を熟読されたい。なお、本表中の【 】表示は、本文中の該当箇所を指す。

粘度：コーンプレート型回転粘度計を用い、測定温度20℃、ずり速度50s^{-1}における1分後の粘度測定結果【Ⅲ-5項】。

LST値：ラインスプレッドテスト用プラスチック測定板を用いて内径30mmの金属製リングに試料を20mL注入し、30秒後にリングを持ち上げ、30秒後に試料の広がり距離を6点測定し、その平均値をLST値とする【Ⅲ-6項】。

注1：LST値と粘度は完全には相関しない。そのため、特に境界値付近においては注意が必要である。

注2：ニュートン流体ではLST値が高く出る傾向があるため注意が必要である。

注3：10mLのシリンジ筒を用い、粘度測定したい液体を10mLまで入れ、10秒間自然落下させた後のシリンジ内の残留量である。

日本摂食嚥下リハビリテーション学会 嚥下調整食委員会：日本摂食嚥下リハビリテーション学会嚥下調整食分類2021．日本摂食嚥下リハビリテーション学会誌 2021；25（2）：144．より引用

2）造影剤について

　一般的に硫酸バリウムを使用することが多い。安価であることや大量の誤嚥がなければ比較的安全であることがわかっているためである。

5. 検査の方法

1）撮影方向

　原則、側面で透視を行い、次いで正面の透視を行う。

2）検査の姿勢

　直接訓練や食事摂取をすでに行っている場合は、まず普段の摂取姿勢で検査を行う。絶食後の経口摂取再開の場合は、30度の仰臥位とし、頸部は後屈しないよう枕で調整した姿勢から開始する。嚥下状態を確認しながら徐々に角度を上げていく。

3）検査食の一口量

　液体の場合 1 ～ 3 cc の介助から開始する。注射器で測量しスプーンに注ぎ介助する。
　検査食は 1 ～ 4 g 程度を一口量とし、安全を確認しながら増量していく。自己摂取を行っている場合は、普段通りの摂取方法で検査を行う。
　一口量を増量していく過程で、あわせて姿勢を変更しないことが大切である。万一、誤嚥した場合に一口量が不適切であったのか、姿勢が不適切であったのか判断がつきにくくなるためである。

6. 映像の評価方法

1）側面像

❶ 観察ポイント（図5-①～⑥）
　①押しつぶしや咀嚼ができているかを確認する。
　②食塊形成能を確認する。また、口腔内保持ができているかを確認、準備期運動中の咽頭流入がないかを確認する。
　③軟口蓋の挙上があり鼻咽腔閉鎖機能を確認。また、鼻咽腔への逆流がないかを確認する。
　④舌骨の前上方への移動および喉頭蓋の反転を確認する。また、嚥下後、喉頭蓋谷の残留の有無を確認する。
　⑤食道入口部の通過を確認する（図6）。嚥下後の食道入口部の残留の有無を確認する。
　⑥喉頭侵入や誤嚥の有無を確認する（図7）。また、それが起こった場合の咳嗽反射の有無や力強さも併せて確認する。大量の誤嚥でなければ、食事の形態や姿勢や食べ方を調整し、誤嚥

図5 鏡面像

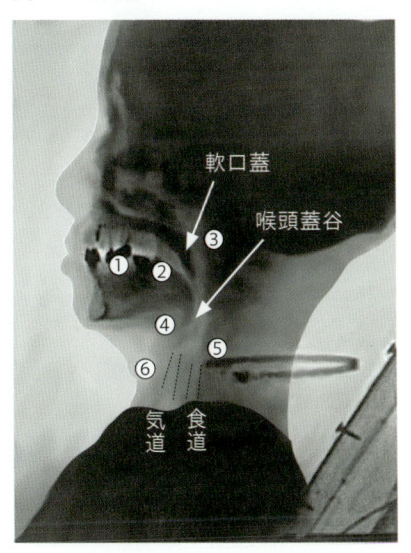

図6 食道入口部の通過の確認

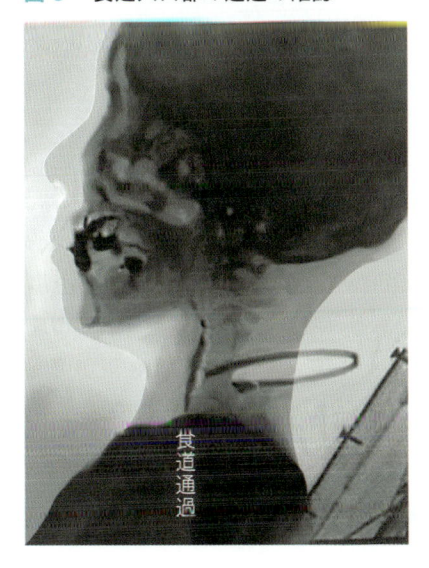

図7 喉頭侵入や誤嚥の有無の確認

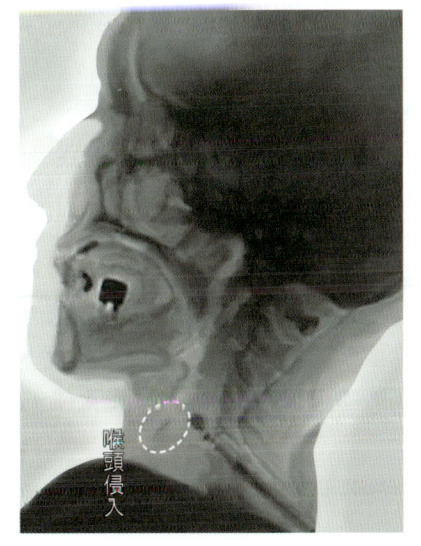

を予防する方法やクリアランスを良好にする方法を見つけ出す。しかし、患者の疲労や被曝を考え、可能な限り短時間で終了できるよう心がけることが大切である。

2）正面像

❶ 観察ポイント（図8-①）

　食塊の通過経路を確認する。右の梨状窩通過が優位なのか、左梨状窩通過が優位なのかを確認する。また、嚥下後、梨状陥凹の残留の有無を確認する。図8は右梨状陥凹の残留である。この場合、頸部を左に回旋させ再度嚥下することで残留が減るのか等を評価する。

図8　正面像

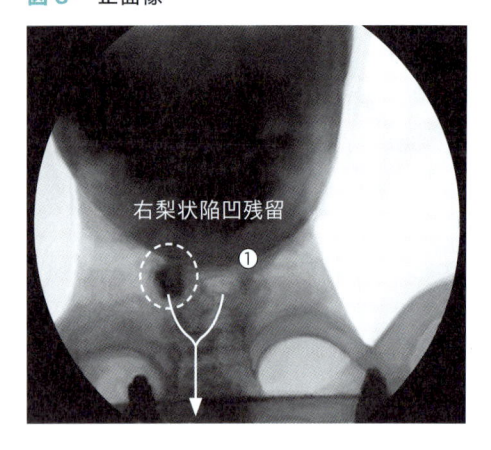

右梨状陥凹残留

①

7. 検査後の観察

口腔ケアを実施し、口腔内に付着しているバリウムを可能な限り除去する。

バイタルサインや酸素飽和度のモニタリングを行い、呼吸状態や分泌物の変化がないか観察の強化を行う。

嚥下内視鏡検査（VE）

1. 嚥下内視鏡検査とは

嚥下内視鏡検査（Videoendoscopic examination of swallowing：VE）とは、内視鏡を鼻腔から咽頭腔へ挿入し、食物を飲み込む様子を観察する検査である（図9）。内視鏡を挿入する違和感はあるが、特別な検査食は不要で、普段の食事を用いてベッドサイドや在宅でも検査が可能である。ただし、ファイバー挿入下の摂取は苦痛を伴うため、検査は熟練の技術が必要である。

2. 目的

VEの目的は、悪性腫瘍など器質的な異常がないかを確認することである。異常があれば、その異常が嚥下機能にどのような影響をもたらしているのかを見つけ出すことができる。

嚥下前、嚥下後の誤嚥や喉頭侵入を見つけ出すこともできる。嚥下中は画像がホワイトアウト（図10）になるため、誤嚥があっても下気道まで入ってしまった場合は、嚥下内視鏡では見つけられない。

また、VEでは、咽頭の残留を評価する。嚥下した食塊の残留を確認するだけでなく、唾液などの分泌物の貯留や残留を確認することができる。

さらに、感覚の評価を行うことも目的となる。医師は内視鏡ファイバーの先端で咽頭や喉頭粘膜に触れ、咳反射が起こるかなどの感覚を確認する。感覚が低下していれば誤嚥性肺炎のハイリスクとなるからである。

図9　嚥下内視鏡検査で食物を飲み込む様子を観察

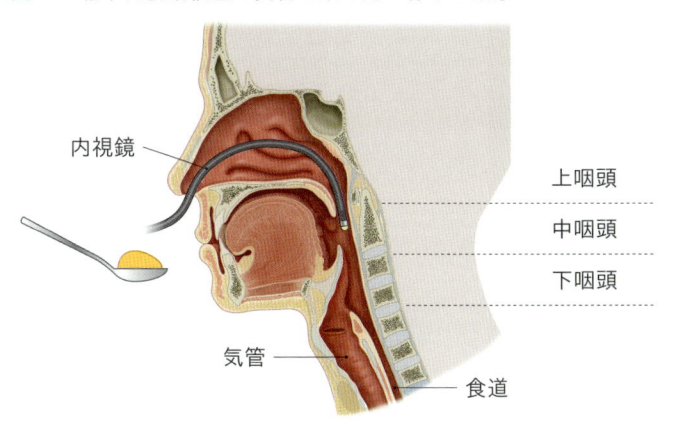

図10　ホワイトアウト

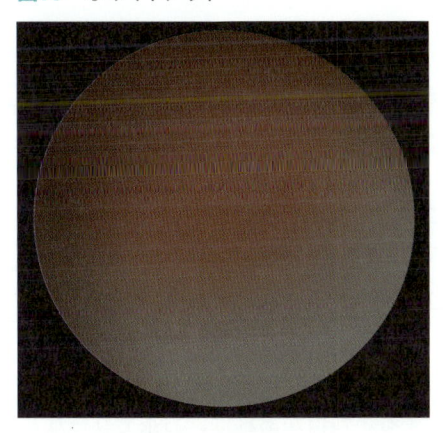

3. 検査前の準備

1）前日までに行う準備

　本人、家族に「検査の目的・具体的方法・検査に伴う合併症」などについて医師から説明して合意を得ておく。同意書など文書による承諾を得ることが望ましい。

　検査当日の緊張緩和のため、訪床を意識的に増やし信頼関係の構築を図っておく。

2）当日に行う準備

　内視鏡ファイバーを組み立て、パソコンに接続しベッドサイドで画像が確認できるよう設置しておく。

　患者に説明し、リスク管理のための物品（吸引器や救急カート）を備えておく（図11）。

　患者の口腔ケアおよび疲労を誘発しない程度に間接訓練を実施する。

　パルスオキシメーターを装着し、酸素飽和度をモニターしながら検査を行う。麻酔薬非含有ゼリー状基材をファイバーの先端に薄く付け、医師が内視鏡ファイバーを挿入する介助を行う。また、安全に挿入できるよう頭部を支えるなどの介助を行う。

図11　吸引器や救急カートの準備

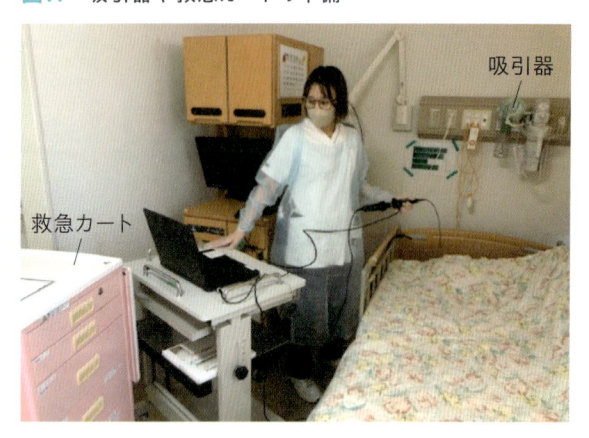

4. 映像の評価方法

1）下咽頭位置から確認する画像

❶ 観察ポイント（図12-①〜③）

①嚥下前に気道側に食塊が流入していないか、嚥下後に気道に食塊が残留していないかを確認する。また、咳嗽反射が起こるかを確認する。食塊だけでなく、唾液の処理状況も観察する。

②梨状陥凹に食塊の残留がないか、残留に左右差はないか確認する。例えば、右の梨状陥凹に残留（図13）があれば、頸部を左へ回旋させ空嚥下をすることでクリアランスが図れるかなどを確認することが重要である。

③舌根や喉頭蓋の裏（喉頭蓋谷）に残留がないか確認をする。残留があれば、お茶ゼリーなど滑らかでまとまりのよい物性を使った交互嚥下でクリアランスが図れるかなどを確認することが重要である。

2）上咽頭位置から確認する画像

❶ 観察ポイント

ファイバーを上咽頭の位置まで引き上げ、鼻咽腔閉鎖機能を観察する（図14）。中咽頭から上咽頭へ食塊の吹き出しがあれば鼻咽腔閉鎖機能が不十分と評価できる（図15）。鼻咽腔閉鎖機能を強化する間接訓練のプラン立案・実施が必要である。

5. 検査後の対応

①ベッドサイドで普段の食事を用いて検査をした場合は、ファイバーを抜去した後食事を再開してもらう。ファイバー挿入の苦痛を伴う検査後であり、労いの声をかけ疲労状況を確認する必要がある。

②検査の際に安全が確認できなかった形態の食事は退室時に必ず下膳する。

③特に嚥下中の誤嚥像の確認が不完全であるため、バイタルサインや酸素飽和度、分泌物の変化

図12　下咽頭位置から確認する画像

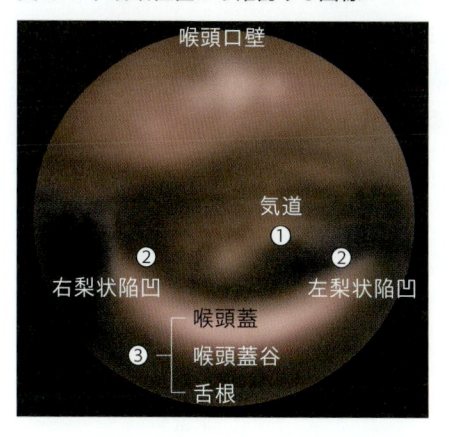

喉頭口壁

気道 ①

② 右梨状陥凹　　左梨状陥凹 ②

③ ┐ 喉頭蓋
　　├ 喉頭蓋谷
　　┘ 舌根

図13　梨状陥凹への残留

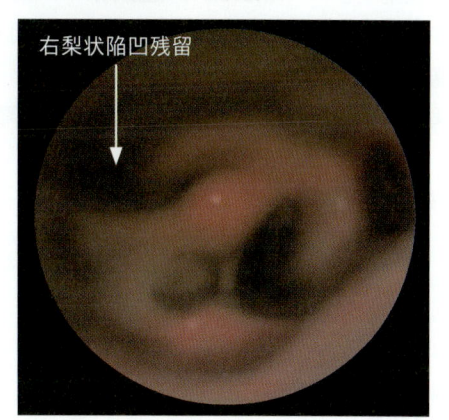

右梨状陥凹残留

図14　鼻咽腔閉鎖機能を観察する画像

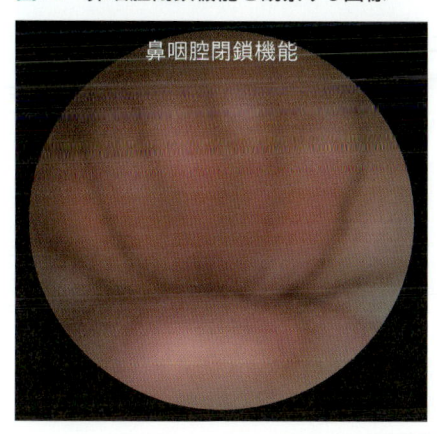

鼻咽腔閉鎖機能

図15　上咽頭への逆流

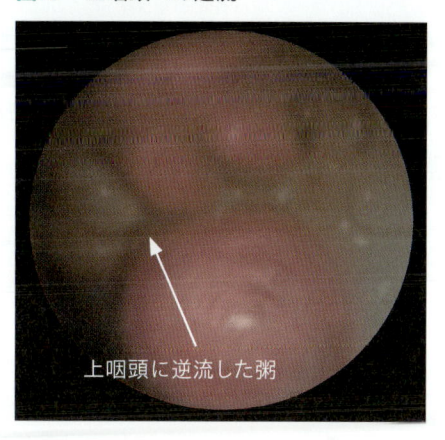

上咽頭に逆流した粥

の有無について観察を強化することが重要である。

6. ファイバーの衛生管理

①ファイバーのシャント部の汚れを中性洗剤をつけたガーゼで優しく拭き取る。

　ファイバーの先端にあるレンズを傷つけないよう、またシャフトを強く曲げてしまわないよう優しく取り扱うことが必要である。破損の原因となるためである。

②ファイバーが浸漬できる容器にフタラール（ディスオーパ洗浄液0.55％）を入れ、ファイバーを5分間浸漬した後、3分間流水で洗浄する。

③洗浄後は水分をよく拭き取り乾燥させてから保管する。

7. 嚥下造影検査と嚥下内視鏡検査の比較

　嚥下造影検査では放射線被曝は避けられない。ゆえに時間的制約がある。また、造影剤入りの検査食を準備しなければならない。しかし、準備期や口腔期、咽頭期、食道期の評価が可能であるという利点がある。

一方、嚥下内視鏡検査は被曝がない。造影剤入りの検査食を準備する必要がないのも利点である。しかし、準備期や口腔期の評価は困難で、咽頭期も嚥下中の観察はできないことやファイバー挿入の苦痛を伴う検査であることは欠点と言える。表2の特徴を踏まえ、嚥下造影検査および嚥下内視鏡検査を組み合わせて実施し、追加情報を得ることが重要である。

表 2　嚥下造影検査と嚥下内視鏡検査の比較

	嚥下造影検査	嚥下内視鏡検査
被曝	有	無
場所的制約	有	無
時間的制約	不利	有利
実際の摂食時評価	不利	可
準備期・口腔期の評価	可	不可*
咽頭期の評価	可	可
食道期の評価	可	不可

＊固形物の咀嚼嚥下時に咽頭に送られてくる食塊の状態を見ることで間接的に口腔内の食塊形成を評価することはできる。

武原格, 石井雅之, 勝又明敏, 他：嚥下内視鏡の手順2012改訂（修正版）日本摂食嚥下リハビリテーション学会医療検討委員会. 日本摂食嚥下リハビリテーション学会誌 2013；17（1）：88. より引用

参考文献

1. 二藤隆春, 勝俣明敏, 小山珠美, 他：嚥下造影の検査法（詳細版）日本摂食嚥下リハビリテーション学会医療検討委員会2014年度版. 日本摂食嚥下リハビリテーション学会誌 2014；18（2）：166-186.

2. 武原格, 石井雅之, 勝又明敏, 他：嚥下内視鏡の手順2021改訂（修正版）日本摂食・嚥下リハビリテーション学会医療検討委員会. 日本摂食嚥下リハビリテーション学会誌 2013；17（1）：87-99.

3. 栢下淳, 藤島一郎, 藤谷順子, 他：日本摂食嚥下リハビリテーション学会嚥下調整食分類 2021 日本摂食嚥下リハビリテーション学会 嚥下調整食委員会. 日本摂食嚥下リハビリテーション学会誌 2021. 25（2）：135-149.

その他の嚥下機能テスト

竹市 美加

嚥下聴診法

　嚥下聴診法は、聴診器で頸部の嚥下音・呼吸音を聴取する評価方法である。必要な器具が聴診器のみであり、非侵襲的に評価できるため、さまざまな場面で用いることができる。

1. 目的

　唾液や食塊を嚥下する際に生じる嚥下音、嚥下前後の呼吸音を聴取し、嚥下の状態、咽頭残留、嚥下と呼吸のタイミング、早期咽頭流入などを評価する。

2. 方法

　聴診器を頸部に当て、嚥下前・嚥下中・嚥下後の嚥下音・呼吸音を聴取する。その際、聴診器を当てることで、顎が上がりやすく、聴診時の圧迫にて嚥下運動の阻害となる場合があるため、顎が上がらないように頭頸部姿勢を調整し、聴診器を軽く当てる。また、接触子が小さい新生児用の聴診器を使うことで、取り扱いやすく、嚥下の邪魔をすることなく聴取が可能となる。聴取は、胸鎖乳突筋にできるだけかからないように輪状軟骨直下気管外側上の皮膚面に当てる。梨状窩の解剖上、左右の頸部を聴診して評価する（図1）。

3. 判定基準

1）正常音

❶ 清明な呼吸音に続き、嚥下音、嚥下後の清明な呼吸音

　（アセスメント）咽頭残留なくクリアランスがよい状態。

❷ 短く大きな嚥下音が聴取される

　（アセスメント）食道入口部の開大、飲み込む圧がよい。

図1 嚥下聴診法

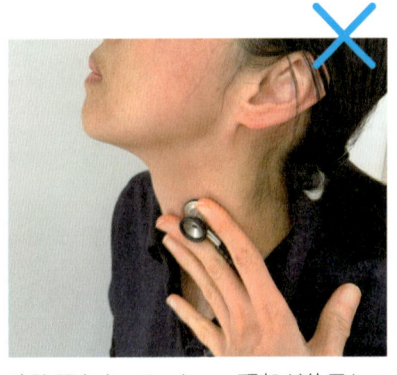
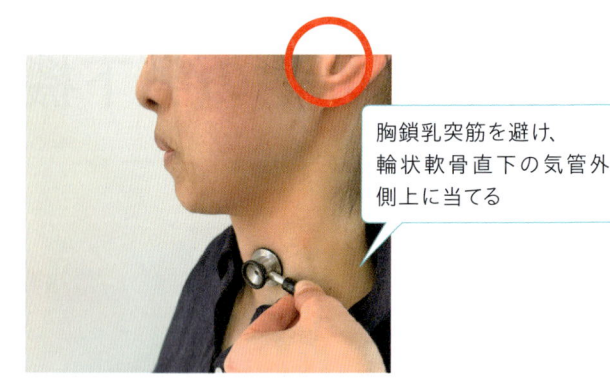

胸鎖乳突筋を避け、輪状軟骨直下の気管外側上に当てる

聴診器を当てることで、頸部が伸展しており、当てる圧が強い。

頸部前屈位で、軽く聴診器を当てる。

2）異常音

❶ 嚥下音が長い・弱い、複数回の嚥下音

- アセスメント：喉頭の挙上運動が緩慢、咽頭の収縮が不十分など、飲み込む圧が弱くスムーズに食道に送り込めていない。
- ＊ゼリーなど密集性が高い食品は嚥下音が小さく、水分などは大きく聞こえるなど、食品により大きさは変化する。
- ケア方法：粘性が低く付着しにくい食物を選定する、一口量を 2 ～ 3 g程度と少量にするなど、咽頭残留の軽減を図る。また、残留がある場合は、お茶ゼリーやとろみ茶などでクリアランス改善を図る。飲み込みきれない場合は、咳払いを促し喀出をはかる。

❷ 嚥下音が高音

- アセスメント：食道の入口部の開大が不十分など。
- ケア方法：固形物より水分のほうが通過しやすい場合も多く、一口量を少量に調整する。

❸ 嚥下前後の湿性音・振動音

- アセスメント：咽頭に残留がある（喉頭蓋谷などに貯留しているなど、空気の通り道でない部位に貯留している場合は、聴取ができない）。
- ケア方法：咳払い後嚥下を促し、咽頭のクリアランス改善を図る。嚥下できない場合は、喀出を図る。粘性の低い食品を選ばないことと、一口量が多すぎないことに注意し、嚥下確認後粘性の低い食品を少量追加し嚥下を促し（交互嚥下）、クリアランス改善を図る。

❹ 嚥下音が異常に大きく響く

- アセスメント：舌運動や口唇閉鎖、軟口蓋の挙上運動が不十分で、飲み込む圧が漏れているなど。
- ケア方法：舌や口唇周囲の機能改善に向けた訓練を行う。嚥下時には、口唇閉鎖を促す、舌にしっかり力を入れて飲み込んでもらう、鼻をつまむなど、飲み込む圧が漏れないように意識することも効果がある。

❺ 嚥下前の流入音

- ●アセスメント：嚥下反射が惹起しにくい、口腔保持力が弱いなど、水分など口腔保持が難しく咽頭通過速度が速い食品が、嚥下前に咽頭に流入する。
- ●ケア方法：水分はとろみを付加し、咽頭通過速度がゆっくりとなるように調整する。

超音波検査

　超音波検査は、無侵襲で評価でき、ポケットに入る程度の大きさであるため携帯性が高く場所を選ばず評価できる。筋、軟部組織の抽出に優れており、その形態や動きをとらえることができる。筋の形態評価では、舌、舌骨上筋群、咀嚼筋などの観察ができる。

　嚥下運動については、舌や舌骨の運動などの報告がされており、その他に嚥下時の咽頭側壁の動き、上部食道括約筋の開大、嚥下後の咽頭残留や誤嚥などを評価することができる。

　実際の食事場面でリアルタイムでの評価が可能なため、その場で姿勢や食物形態の調整などケアにつなげることができる。検査を行う際、プローブを強く押し当てると筋肉の厚さや断面積が変化したり、嚥下運動を阻害するため、軽く押し当てて使用する。

　また、頸部にプローブを当てることで、頸部伸展しやすく、認知機能障害がある人では食事への集中を阻害するため、皮膚とプローブの間の密着性が低い場合は、接触圧を強めるのではなくエコーゼリーを追加して塗布するなど、プローブの当て方に注意が必要である。

KTバランスチャート

　誤嚥性肺炎や窒息などのリスク低減を図り、安全に経口摂取開始・継続するためには、一部分・一場面の機能評価ではなく、包括的な視点での評価、ケアが重要となる。加えて、障害部分だけでなく、良好な機能を評価し、障害部分をカバーできるように良好な機能を活用することで、食のQOL向上につながる。

　KTバランスチャートは、食べるために必要となる要素を網羅し、包括的視点での評価、ケアの充実、ステップアップに向けたアプローチスキルを融合させた評価表である。13項目、4つの柱から構成されており、それぞれの項目を1〜5点でスコア化することで、障害部分と良好な部分が明確となる（**図2**）。それぞれの項目は、個々に独立しているわけではない。それぞれの機能が連動的にかかわりあって安全な経口摂取につながるため、それぞれの項目を評価・ケアするとともに、どこから介入するとリスク低減を図り、効果的に経口摂取開始、継続できるかを考えた具体的なプラン立案につなげることが重要となる（**図3**）。

　点数のステップアップを考えたケアを行うだけでなく、進行性の神経難病や終末期にある人などは、点数の低下に合わせたプランを検討していくことが必要となる。加えて、介入による変化が可視化できることにより、継続的なケアや多職種での共有や連携につながる。専門的な検査が不要で観察だけで評価が可能なため、病院だけでなく介護施設や在宅などさまざまな場面で活用できる。

図2　KTバランスチャート

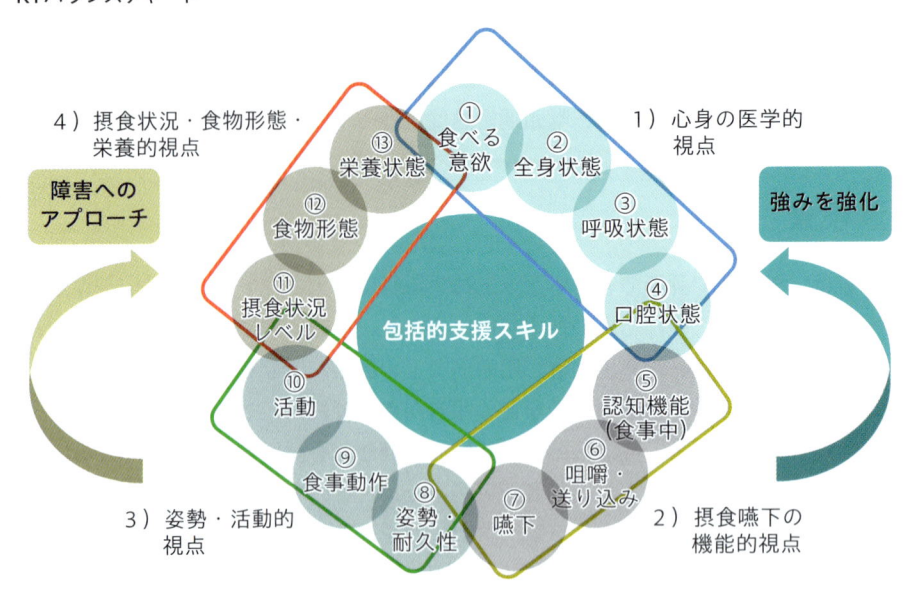

小山珠美編：口から食べる幸せをサポートする包括的スキル－KTバランスチャートの活用と支援 第2版．医学書院，東京，2017を参考に作成

図3　効果的に経口摂取につなげる〜KTBCの活用〜

4）摂食状況・食物形態・栄養的視点
- 食物形態のステップアップにより、食べる意欲、咀嚼機能、栄養状態の改善につながる
- 栄養状態改善により、全身状態・呼吸状態、摂食嚥下機能の改善、活動性向上、誤嚥性肺炎リスクの低減などにつながる

1）心身の医学的視点
- 食べる意欲の向上により、食事量増加、栄養状態改善につながる
- 全身状態・呼吸機能の改善により、嚥下機能改善、誤嚥予防につながる
- 全身状態・呼吸状態の安定、口腔状態の改善により、誤嚥・肺炎リスクの低減につながる

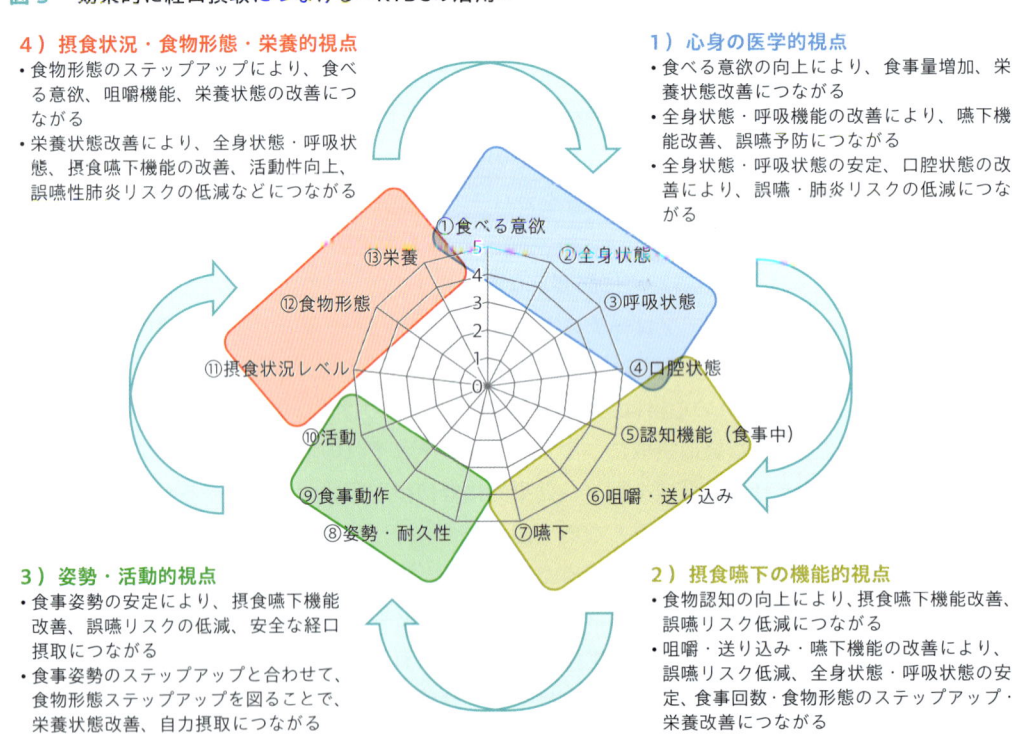

3）姿勢・活動的視点
- 食事姿勢の安定により、摂食嚥下機能改善、誤嚥リスクの低減、安全な経口摂取につながる
- 食事姿勢のステップアップと合わせて、食物形態ステップアップを図ることで、栄養状態改善、自力摂取につながる

2）摂食嚥下の機能的視点
- 食物認知の向上により、摂食嚥下機能改善、誤嚥リスク低減につながる
- 咀嚼・送り込み・嚥下機能の改善により、誤嚥リスク低減、全身状態・呼吸状態の安定、食事回数・食物形態のステップアップ・栄養改善につながる

小山珠美編：口から食べる幸せをサポートする包括的スキル－KTバランスチャートの活用と支援 第2版．医学書院，東京，2017を参考に作成

引用文献

1 小山珠美編：口から食べる幸せをサポートする包括的スキル－KTバランスチャートの活用と支援 第2版．医学書院，東京，2017：17-19.

参考文献

1. 小山珠美編：口から食べる幸せをサポートする包括的スキル－KTバランスチャートの活用と支援 第2版．医学書院，東京，2017：12-15.
2. 才藤栄一，植田耕一郎監修，出江紳一，鎌倉やよい，熊倉勇美，他編：摂食嚥下リハビリテーション 第3版．医歯薬出版，東京，2016：161-165, 169-172.
3. 花山耕三，山本五弥子：摂食嚥下障害の超音波による評価．日本リハビリテーション医学会誌 2017：54（9）：657-660.

摂食嚥下障害の重症度分類（DSS）

大下 恵

摂食嚥下障害臨床的重症度分類（DSS）とは

摂食嚥下障害の程度を表すスケールとして、摂食嚥下障害臨床的重症度分類（Dysphagia Severity Scale：DSS）がある（表1）[1]。

DSSは、嚥下造影検査（VF）や嚥下内視鏡検査（VE）を行わなくても臨床的に判定可能なスケールである。摂食嚥下障害の各期の問題をわかりやすくまとめてあり、重症度を臨床上使用しやすい7段階に分類している。さらに、各段階の対応方法が示されており、各段階における直接訓練の内容がわかるしくみとなっている。そのため、DSSのどの段階かがわかれば、可能な食形態、経管栄養の有無、摂食嚥下訓練の必要性などの対応方法を知ることができる。このことから、在宅や福祉施設でも利用可能なツールとなっている。

DSSの各分類について

DSSは「誤嚥」と「非誤嚥」に大別される。最重症である【1：唾液誤嚥】から【7：正常範囲】までの7段階に分けられ、臨床的に「誤嚥のあるもの」は【1】～【4】の4段階、「誤嚥のないもの」は【5】～【7】の3段階に分けられる。

1. DSS1（唾液誤嚥）

常に唾液でも誤嚥し、呼吸状態が不良で、医学的安定性を保つことが困難なレベルである。最も重度な嚥下障害であり、直接訓練は困難で、持続的な経管栄養が必要な状態である。

2. DSS2（食物誤嚥）

呼吸状態は安定しているが、あらゆるものを誤嚥し、食形態効果が不十分なレベルである。間接訓練は適応だが、直接訓練は摂食嚥下障害に対応できる専門的な施設でなら対応可能となる。水分、栄養ともに経管栄養が基本であり、経管栄養を行っていれば医学的安定性を保つことが可能な状態である。

表1 摂食嚥下障害臨床的重症度分類（Dysphagia Severity Scale：DSS）

	分類	定義	解説	対応
誤嚥	1 唾液誤嚥	唾液を含めてすべてを誤嚥し、呼吸状態が不良	医学的安定性を保つことが困難	直接訓練は困難 持続的な経管栄養が必要
	2 食物誤嚥	あらゆるものを誤嚥し嚥下できないが、呼吸状態は安定	食形態効果が不十分 経管栄養を行っていれば医学的安定性を保つことが可能	間接訓練は可能 直接訓練は専門医療機関で施行可能 水分・栄養ともに経管栄養が基本
	3 水分誤嚥	水分は誤嚥するが、工夫した食物は誤嚥しない	食形態効果は十分認められる 誤嚥防止法の効果は不十分 適切な摂食方法で医学的安定性を保つことが可能	間接訓練・直接訓練ともに一般医療機関で施行可能 食形態の調整とともに経管栄養の併用
	4 機会誤嚥	ときどき誤嚥する。咽頭残留があり臨床上誤嚥が疑われる	姿勢調整、一口量の調整、誤嚥防止法などの工夫で水分でも誤嚥を防止 適切な摂食方法で医学的安定性を保つことが可能	間接訓練・直接訓練ともに一般医療機関や在宅で施行可能 方法を遵守すれば家族・介護職でも食事介助可能
非誤嚥	5 口腔問題	誤嚥はないが、先行期・準備期・口腔期障害により摂食に問題がある	先行期・準備期・口腔期に問題 脱水や低栄養の危険性がある	間接訓練・直接訓練ともに一般医療機関や在宅で施行可能 咀嚼・食塊形成等の評価を行い、食形態や食事方法の工夫、見守りが必要
	6 軽度問題	主観的問題を含め、何らかの軽度の問題がある	何らかの原因により摂食・嚥下が困難	症例によって簡単な訓練（間接・直接）や義歯の調整が必要 適切な食事介助方法であれば家族・介護職でも安全に施行可能
	7 正常範囲	臨床的に摂食・嚥下に問題なし	問題なし	必要なし

才藤栄一研究代表者：摂食・嚥下障害の治療対応に関する総合的研究．平成11年度厚生科学研究費補助金研究報告書．厚生科学研究費補助金（長寿科学総合研究事業）1999：1-17．を参考に作成

3. DSS3（水分誤嚥）

　水分では誤嚥するが工夫した食物（嚥下調整食）では誤嚥せず、嚥下調整食など食形態効果は十分に認められるレベルである。ただし、誤嚥しやすく誤嚥防止法の効果も不十分なため注意が必要である。そのため、医療機関で対応しなければならない。経口から十分な必要栄養量や水分量が取れないこともあり、食形態の調整とともに経管栄養を併用することがある。間接訓練・直接訓練ともに一般医療機関で施行可能である。適切な摂食方法であれば医学的安定性は保たれる状態である。

4. DSS4（機会誤嚥）

　ときどき誤嚥を認めるが、姿勢調整、一口量の調整、誤嚥防止法などの工夫をすることで、水分でも誤嚥を防止できるレベルである。そのため、方法を遵守することができれば家族や介護職でも食事介助が可能である。間接訓練・直接訓練ともに一般医療機関や在宅で施行可能である。適切な摂食方法であれば医学的安定性は保たれる状態である。

5. DSS5（口腔問題）

　先行期・準備期・口腔期の障害が中心で、誤嚥は認めないレベルである。咀嚼・食塊形成等の評価を行い、食形態や食事方法の工夫、食事中の見守りが必要な状態である。経口から十分な栄養が取れないと脱水や低栄養の危険性があるため管理が大切である。間接訓練・直接訓練ともに一般医療機関や在宅で施行可能である。

6. DSS6（軽度問題）

　何らかの軽度の問題はあるが、簡単な食形態の工夫は必要なレベルである。症例によって簡単な訓練（間接・直接）や義歯の調整等が必要な状態である。適切な介助方法であれば家族や介護職でも安全に施行可能である。

7. DSS7（正常範囲）

　摂食・嚥下に問題はなく、嚥下訓練の必要もないレベルである。

食事介助の実施者の方向性

　これらの分類に基づいて食事介助の実施者の方向性を簡潔に示したのが図1である【2】。

　摂食嚥下の「できる」能力を示した『摂食・嚥下能力のグレード』（表2）と、実際に「している」能力を示した『摂食状況のレベル』（表3）のスケールがある。嚥下造影検査（VF）や嚥下内視鏡検査（VE）が必要だが、これらのスケールと併せて評価することでゴール設定ができ、多職種と共有、カンファレンスをすることで統一した対応が可能となるので参考にしていただきたい。

図1　食事介助の実施者の方向性

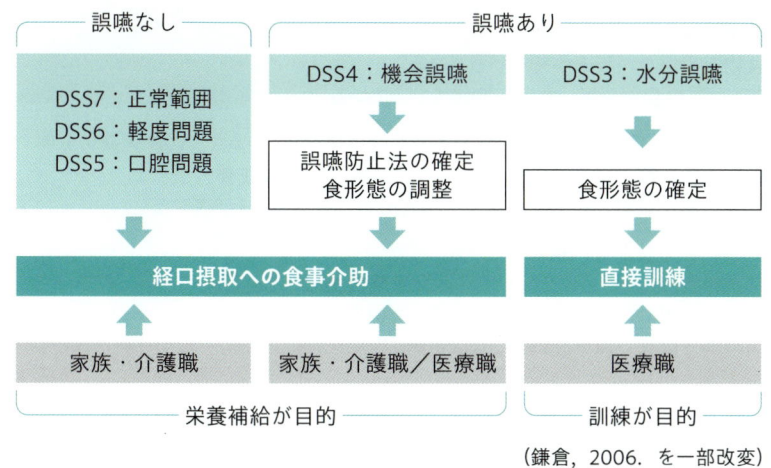

（鎌倉，2006．を一部改変）

才藤栄一，向井美惠監修，鎌倉やよい，熊倉勇美，藤島一郎，他編：摂食・嚥下リハビリテーション 第2版．医歯薬出版，東京，2012：266．より引用

表2　摂食・嚥下能力のグレード

Ⅰ重症 経口不可	1　嚥下困難または不能、嚥下訓練適応なし 2　基礎的嚥下訓練のみの適応あり 3　条件が整えば誤嚥は減り、摂食訓練が可能
Ⅱ中等症 経口と補助栄養	4　楽しみとしての摂食は可能 5　一部（1〜2食）経口摂取 6　3食経口摂取プラス補助栄養
Ⅲ軽症 経口のみ	7　嚥下食で、3食とも経口摂取 8　特別に嚥下しにくい食品を除さ、3食経口摂取 9　常食の経口摂食可能、臨床的観察と指導を要する
Ⅳ正常	10　正常の摂食・嚥下能力

（藤島，1993）

才藤栄一，植田耕一郎監修，出江紳一，鎌倉やよい，熊倉勇美，他編：摂食・嚥下リハビリテーション 第3版．医歯薬出版，東京，2016：181．より引用

表3　摂食状況のレベル

経口摂取なし	1 嚥下訓練を行っていない 2 食物を用いない嚥下訓練を行っている 3 ごく少量の食物を用いた嚥下訓練を行っている
経口摂取と代替栄養	4 1食分未満（楽しみレベル）の嚥下食を経口摂取しているが、代替栄養が主体 5 1〜2食の嚥下食を経口摂取しているが、代替栄養が主体 6 3食の嚥下食経口摂取が主体で、不足分の代替栄養を行っている
経口摂取のみ	7 3食の嚥下食を経口摂取している。代替栄養は行っていない 8 特別に食べにくいものを除いて、3食を経口摂取している 9 食物の制限はなく、3食を経口摂取している 10 摂食嚥下障害に関する問題なし（正常）

（藤島，他，2006）

才藤栄一，植田耕一郎監修，出江紳一，鎌倉やよい，熊倉勇美，他編：摂食・嚥下リハビリテーション 第3版．医歯薬出版，東京，2016：181．より引用

引用文献

1　才藤栄一他：摂食・嚥下障害の治療対応に関する総合的研究．平成11年度厚生科学研究費補助金研究報告書．厚生科学研究費補助金（長寿科学総合研究事業）1999：1-17．

2　才藤栄一，向井美惠監修，鎌倉やよい，熊倉勇美，藤島一郎，他編：摂食・嚥下リハビリテーション 第2版．医歯薬出版，東京，2012：114-116，265-267．

3　才藤栄一，植田耕一郎監修，出江紳一，鎌倉やよい，熊倉勇美，他編：摂食・嚥下リハビリテーション 第3版．医歯薬出版，東京，2016：181．

参考文献

1.　三鬼達人編著：今日からできる！改訂版　摂食嚥下・口腔ケア．照林社，東京，2019：52-53．

2.　向井美惠，鎌倉やよい編：摂食嚥下障害の理解とケア．Gakken，東京，2003：44-47．

第 4 章

摂食嚥下障害への
介入方法

口腔アセスメントと口腔ケア：具体的な進め方

天満 美樹

口腔ケアの効果

1. 誤嚥した場合の侵襲を減らす

唾液中には口腔内の細菌が大量に含まれており、1 mL中に1億個の細菌が存在すると言われている。口腔ケアによって唾液中の細菌数を減らすことができ、誤嚥した際でも誤嚥性肺炎の重症化を軽減することができる。歯周病がある場合は誤嚥性肺炎の発症リスクが4倍近く高まることも報告されており[1]、口腔ケアの衛生管理および感染対策における効果がよく知られている。

2. 口の動きをよくする

口腔内の垢ともいわれる"剥離上皮膜"は、通常であれば唾液嚥下や食事と一緒に洗い流されるが、経口摂取が減少すると汚れとして停滞する。剥離上皮膜は、6時間では粘稠物、12時間では膜状物と時間経過に伴って形状が変化することがわかっている[2]。口腔内が汚れで覆われると、食べ物が入ってきた感覚がわかりにくく、図1のように舌可動域にも大きく変化を与え、本来持っている「口の動き」を引き出せないことになってしまう。

3. 嚥下反射・咳反射への働きかけ

サブスタンスPは咽頭や気管に分布し、嚥下反射と咳反射を正常に保つ役割をしている神経伝達物質である。不顕性誤嚥（むせない誤嚥）を有する者は、サブスタンスPが低下していることが多く、主に大脳基底核の脳血管障害を有する者や加齢にて減少する。口腔ケアによって口腔を刺激することでサブスタンスPが増加することがわかっており[3]、咳反射・嚥下反射にも効果が得られる。

口腔アセスメント

1. ケアを始めるにあたり確認すること

食事形態や方法はしっかり統一され、誤嚥所見がないのにもかかわらず肺炎を発症することが

図1　ケア前後での舌可動の変化（同じ日のケア前後での比較）

①ケア前：口唇を越えず、左右運動はできない

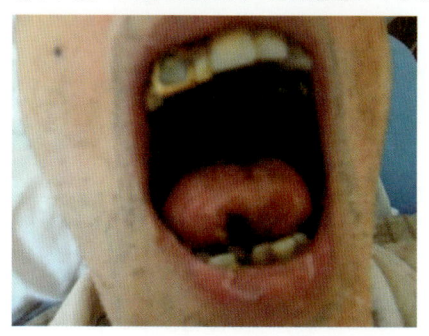

②ケア後：口唇を大きく越え、左右運動もスムーズになる

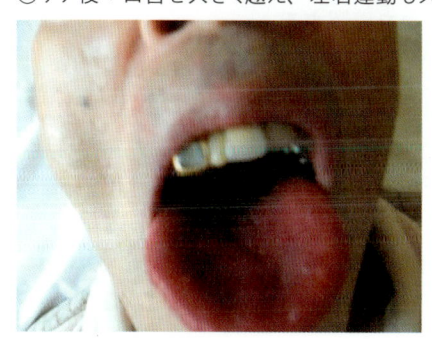 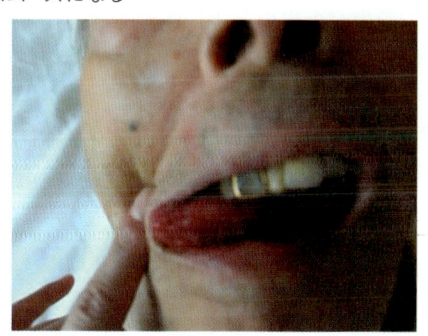

少なくない。その理由として、口腔ケアの方法がスタッフによって異なることが挙げられる。特に、含嗽・歯磨剤の利用がスタッフにより異なることが多い。そこで、以下の点を明確にする必要がある。

1）自歯の有無（残根の有無も確認する）

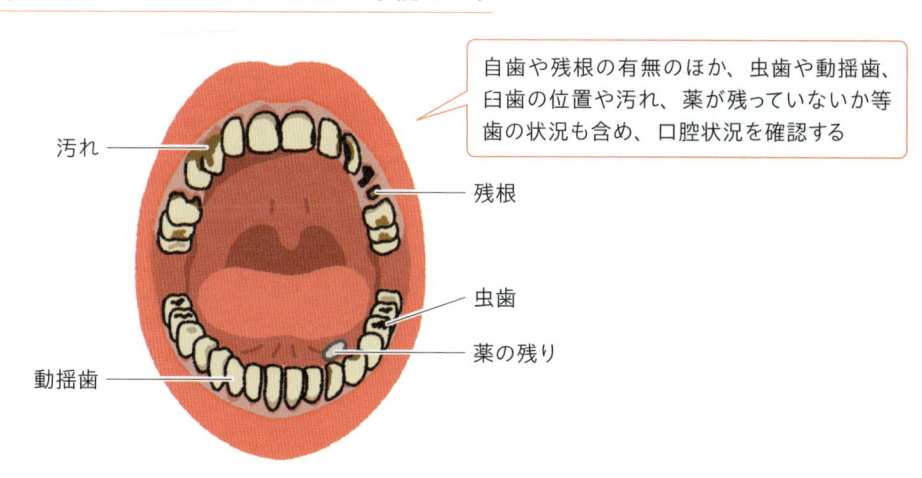

自歯や残根の有無のほか、虫歯や動揺歯、臼歯の位置や汚れ、薬が残っていないか等歯の状況も含め、口腔状況を確認する

汚れ

残根

虫歯

薬の残り

動揺歯

2）義歯の有無、使用状況

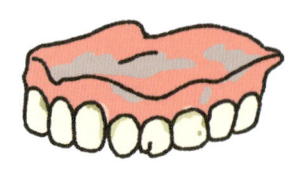 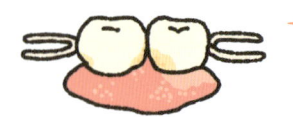

義歯の使用状況を確認する
・割れていないか、汚れがどこについているか、カビが生えていないか、歯石がついていないか、など

※上記1）2）に関しては、臼歯（奥歯）があるかどうかも合わせて確認する。臼歯は食物をすりつぶすだけでなく、飲み込みのときに顎の位置が安定するため嚥下にも影響する。合わない義歯を入れて食べると、頬や舌が義歯を支えることに意識が働くため、食塊形成や嚥下に影響を及ぼす。そこで義歯が食事のときに使用できるかどうかを確認する。

3）舌の状態

舌の色、舌苔の有無、汚れや食べ物の付着している場所を確認する（図2）。

4）歯科治療の必要性の有無

下記の場合は食事摂取に影響を与えるため、歯科依頼を検討する。
●動揺歯がある。
●痛みがある。
●義歯に傷やひびがあり、装着すると痛みがある。
●開口すると義歯が落ちる、咀嚼すると義歯が動くなどの不適合所見がある。
●鉤歯となる歯が抜けてしまったまま使用している。

図2 舌の麻痺がある側に食物が溜まる

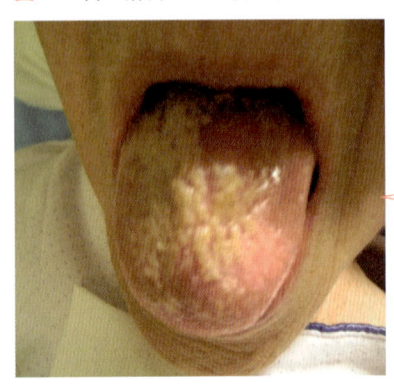

どこに汚れや食べ物がついているかで、動きが弱いところが口腔ケアを通して予測できる

5）含嗽ができるか

　嚥下障害のある患者の含嗽をとろみ水で実施する場合があるが、とろみ剤が口腔内に残存し水分が抜けた後に、膜を形成する原因となりえる。含嗽後に拭き取りを実施することを推奨する。

　含嗽には、含みうがい（口に含んで吐き出す）、ブクブクうがい、ガラガラうがいの3種類があり、ガラガラうがいが最も高度な動きで誤嚥を誘発しやすい。どのうがいまでできるかを確認し、スタッフ間で共有することでケア時の含嗽方法が統一され、不要な誤嚥を予防することができる。

6）歯磨剤（歯磨き粉）を使用して、増えた唾液等の保持・吐き出しが可能か

　歯磨剤（歯磨き粉）は、発泡により口腔内で増えた泡や唾液の保持が必要となる。また、うまく含嗽できない場合、口腔内に歯磨剤が残ることで吸湿作用によって口腔内の乾燥が助長される。ブクブクうがいができない場合は口腔内に残留しやすいため、使用を控えたほうがよい。歯磨剤を使用するか否かを共有する。

7）口腔ケア用具の整備

　家族が持参したケア用具を確認し、患者の口腔状況にあっているか確認する。ケア用具の数は、多すぎないほうがスタッフ間でのケア方法が統一され定着しやすい。

❶ 歯ブラシ

　自歯が1本でもあれば、必ず歯ブラシを使ってブラッシングを行う。家族に用意してもらう歯ブラシは"かため"であることが多く、乾燥が強い場合はかえって口腔内に傷をつけることになるため、"やわらかめ"を用意するように指導する。介助で口腔ケアを実施する場合は、ヘッドが小さめでナイロン毛のものが乾きやすくてよい。ただし、子ども用の歯ブラシを大人が使うと、大人用の硬い毛で磨いているのと同じで、柄が短いため力がかかりやすくなり出血しやすくなるため、必ず大人用を準備してもらうように説明する。

❷ スポンジブラシ

　ブラシの形（星型・花型等）、スポンジ部分の大きさやきめの細かさが各社で異なるが、スポンジのきめが細かいものは粘膜への刺激が少ないため、易出血性や潰瘍形成がある、粘膜菲薄等の症状がある場合は選択する。

❸ 歯磨剤

　前項「6）歯磨剤（歯磨き粉）を使用して、増えた唾液等の保持・吐き出しが可能か」を参照。

❹ 口腔保湿剤

　口腔乾燥が強い場合には、使用を検討する。

❺ その他

不織布または口腔ケア用ウェットティッシュ、コップ、手袋、ワンタフトブラシ、デンタルフロス等。

8）ケアの問題点は何か

衛生状態を保てない原因は何か、どの部位に注意してケアを実施するかなどを明確にするとよい。口腔状況としては口腔乾燥や出血傾向、ケア上の問題としては開口してくれない、噛んでしまう、酸素化が悪くケアに時間がかけられないなどがよく発生する。

例えば、出血で汚染が強く、ケアに難渋することがある。多くは採血データ上の易出血性ではなく、傷ができたところからの再出血が垂れ込んで起こることが多い。出血しやすい部分についてスタッフが共有することで、ケア実施時の意識変化にもつながる。

2. アセスメントツールの活用

口腔内の問題を明確化するためには、アセスメントツールを用いることが必要である。アセスメントツールでは評価項目が標準化され、重症度が数値化できるため全体像を把握しやすい。多職種で実践しやすい写真付きのツールとして、OHAT-J（図3）[4]やOAG（図4）[5]などがある。

これらには、評点に合わせたプロトコールもあるため、ケア実施回数の標準化等は行いやすい。一方で、定期的な評点をつけることが目的となりがちで、プロトコールが施設内の実情と合わないところもあるため、実践に当たっては検討が必要となる。

口腔ケアの具体的な方法

1. ケアのちょっとした工夫

1）不快感が出やすいところに注意し、ケアの順番を考慮する

口腔ケアは、施行者がケアの方法や順番を工夫すると、拒否が少なくなったり・ケアに協力してもらえることがある。

口腔内の上唇小帯・下唇小帯・頬小帯はケアの際に引っかけると痛みが出やすくなる。前口蓋弓や舌根部は嘔吐反射が出やすいため不快感が生じやすい。

口腔は上側から介入されると不快を呈しやすいため、下口唇・下顎からアプローチする。ケア時に不快が出やすい場所を図5（p.109）に示す。開口させる際に、口角を横に広げると痛みが出るため、頬を広げる（図6、p.109）。

2）必ず唾液嚥下の時間を作る

口腔ケア施行中に噛まれてしまうというエピソードを聞くことがある。認知症による場合もあ

図3 Oral Health Assessment Tool 日本語版（OHAT-J）

ORAL HEALTH ASSESSMENT TOOL 日本語版（OHAT-J）

（Chalmers JM, 2005; 松尾, 2016）

ID：　　　氏名：　　　　　　　　　　　　　　　　　　　　評価日：　　／　　／

項目		0＝健全		1＝やや不良		2＝病的	スコア
口唇	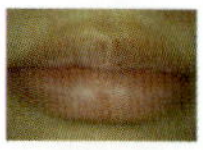	正常、湿潤、ピンク	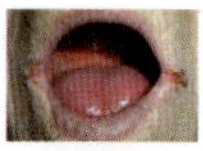	乾燥、ひび割れ、口角の発赤	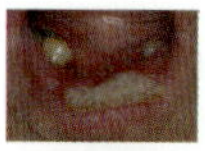	腫脹や腫瘤、赤色斑、白色斑、潰瘍性出血、口角からの出血、潰瘍	
舌	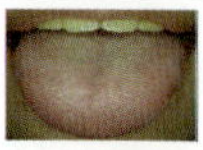	正常、湿潤、ピンク	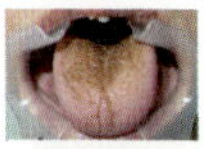	不整、亀裂、発赤、舌苔付着	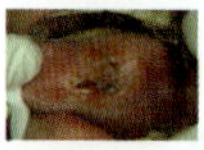	赤色斑、白色斑、潰瘍、腫脹	
歯肉・粘膜	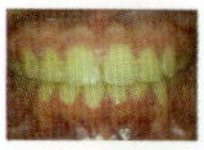	正常、湿潤、ピンク	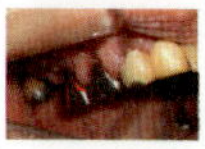	乾燥、光沢、粗造、発赤 部分的な（1-6歯分）腫脹 義歯下の一部潰瘍	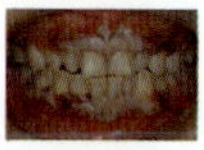	腫脹、出血（7歯分以上）歯の動揺、潰瘍 白色斑、発赤、圧痛	
唾液	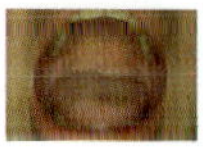	湿潤、漿液性	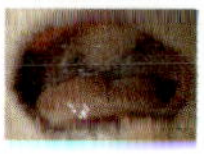	乾燥、べたつく粘膜、少量の唾液 口渇感若干あり	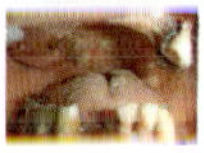	赤く干からびた状態 唾液はほぼなし、粘性の高い唾液 口渇感あり	
残存歯 □有 □無	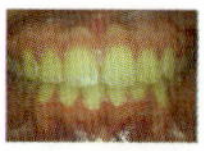	歯・歯根のう蝕または破折なし	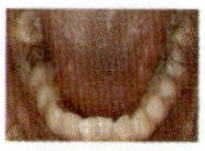	3本以下のう蝕、歯の破折、残根、咬耗	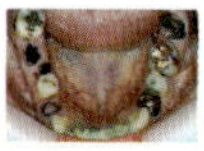	4本以上のう蝕、歯の破折、残根 非常に強い咬耗 義歯使用無しで3本以下の残存歯	
義歯 □有 □無	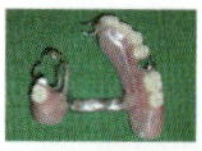	正常 義歯、人工歯の破折なし 普通に装着できる状態	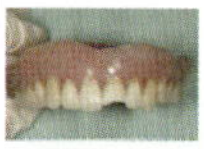	一部位の義歯、人工歯の破折 毎日1-2時間の装着のみ可能	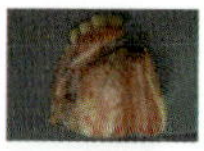	二部位以上の義歯、人工歯の破折 義歯紛失、義歯不適のため未装着 義歯接着剤が必要	
口腔清掃	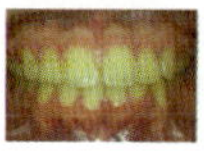	口腔清掃状態良好 食渣、歯石、プラークなし	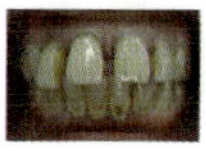	1-2部位に 食渣、歯石、プラークあり 若干口臭あり	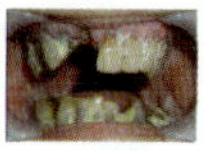	多くの部位に 食渣、歯石、プラークあり 強い口臭あり	
歯痛	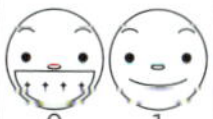	疼痛を示す 言動的、身体的な兆候なし	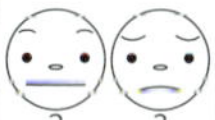	疼痛を示す言動的な兆候あり：顔を引きつらせる、口唇を噛む 食事しない、攻撃的になる	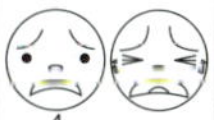	疼痛を示す身体的な兆候あり：頬、歯肉の腫脹、歯の破折、潰瘍 歯肉下膿瘍。言動的な徴候もあり	
歯科受診（　要　・　不要　）　　　再評価予定日　／　／							合計

Japanese Translation: Koichiro Matsuo permitted by The Iowa Geriatric Education Center avairable for download: https://www.ohcw-tmd.com/research/revised Sept. 1, 2021

日本語版作成：東京医科歯科大学大学院地域・福祉口腔機能管理学分野教授　松尾浩一郎
https://www.ohcw-tmd.com/research/ohat.html

るが、多くは口腔ケアで増えた唾液を飲みたいという患者の自然な動きであることが多い。細菌が増えた唾液を誤嚥しないためにも、ケア中に唾液嚥下を促し、閉口させる時間を私たちが意図的に作ることが重要である。

図4　Oral Assessment Guide（Eilers口腔アセスメントガイド（OAG））

項目	アセスメントの手段	診査方法	状態とスコア 1		状態とスコア 2		状態とスコア 3	
声	●聴く	●患者と会話する	正常		低い／かすれている		会話が困難／痛みを伴う	
嚥下	●観察	●嚥下をしてもらう　咽頭反射テストのために舌圧子を舌の奥のほうにやさしく当て押し下げる	正常な嚥下		嚥下時に痛みがある／嚥下が困難		嚥下ができない	
口唇	●視診　●触診	●組織を観察し、触ってみる		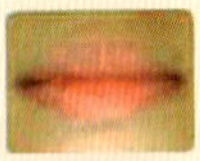 滑らかで、ピンク色で、潤いがある		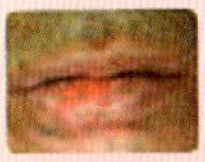 乾燥している／ひび割れている		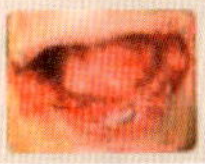 潰瘍がある／出血している
舌	●視診　●触診	●組織に触り、状態を観察する		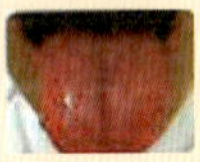 ピンク色で、潤いがあり、乳頭が明瞭		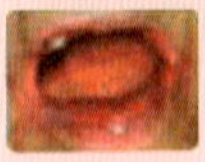 舌苔がある／乳頭が消失しテカリがある。発赤を伴うこともある		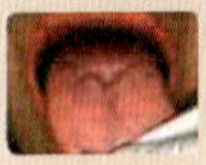 水疱がある／ひび割れている
唾液	●舌圧子	●舌圧子を口腔内に入れ、舌の中心部分と口腔底に触れる		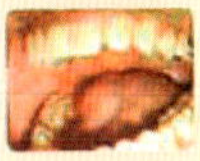 水っぽくサラサラしている		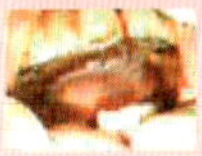 粘性がある／ネバネバしている		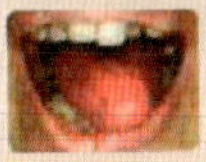 唾液が見られない（乾燥している）
粘膜	●視診	●組織の状態を観察する		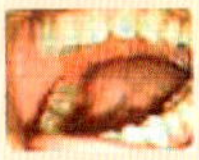 ピンク色で、潤いがある		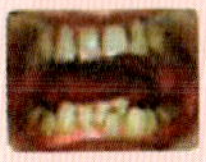 発赤がある／被膜に覆われている（白みがかっている）。潰瘍はない		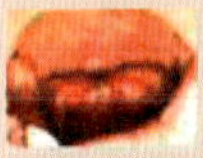 潰瘍があり、出血を伴うこともある
歯肉	●視診　●舌圧子	●舌圧子や綿棒の先端でやさしく組織を押す		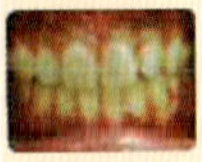 ピンク色で、スティップリングがある（ひきしまっている）		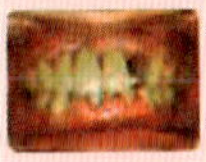 浮腫があり、発赤を伴うこともある		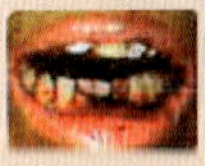 自然出血がある／押すと出血する
歯と義歯	●視診	●歯の状態、または義歯の接触部分を観察する		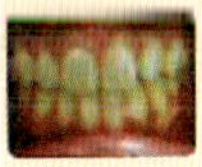 清潔で、残渣がない		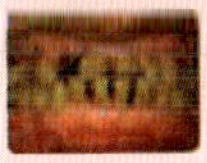 部分的に歯垢や残渣がある（歯がある場合、歯間など）		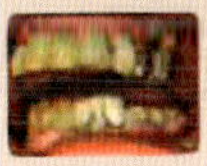 歯肉辺縁や義歯接触部全体に歯垢や残渣がある

監修：東京医科大学病院歯科口腔外科・主任教授 近津大地／札幌市立大学看護学部・准教授 村松真澄
＊「or」は、「／」で表現している。

Eilers J, Berger AM, Petersen MC：Development, testing, and application of the oral assessment guide. Oncol Nurs Forum 1988；15（3）：325-330.
村松真澄：Eilers口腔アセスメントガイドと口腔ケアプロトコール．看護技術 2012；58（1）：13. より引用

3）口腔保湿剤の使い方

　ケア後に口腔保湿剤を塗布するときには、薄く塗る。必ず一度手背に出して伸ばしやすくすることが大事である。保湿剤は口腔内に浸透すると水が抜けて膜状の塊になり、口腔内に残存することも多く（図7）、塗布し過ぎると次のケアの負担が増えてしまう。

2. 実際のケア

　口腔乾燥が強く、ベッド上で含嗽ができない方を想定し（図8）、特別なものを使わず基礎訓

図5　ケア時に不快が出やすい場所

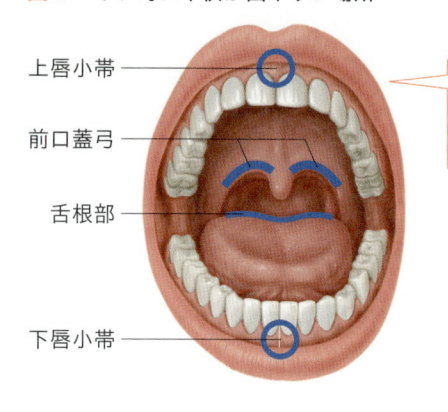

上唇小帯

前口蓋弓

舌根部

下唇小帯

ケア介入時は
下口唇や下顎から
アプローチする

図6　開口のさせ方（正しい方法と誤った方法）

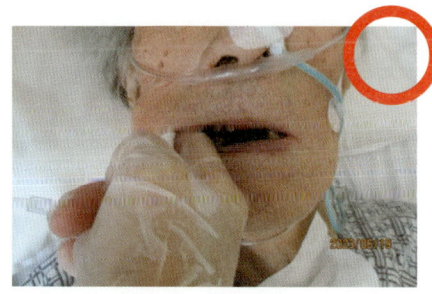

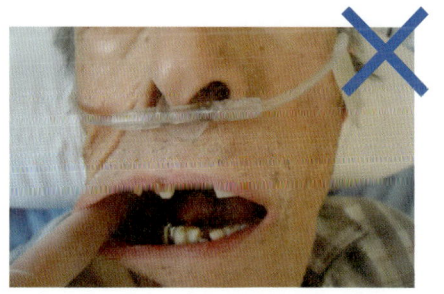

口角を引っ張らず、頬粘膜部分を広げるように、示指を歯列と頬の間に沿って挿入する。奥を広げると頬が盛り上がる。

口角を引っ張ると痛みが出やすく、乾燥が強い人が多いため、口角裂傷につながる。

図7　口腔保湿剤の変化

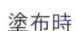

塗布時

塗布後（水分が抜けた状態）

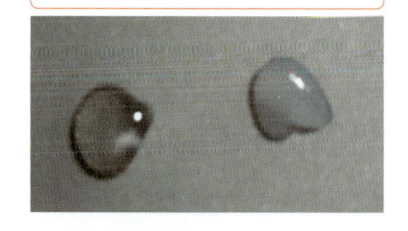

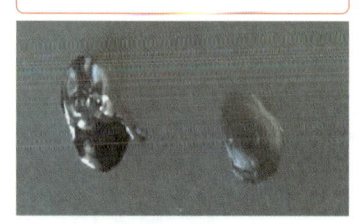

図8　口腔乾燥が強く、ベッド上で含嗽ができない状態

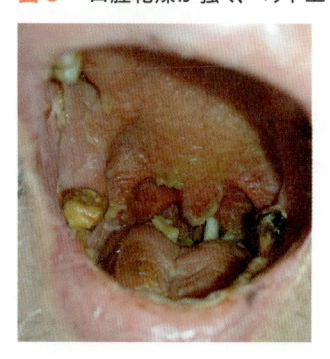

練の要素も含めたケア方法を紹介する（含嗽ができる場合は、下記の３）４）８）が含嗽に置き換わる）。

1）必要物品を準備する

手袋、歯ブラシ、コップ、水、スポンジブラシ、不織布（もしくは口腔ケア用ウェットシート）、口腔保湿剤、等を準備する。

2）姿勢の調整

口腔ケアによって細菌を多く含んだ汚染物質を含む唾液となるため、誤嚥しないように姿勢調整を行う（図9）。

3）口唇・口角を保湿する（足りない水分を補給する保湿）

乾燥すると、開口に伴う口唇や口角の裂傷を起こしやすいため、図10のような方法で保湿を行う。いずれも水がしたたり落ちないように注意し、下口唇外側→口角→下口唇内側→上口唇外側の順で実施する。

保湿の際は触れるだけで、汚れを取ろうと左右にこすったりしない。

4）口腔内の乾燥している部分の保湿を行う

口蓋・頬粘膜・舌の乾燥している部分を、「不織布を湿らして当てる」か「スポンジブラシを湿らせる」かのいずれかの方法で足りない水分の補充を行う。その後、保湿剤を塗布することで、浸透が早く軟化しやすくなる。保湿剤を塗布後、湿潤されるまで10分程度かかることを念頭に置く。

> ─(コラム)─
>
> # 保湿とは
>
> 保湿とは、①足りない水分を補給し潤いを与える、②潤った口腔の蒸発を防ぐことを示す。口腔保湿剤は水を基剤としグリセリンやソルビトール等が配合されたもので、スプレー状・ジェル状・洗口液タイプがあり、浸透圧で水分を移行させる。
>
> 一方、ワセリンは天然石油由来の油脂性軟膏で、簡単にいうと水が一切入っていない油の塊である。蒸発を防ぐことはできても、潤いを与えることはできず、べたつきも強いため、かえって汚れがつきやすくなる。それらの果たす役割が違うことを踏まえて、うまく活用したい。

図9　口腔ケア時の姿勢調整

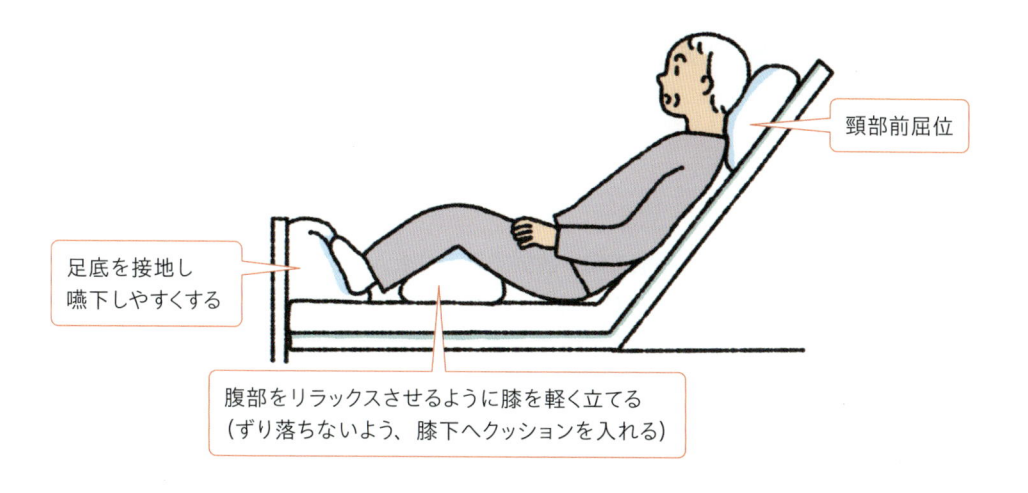

頸部前屈位

足底を接地し
嚥下しやすくする

腹部をリラックスさせるように膝を軽く立てる
（ずり落ちないよう、膝下へクッションを入れる）

図10　口唇・口角の保湿

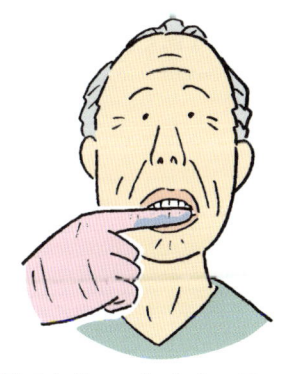

指を使った方法

水に潜らせた… ブの柏… 口唇に…る。

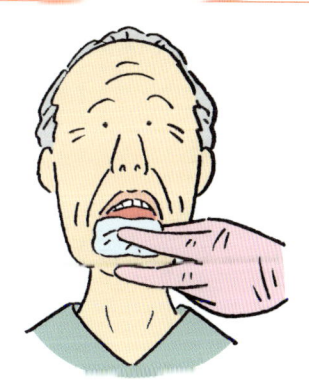

不織布もしくは口腔ケア用ウェットシートを用いた方法

不織布やウェットシートを厚く指に巻くと痛みを伴うため
薄く巻く。最初は外側に当てるが、少し湿潤してきたら
口唇を覆うようにする方法でもよい。指に巻いたまま当
てる方法と、広げて覆う方法がある。

5）歯のブラッシング

　歯ブラシは歯と歯の境目にあて、毛先が広がらない程度の軽い力で、小刻みに小さく動かす。歯ブラシを行う位置が小唾液腺の分布に沿っており（図11）、刺激が入ることで唾液分泌を促すことができる。

　ケアの原則は上から下、奥から手前ではあるが、上から実施することで拒否が強くなる場合は、その人に合わせて実施順を調整する。

6）口腔粘膜の清拭

スポンジブラシを用いて、頬・口蓋を口腔内奥側から手前方向へ絡めとるように除去する（図12）。

7）舌ケア

スポンジブラシを用いて舌後方から手前方向へ清拭する。力を入れすぎると味蕾が傷ついたり、嘔吐反射を誘発し不快感につながるため注意する。

8）不織布もしくは口腔ケア用ウェットシートで拭き取り

拭き取りが注水洗浄・スポンジブラシによる拭き取りの中で最も細菌数を少なくできると言われている[6]。拭き取りに一工夫加えることが、拡散した細菌を減少させることにつながる。

9）口腔保湿剤を薄く塗布する

乾燥が強いからといって保湿剤をたくさん塗ると膜状になるため、必ず薄く塗布する。

10）吸引の実施

口腔が乾燥している場合、咽喉頭も乾燥した膜が貼り付いていることが多い。湿潤により軟化するため、吸引による回収を行うとよい。

図11　小唾液腺の分布

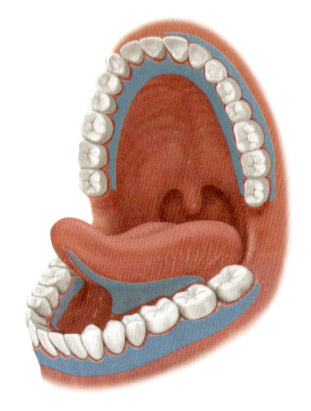

■ 小唾液腺マッサージを行いやすい部分
（歯ブラシの当たる部位）

図12　口腔粘膜の清掃部位と方法

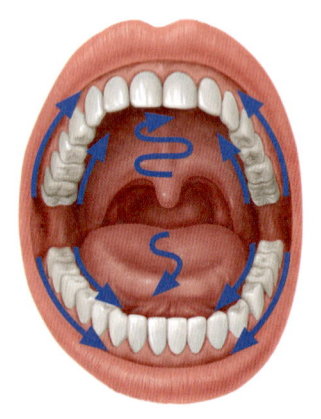

➡ スポンジブラシを動かす方向

3. ケア分担の工夫

1）かける時間の7割は保湿

　衛生状態が非常に悪い場合、ケアに最も時間を割くのは保湿（足りない水分を補う保湿）である。汚れているところから手を出しがちであるが、乾燥が強いままでのケアは痛みを伴い、出血をさせることにつながり、かえって衛生状態も悪くなり、ケア時間も延長する。

2）"ながらケア"を導入してみる

　保湿の時間を有効に使うため、下記のような口腔ケアの工夫をしながら、保清を行う。1つ準備が増えるがそれぞれで実施するよりも、患者の受け入れもよく、基礎訓練の一環にもなるメリットがある。また、口腔ケアのやり方を少し工夫すると、基礎訓練にもつながる。

①ホットタオルで頬を温めながら、頬のマッサージをする（図13）。

②髭剃りをしながら口唇の保湿を行う：不織布を挟み口唇閉鎖の練習をしつつ、口唇の保湿を行い、先端を把持したまま、髭剃りする（図14）。

③口腔ケアをしながら頬のストレッチをする
　粘膜ケアをするときに、ただ汚れを取るだけでなく、意識的に頬を伸ばしながらケアをする（図15）。

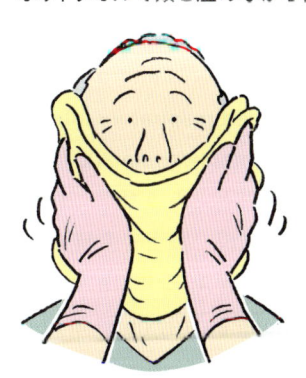
図13　ホットタオルで頬を温めながら行う

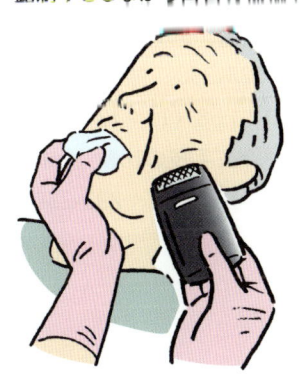
図14　髭剃りをしながら口唇の保湿をする

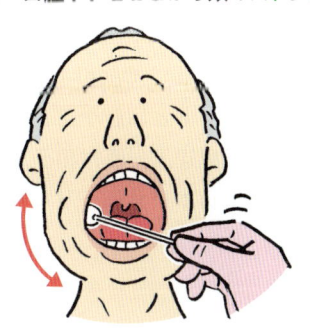
図15　口腔ケアをしながら頬のストレッチ

3）重点的に実施する部位や時間を分担する

個人の時間配分に任せるだけでなく、チームの方針として決めておくとケアに従事しやすくなる。

❶ 勤務帯での分担

回数を増やしてまんべんなくきれいにしたいが、介助者が必要な患者が多くかつ衛生状態が悪いとやりたくてもできないジレンマを抱える。そこで、夜勤は口蓋・日勤は舌を中心になど勤務帯で主に実施するところを決めると、普段の3回実施よりも衛生状態をうまく保つことができる。

❷ 週1回は重点的にケアする日を決める

業務として「今日はこの患者のケアに時間をかけてよい」と決めているとケアをしていても焦りが少なくなる。

引用文献

1 Adachi M, Ishihara K, Abe S, et al：Professional oral health care by dental hygienists reduced respiratory infections elderly persons requiring nursing care. International journal of dental hygiene 2007；5（2）：69-74.

2 松村康平，小笠原正，宮原康太，他：経管栄養の要介助高齢者における口蓋の剥離上被膜の形成過程．障害者歯科 2019；40：485-492.

3 Yoshino A, Ebihara T, Ebihara S, et al：Daily oral care and risk factors for pneumonia among elderly nursing home patients．JAMA 2001；286：2235-2236.

4 松尾浩一郎，中川量晴：口腔アセスメントシート Oral Health Assessment Tool 日本語版（OHAT-J）の作成と信頼性，妥当性の検討．障害者歯科 2016；37（1）：1-7.
https://www.ohcw-tmd.com/research/ohat.html（2024/7/30アクセス）

5 Eilers J, Berger AM, Petersen MC：Development, testing, and application of the oral assessment guide．Oncol Nurs Forum 1988；15（3）：325-330．村松真澄：Eilers口腔アセスメントガイドと口腔ケアプロトコール．看護技術 2012；58（1）：12-16.

6 池田真弓，三鬼達人，西村和子，他：口腔ケア後の汚染物除去手技の比較 - 健常者における予備的検討．日本摂食嚥下リハビリテーション学会誌 2013；17（3）：233-238.

間接訓練の具体的な進め方

松田 朋子

間接訓練の概要

1. 間接訓練とは

嚥下訓練には大きく分けて、間接訓練と直接訓練があり、間接訓練は、食物を使用しない嚥下訓練のことである。食物を使用し、嚥下のプロセスすべての訓練を行う直接訓練に対し、間接訓練は、「咀嚼する」「咽頭に送り込む」など嚥下機能の一部に焦点を当てて行う訓練である（図1）。

2. 間接訓練の目的

嚥下に関連する器官の運動を促したり刺激することで、各器官の機能や感覚の改善・維持を図り嚥下機能の改善を目指す。

3. 間接訓練の条件

間接訓練は食物を使用しないため、直接訓練に比べると誤嚥・窒息のリスクが少ない。しかし、力を入れたり、唾液分泌が促進される訓練なども含まれることから、直接訓練同様にバイタルサインが安定していることや、リスク管理が必要とされる。また、嚥下のプロセスにおいて、対象が弱みとしている部分に焦点を当てた訓練であるため、実施者は各訓練の標的がどこにあるのかを正しく理解し、選択できる能力が必要となる。同様に、弱みに有効に働きかけるためにも対象者自身がある程度訓練の内容を理解できることが望ましい（表1）。

図1 訓練のイメージ

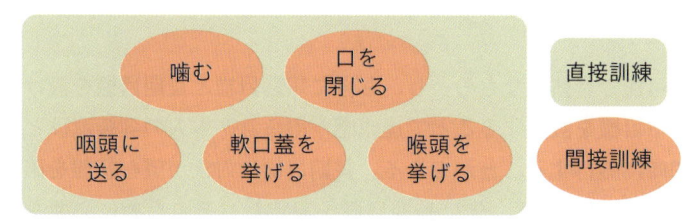

表1 間接訓練の条件

対象	実施者
重篤な病態がない	問題となる器官を発見できる
バイタルサインが安定している	問題に合わせた訓練を選択できる
ある程度訓練の内容が理解できる	リスク管理ができている

図2 訓練の進め方

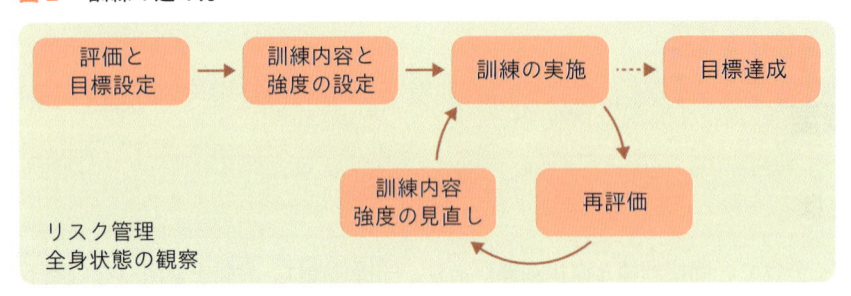

4. 訓練の進め方

　訓練の条件が整ったら訓練の計画を立てていく。訓練内容の選択は必ず評価をもとに行う。訓練開始後も定期的に機能の再評価を行い、適宜訓練の内容や強度を見直し目標達成を目指す（図2）。

5. 間接訓練には評価が必須

　間接訓練は、強化したいところに焦点を当てて行う嚥下訓練であるため、嚥下に関連する動作のどこに問題が生じているのか見つける必要がある。問題が生じている動作の発見は特別な器材を用いなくても、食事をしている場面や、日常生活の様子からも観察が可能である。「むせているから嚥下障害がある」ではなく、「何が問題で症状が出ているのだろう」という視点で観察を行うことが大切である。十分な観察をしないで間接訓練を行うことは、対象に不要な負担をかけるだけでなく、嚥下機能の改善にもつながらないため注意する。

　症状から予測される問題と、後述するなかで適応となる訓練について表2に示す。

6. 目標を設定する

　目標は理想ではなく、対象が達成可能で具体的なものとし、さらに短期目標と長期目標を設けることが望ましい。短期で達成できる目標を設定することで達成感が得られ、本人の訓練意欲と訓練を介助するスタッフの意欲を同時に維持することができる。長期目標は対象が望む状態を確認しつつ、達成可能なレベルに調整して設定する。先に長期目標を設定し、そのために必要なゴールを細分化して短期目標とするとよい（図3）。

表2　障害部位の抽出

	観察される症状	予測される問題	訓練内容
準備期 口腔期	・流涎、口からこぼれる ・パ行・マ行の聞き取りにくさ ・頬のふくらましができない	・口唇を閉じる力が弱い	A
	・挺舌ができない ・言葉が不明瞭 ・口腔内に残る ・咀嚼に時間がかかる ・水分でむせやすい	・舌の動きが悪い ・頬の動きが悪い ・歯牙欠損や義歯不適合 ・口腔器官の感覚障害 ・口腔器官の協調性が悪い	A、B、C、 D、H
咽頭期	・鼻に抜ける発声 ・食事中の鼻水	・軟口蓋の挙上が不十分	E
	・むせ ・痰が絡んだような音、声 ・嚥下を繰り返す	・咽頭で食塊を送り込む力が弱い ・喉頭の挙上が不足し喉頭蓋の倒れ込みが悪い ・食道の入り口の開きが悪い ・嚥下反射がすぐに起こらない ・咽頭・喉頭の感覚障害	D、F、G H

A：口唇・頬の訓練、B：舌の訓練、C：咀嚼訓練、D：K-point訓練、E：軟口蓋の訓練、F：開口訓練、
G：嚥下おでこ体操、H：アイスマッサージ
（各訓練内容は、p.118〜127で詳述）

図3　目標の立て方

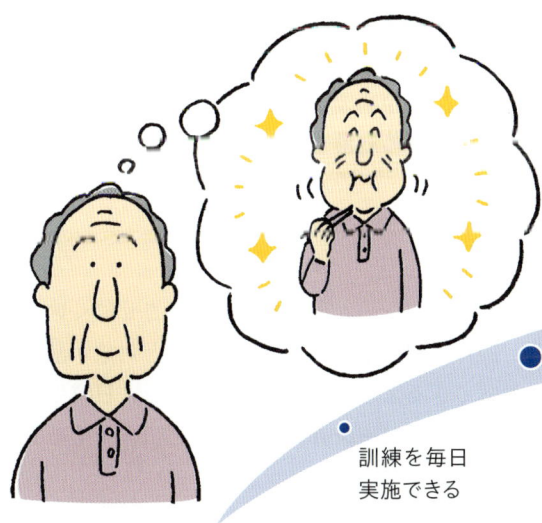

● 本人の希望をもとに、**達成可能な長期目標**を立てる
● 目標達成に必要な細かいステップを設定する

口から食事をこぼさない

口唇を閉じたまま下顎を開閉できる

訓練を毎日実施できる

7. 訓練の強度の調整について

　間接訓練はいわゆる「筋トレ」の要素が大きく、筋力増強のためにはある程度負荷をかける必要がある。少し疲労を感じる程度の強度、回数で訓練を開始し、慣れて訓練が楽に実施できるようになったら改めて少し疲労を感じる程度の強度、回数に調整をする。

　しかし、疾患によっては訓練による負荷が逆に筋力低下につながる場合があるため、基礎疾患の確認を十分に行う（表3）。

表3　訓練に注意が必要な疾患

末梢神経疾患	筋疾患
筋萎縮性側索硬化症 ギランバレー症候群 顔面神経麻痺 多発神経炎　など	筋ジストロフィー 多発性筋炎　など

過度の負荷により過用性筋力低下をきたすことがあるため、訓練を行う場合は医師の指示のもと行うようにする。

8. 訓練を実施するタイミング

　間接訓練は食物を使用しない訓練であるため、訓練のタイミングは本人の体調に合わせて計画を立てるようにする。具体的には、本人の覚醒がよいタイミングや、反対に生活リズムをつけるために決まった時間を設けるなどである。訓練内容によっては即効性を期待できるものもあり、経口摂取をしている対象であれば食前に行うとよい。その際、訓練による疲労が経口摂取に影響しないよう注意する。

9. 自動運動と他動運動

　間接訓練は対象となる嚥下関連筋に対する筋力トレーニングであるため、本人が意識をしてその部位を動かす必要がある（自動運動）。しかし、嚥下訓練が必要な対象はさまざまな理由で指示理解が困難であることが多く、その場合は訓練方法の工夫が必要となる。工夫をしても自動運動が困難な場合は同様の運動を介助者により行い、標的となる筋群を刺激する（他動運動）。

10. 訓練意欲を維持する工夫

　訓練の効果はすぐに出るものでなく、単調な運動も多いため、訓練意欲を持続させにくい。定期的に訓練の効果を本人にフィードバックする、訓練の中に楽しみを見つけるなど対象が訓練に対するやりがいを感じられるようにし、訓練を継続できるように働きかける。また、日常生活作の中に訓練に似た運動を取り入れたり、応用したレクリエーションを行うなど工夫をするとよい。

間接訓練の実際

1. 準備期・口腔期の訓練

　準備期・口腔期は食物を口に取り込み、咀嚼により嚥下しやすい形態にして咽頭に送り込む時

期である。訓練の標的は口唇や頬、舌、下顎となる。各器官の運動だけでなく、これらが協調的に働く必要がある。

■ 訓練時の注意点

- ●刺激により唾液の分泌が増加しやすいため、事前に口腔ケアを行い、吸引やティッシュなどを用意しておく。
- ●口唇や口腔内が乾燥していると、疼痛を感じたり、出血する原因となるため、必ず保湿をした状態で実施する。
- ●口腔内を刺激するときは、嘔吐反射の有無を確認し、嘔吐反射や拒否がある場合は無理に行わない。
- ●噛まれる恐れがある場合は直接指を口腔内に入れない。
- ●感染対策を行う。

■ 準備期・口腔期の訓練の実際

A．口唇・頬の訓練

目的

食物を捉える力を改善する。筋緊張を和らげる。

必要物品

水の入ったコップ、温かいおしぼり。

方法

① 温かいおしぼりを顎から頬にかけて当て、軽くマッサージする。 **図A-1**

② 口唇の周りを軽くつまむようにしてストレッチする。 **図A-2**

③ 母指と示指を使用し、口腔内から軽く押し広げるようにして口唇、頬をストレッチする。
図A-3

④ 「ウ」「イ」の形に口唇をすぼめたり横に引き伸ばしてもらう（10回）。 **図A-4**

⑤ 「ウ」の形のまま、口唇を左右に動かしてもらう（5往復）。 **図A-5**

⑥ 「ウ」の形のまま口唇を保持してもらう（20秒）。

⑦ 「パッパッパッパッパ」と発声してもらう。

⑧ ④～⑦を3回繰り返す（自動運動が困難な場合は③、④を繰り返す）。

⑨ ①～⑨を1セットとし、1日に3セット行う。

強化した方法

ストローなどを口唇に挟み保持をする（太→細、軽→重で負荷の増大が可能） **図A-6**

日常生活への応用や工夫

・顔拭きや口腔ケアのタイミングで実施する。 **図A-7**

・男性の場合、髭剃りのときに自然と起こる口唇周りの動きを利用する。

・女性の場合、リップクリームを塗ると自然に行えることがある。

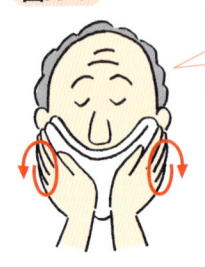

図A-1

外に向かって円を描くように頬をマッサージする

注意

タオルで皮膚を擦ると不快なため、頬を軽く圧迫して頬が動く範囲でマッサージする

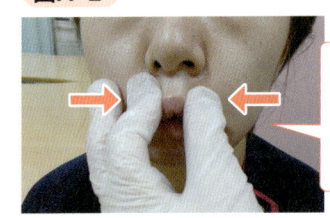

図A-2

つまむ場所を少しずつずらしながら口唇を1周する

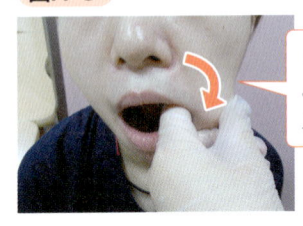

図A-3

口腔内から軽く押し広げるようにして、口唇と頬をストレッチする

注意

出血の原因となるため、口唇が保湿されていることを確認してから行う
苦痛を感じない程度に引き伸ばす

図A-4

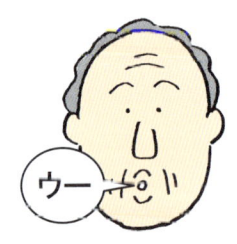
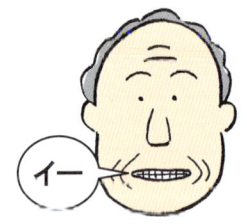
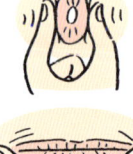
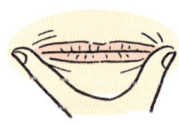

自分で行えない場合は口角に指を添えて同様の運動を促す

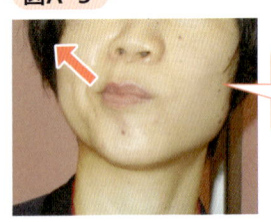

図A-5

口先を左右の耳に近づけるイメージ

図A-6

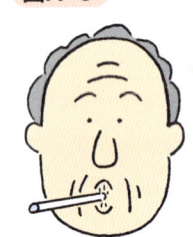

ストローや箸を使用することで強化できる

応用

意識的に口唇閉鎖ができない場合でも、ストローを使用することで自然と口唇閉鎖ができる場合がある

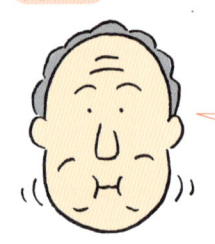

図A-7

ブクブクうがいも有効
誤嚥リスクがある場合は、
空気でブクブクうがいのまねをするとよい

B. 舌の訓練

目的

食塊形成をしやすくする。発語が明瞭になる。

必要物品

水の入ったコップ、ガーゼ。

方法

① 示指に水をつけ、軽く押すようにして舌全体をマッサージする。

② 湿らせたガーゼで舌を持ち、軽く引っ張るようにして前方、左右へ引き出す。**図B-1** **図B-2**

③ 舌をできるだけ突出してもらい、前後、上下、左右に動かしてもらう。**図B-3**

④ 口唇を右回り、左回りで舐めてもらう。

⑤「タカ、タカ、タカ、タカ、タカ」と発声してもらう。**図B-4**

⑥ ③～⑤を3回繰り返してもらう（自動運動が困難な場合は①、②を繰り返す）。

⑦ ①～⑤を1セットとし、1日3セット行う。

注意点

・指や自身の舌を噛んでしまう危険がある場合は無理に行わず、シリコン製のスプーンなど口腔内を傷つけないもので舌全体をマッサージする。

強化した方法

スプーンや指を使用し、押し返し運動を行う。**図B-5**

日常生活への応用や工夫

・口腔ケア時にマッサージをする、しっかり挺舌して舌ブラシをかける。

・朗読や歌を歌う（発語の機会を増やす）。

図B-1

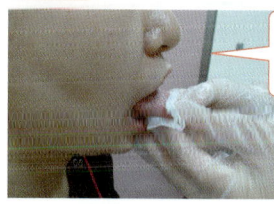

両手で舌先をつかみ、軽く引き出す

注意

ガーゼが乾燥していると舌に付着し不快なため、濡らしてから絞ったガーゼを使用する

図B-2

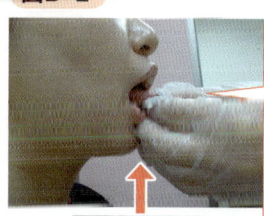

下方に引くと舌小帯が歯に当たり疼痛が生じるため、前方に引き出すようにする　下方に行かないように指を下顎に当てておくと安定しやすい

指で支える

図B-3

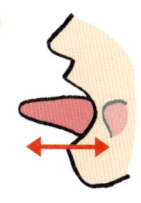 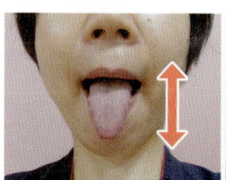 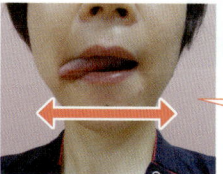

舌を思いきり出して、できるだけ引っ込めるように説明する　口唇を指で刺激して、「ここを舐めてください」伝えると誘導しやすい

図B-4

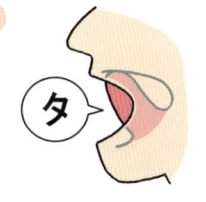 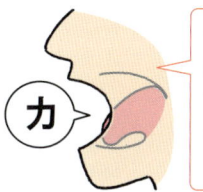

タ　カ

タ行、カ行を発声することで舌の先と奥の運動を促すことができる

図B-5

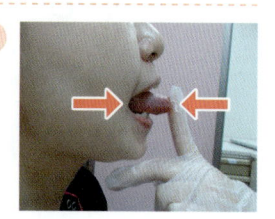

間接訓練の具体的な進め方　121

C. 咀嚼訓練

目的

咀嚼力を高める。口唇・頬・舌・下顎の協調性を高める。

必要物品

ガーゼ。

方法

① 下顎を上下、左右、前後に動かしてもらう。 **図C-1**

② 細長く折りたたんだガーゼの片端を持ちながら、反対側を口腔内に含んでもらう。 **図C-2**

③ 咀嚼しながらガーゼを左右の臼歯に交互に移動させるよう説明する。 **図C-3**

注意点

唾液の分泌が増えるため、適宜嚥下してもらうか、嚥下が困難であれば吸引等で処理する。

日常生活への応用や工夫

ガーゼの代わりにスルメ（噛み切れない棒状のもの）などを使用する。

図C-1

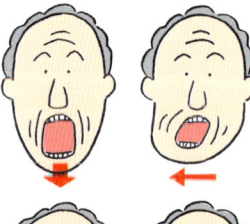
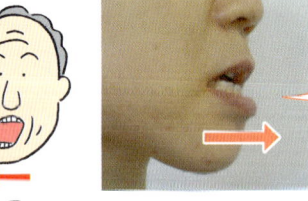
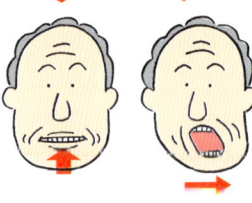
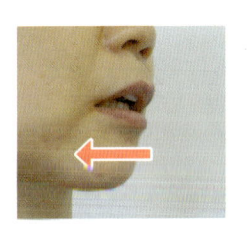

それぞれを4～5回繰り返す
咀嚼は下顎が自由に動くことが大切

図C-2

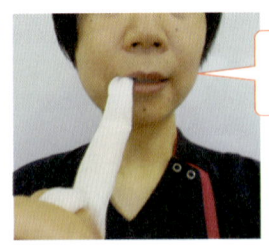

臼歯で噛めるよう、しっかり口に含んでもらう

図C-3

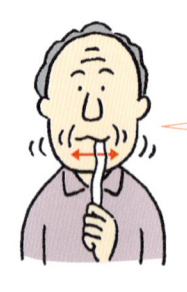

ガーゼは引っ張らずにゆとりをもたせて持つようにし、舌や口唇、咀嚼の運動だけで左右に移動させる

D. K-point刺激

目的

K-pointを刺激することで開口→咀嚼様運動→嚥下反射の一連の動作を誘発する。

必要物品

Kスプーンまたは似た形態のもの。 図D-1

方法

① 頬の内壁に沿ってスプーンの柄を臼後三角まで滑り込ませる。 図D-2

② 口角に到達したら、粘膜に沿ってさらに少し奥に進める。 図D-3

③ 到達したポイント（K-point）をスプーンの柄で軽く押さえる。

④ 押さえている間、開口状態となる。

⑤ 押さえを外し、素早くスプーンを引き抜き咀嚼様運動→嚥下反射が誘発されるのを待つ。

注意点

・仮性球麻痺による異常反射であり、すべての対象に有効ではない。

・仮性球麻痺と診断されなくても有効であることがあるため、左右のポイントを刺激して有効であるか反応をみる。

図D-1

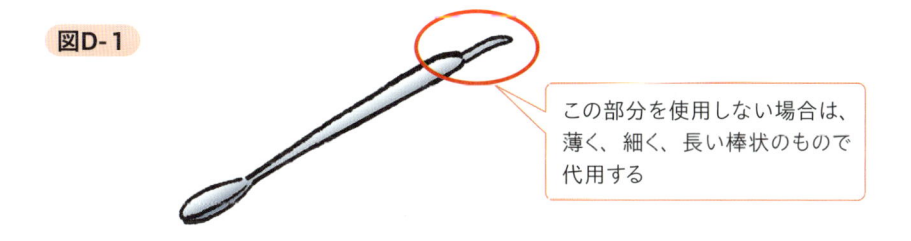

この部分を使用しない場合は、薄く、細く、長い棒状のもので代用する

図D-2

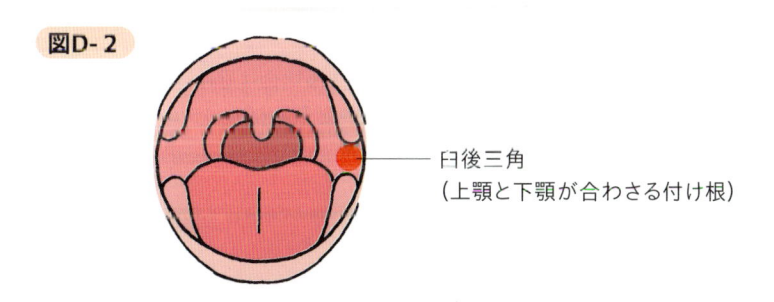

臼後三角
（上顎と下顎が合わさる付け根）

図D-3

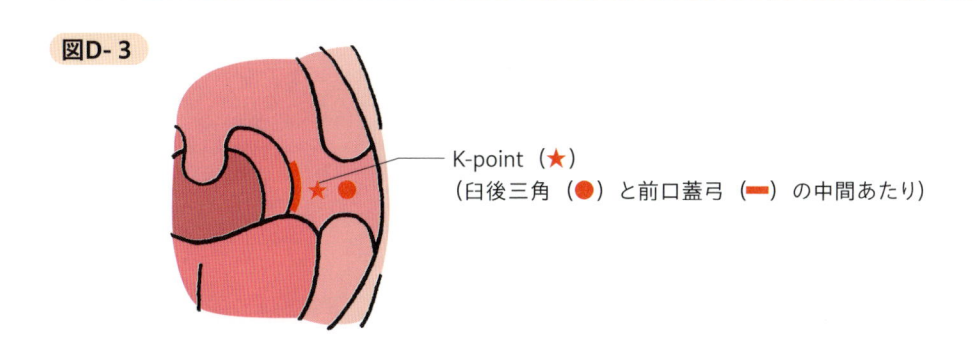

K-point（★）
（臼後三角（●）と前口蓋弓（━）の中間あたり）

2. 咽頭期の訓練

咽頭期は送り込まれた食塊を鼻腔や気管に流入させることなく食道に送り込む時期である。軟口蓋の挙上や咽頭の収縮、喉頭の挙上、気道防御が必要となる。訓練の標的となる器官は軟口蓋、咽頭、喉頭となる。

E. 軟口蓋の訓練（ブローイング）

目的

軟口蓋の挙上により鼻腔への流入を軽減する。嚥下圧がかかることで嚥下後の咽頭残留を減らす。

必要物品

コップ、水、ストロー。

方法

① コップに水を入れ、ストローをさす。

② ストローに息を吹いてブクブクと泡を出すように伝え、吹いてもらう（練習）。

③ 泡を出せたら、水の量を調整して本人が吹けるぎりぎりの水の量とする。

④ ゆっくり、できるだけ長く泡を出し続けるようにストローで息を吹く（呼吸を整えながら10回）。 **図E-1**

⑤ 1日に3セット行う。

強化した方法

水の量を増やす。

日常生活への応用や工夫

巻き笛を吹く、シャボン玉を吹く、鏡で軟口蓋の動きを確認しながら「ア、ア、ア」と言う。

図E-1

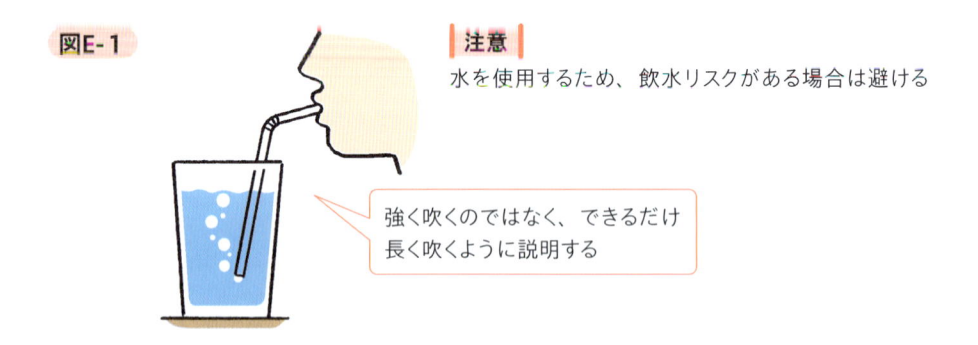

注意

水を使用するため、飲水リスクがある場合は避ける

強く吹くのではなく、できるだけ長く吹くように説明する

F. 開口訓練

目的

舌骨の挙上に必要な筋群を強化することで嚥下をしやすくする。

方法

① 座位、または臥位で安定した姿勢をとる。

② 最大限に開口してもらう。

③ 顎先〜舌骨にかけて緊張があることを確認する。 **図F-1**

④ 緊張がある状態で10秒維持してもらう。

⑤ 10秒休憩する。

⑥ これを5回繰り返し、1日2セット行う。

注意点

顎関節症、顎関節脱臼がある場合は実施を避ける。

強化した方法

顎を固定した状態で開口努力をしてもらう。 **図F-2**

図F-1

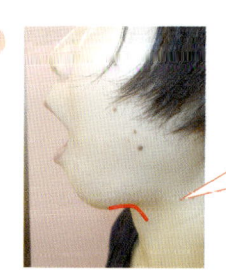

顎の下を軽く触って、顎の下から甲状軟骨上端にかけて力が入っていることを確認する（━）

図F-2

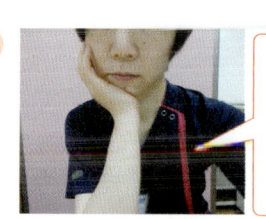

テーブルに肘をついて手のひらに顎をのせる
できるだけ頭が上がらないように顎で手のひらを押すイメージで開口努力をする

G. 嚥下おでこ体操

目的

喉頭挙上に必要な筋群を鍛えることで食道入口部の開大、咽頭残留の軽減を図る。

方法

① 座位になる。

② 介助者は対象の額に手を当て、対象の後方に向けて抵抗を加える（一人で行う場合はテーブルに肘をつき、手のひらに額を乗せる）。 **図G-1**

③ 対象は抵抗に打ち勝つよう自分のへそをのぞき込むイメージで頭部を前屈させる。 **図G-2**

④ 10秒間維持する。

⑤ ゆっくりと10回前屈を反復させる。

⑥ ③～⑤を１セットとし、１日３セット行う。

注意点

・負荷の大きい訓練となるため、持続時間や回数は対象の体力やバイタルサインに合わせて強度を調整する。

・頸椎症などがある場合には、医師に確認をして実施する。

図G-1

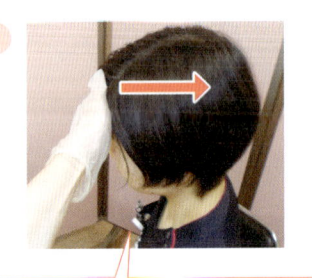

白身で行う場合

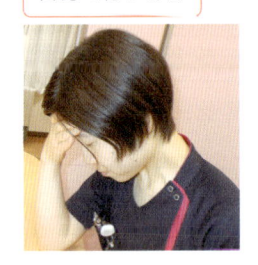

後方に向かって押すことを伝える
座位が不安定な場合は、背もたれに背中をつけておく

図G-2

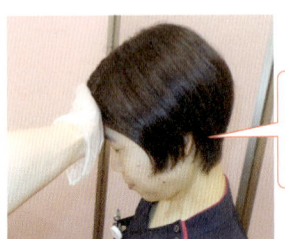

臍をのぞき込む、二重顎をつくるようなイメージで下を向くように伝える

注意

上体全体で抵抗するのではなく、
頸部前方に力が入るようにする
息を止めないようにする

H. 喉のアイスマッサージ

目的

口腔の奥や咽頭を刺激することで感受性を高め、嚥下反射を誘発させる。

必要物品

凍らせた口腔ケア用綿棒、水の入ったコップ。 **図H-1**

方法

① あらかじめ口腔ケア用綿棒を水で浸し、冷凍庫で凍らせておく。

② 口腔ケアと痰の除去を済ませておく。

③ 口腔ケア時に前口蓋弓や咽頭後壁に軽く触れて嘔吐反射がないことを確認する。

④ 凍らせた口腔ケア用綿棒に水をつけ、前口蓋弓をカーブに沿って2～3回軽くこする。 **図H-2**

⑤ 水をつけ直しながら、軟口蓋や奥舌、咽頭後壁をこすったり押したりして刺激する。 **図H-3**

注意点

・嘔吐リスクがあるため食後に行わない。

・嘔吐反射がある場合には行わない。

・口腔ケア用綿棒が溶けたら別の凍らせた綿棒を使用する。

・適宜綿棒を引き抜き、嚥下をしてもらう（長時間開口状態にしない）。

図H-1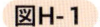

口腔ケア用の綿棒がない場合は、柄の長い、小さいスプーンを氷水で冷やして代用する

図H-2

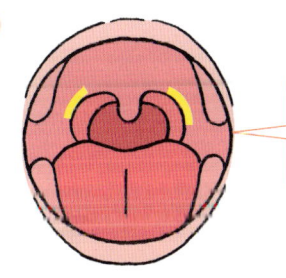

━の部分を軽くなぞるように刺激する
左右ともに刺激する

図H-3

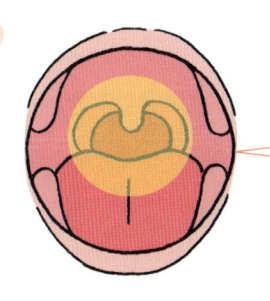

●の部分を中心に繰り返し刺激する
奥舌や咽頭後壁は、特に嘔吐反射が起こりやすいため注意する

参考文献

1. 岡田澄子，小島千枝子：摂食・嚥下障害に対する訓練法．才藤栄一，向井美惠監修，摂食・嚥下リハビリテーション 第2版．医歯薬出版，東京，2007：180-194．

2. 戸原玄，小山珠美，横山薫，他：訓練法のまとめ（2014版）．日本摂食嚥下リハビリテーション学会誌 2014；18（1）：55-81．

3. 黄金井裕，小山珠美：基礎訓練（構音訓練含む）．小山珠美監修，早期経口摂取実現とQOLのための摂食・嚥下リハビリテーション．メディカルレビュー社，東京，2010：126-131．

4. 川岸恵：間接訓練の概念．日本摂食嚥下リハビリテーション学会編，日本摂食嚥下リハビリテーション学会eラーニング対応 第4分野摂食嚥下リハビリテーションの介入 Ｉ口腔ケア・間接訓練．医歯薬出版，東京，2011：54-58．

5. 木藤伸宏，金口瑛典，小澤純也：筋力増強運動の基本と実際．Jpn J Rehabil Med 2017；54：746-751．

直接訓練の具体的な進め方
─食事介助も含む─

久保 桂

　直接訓練とは、食物を用いて行う訓練のことである。食形態の目標を定めつつ、患者の嚥下状態に合わせ、より安全に経口摂取できるように訓練を選択していく。直接訓練では食物を用いて訓練するため、全身状態やバイタルサインが安定していることが条件となる。また、しっかり覚醒し、食事に集中できるような環境づくりを行うことも重要である。

安全に訓練を行うための準備

1. 覚醒を促す

　声かけやＨ光の刺激、食事前の体操や口腔ケアで覚醒できるような働きかけを行う。睡眠薬の影響で覚醒が不良の場合は、無理に訓練を継続するのではなく、覚醒する時間帯に訓練を行う。また、睡眠薬の調整を行い、できる限り日中に覚醒できるような働きかけを行う。

2. 食事に集中できる環境づくり

　人の出入りが多い病室や集団での食事の場では、周りに気を取られ食事に集中できなくなる場合がある。カーテンを閉じ、テレビを消し、個室で対応するなど、患者が落ち着いて集中できる環境をつくる。

3. 口腔の準備

　直接訓練前に口腔ケアを行い、口腔内の細菌を減らしておく（器質的口腔ケア）。また、口腔ケアを行うことで、唾液の分泌が促進され、味覚の向上や口腔内の運動改善にもなる（機能的口腔ケア）。

4. 安定した食事姿勢

　食事姿勢には、椅子での座位姿勢や車椅子座位、ティルトリクライニング車椅子やベッド上などが挙げられる。食事姿勢はどのような場合であっても、不適切なポジショニングになると姿勢の崩れや筋緊張により、食欲の低下や誤嚥を起こしやすい状況となる。足底がきちんと接地でき

ているか、骨盤の位置が適切か、上肢が支えられているか、椅子や車椅子、ベッドと体との間に隙間がないかを確認する。隙間があればクッションやバスタオルなどの利用によって基底面を増やし、患者が安楽な姿勢になるようにする（図1～3）。

　頭部の位置は、軽く前屈した姿勢で顎と胸骨の距離が4横指程度になるようにする。頭部が保持できないようであれば、頸部の周囲に力が入り、嚥下障害を助長してしまうため、リクライニング姿勢にするなどの検討を行う。また、食思を促すためには、食事が見える位置になるよう、机の高さやオーバーテーブルの高さを調節することも重要である。

図1-1　食事時の不適切な車椅子姿勢

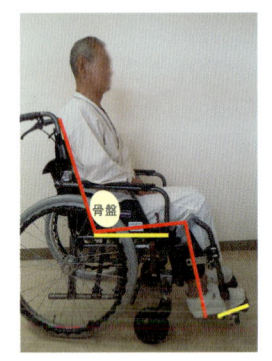

・フットレフトやレッグサポートの角度が大きいと体幹は後方へ傾きやすい。
・また、車椅子の形状は座面が臀部のほうにかけて低く、座面・背面はたわむようにできているため、重心は背面のほうに向かってしまい、食事動作を困難にする。
・このような姿勢は骨盤後傾位となり頸部は伸展しやすく、誤嚥のリスクが高まる。

図1-2　車椅子姿勢での対応

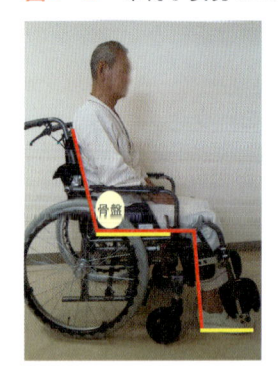

・足の長さに合わせて膝が垂直になるようフットレフトを調整する。
・フットレフトが調整できない場合は、足を床に着地させる。足が届かない場合は、足台を利用し足底を安定させる。
　車椅子の背面や座面後方にタオルなどを利用し、骨盤と体幹の安定化を図る（図2）。車椅子用のクッションの利用も有効である。
・食事の際、前腕から肘を支持するにはテーブルを使用するが、車椅子の手すりと肘部分に距離がある場合は肘下にバスタオルやクッションを入れ、上肢の安定化を図る。

> **コラム**
>
> # 義歯の必要性
>
> 　義歯が外されたままで長期に経過した場合、咬み合わせの高さが低下し、舌運動の範囲が狭まるため、舌運動は前後方向に制限されてしまう。この場合、食物を丸のみしかできなくなってしまうため、食形態は丸のみでも安全に嚥下できる形態に制限されてしまう。そのため、義歯は経口摂取がない場合でも訓練の場面などでは使用し、義歯の不適合があれば調整を行うようにする。

図2　車椅子の背面や座面後方へのタオルの利用

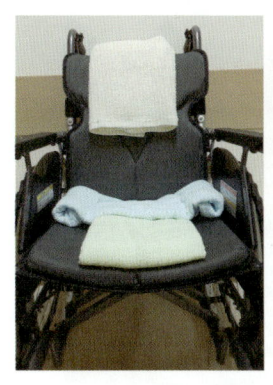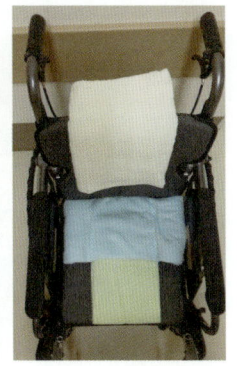

図3　ベッド上姿勢での対応

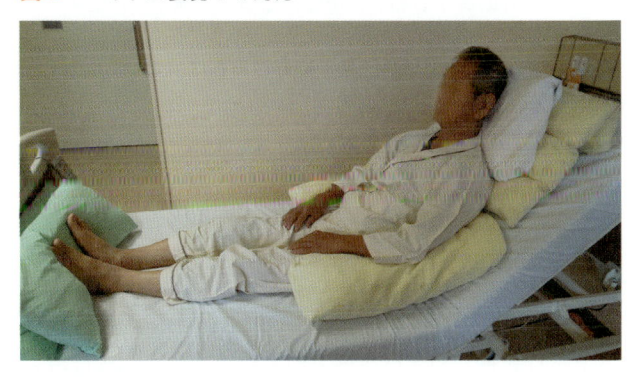

・患者の臀部の下がベッド可動軸の上になるようにする。
・足底・両上肢の下にクッションなどを置き、支持面を増やす。
・ギャッジアップ時は足上げを行い、次いで背面を起こす。
・背抜き、足抜き、腰抜さを行うと身体の圧が軽減される
・枕の下にクッションなどを入れ、顎と胸骨間が4横指程度になるよう、頸部の角度を調整する。
・テーブルと腹部の間は握りこぶし程度になるようセッティングする。

5. スプーンの選択

　口腔内に食物を取り込みやすく、一口量が多くなりすぎないようにするには、直接訓練に適したスプーンを選択する必要がある。一般的に、スプーンの横幅がなく小さめで、厚みが少ないものがよく、開口が狭い患者にも使用しやすい（**図4**）。また、柄は長めで、柄尻の幅は広いほうが持ちやすい。スプーンの噛み込みがある患者に対してはスプーンの破損の可能性があるため、プラスチック製のスプーンの使用は行わないようにする。金属製のスプーンに過敏な反応を示す場合は、シリコン製のスプーンなど柔らかい素材のスプーンが適する。

図4　スプーンの選択

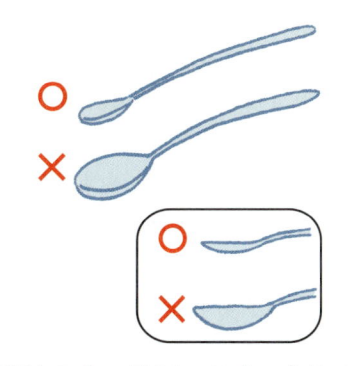

適切なスプーンはカレースプーンに比べて、すくう部分は幅が狭く、厚みが少ない。

図5-1　介助する位置

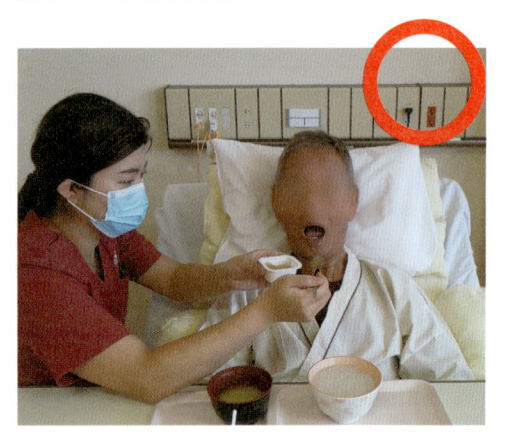

・食事が患者の視界に入るように配置する。
・腕の高さは患者の口より高くならないようにする。
・患者の正面からスプーンが入るように介助する。

図5-2　不適切な介助例

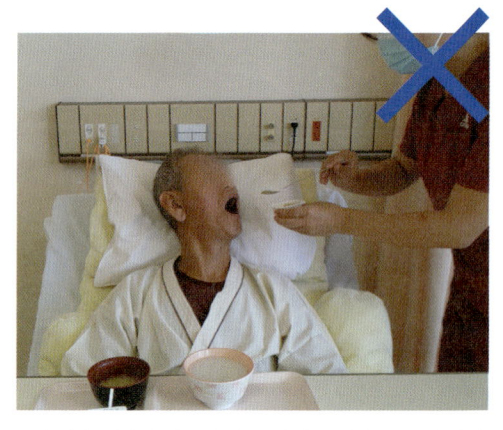

・介助者が右利きの場合、患者の左側から介助すると、患者は左頸部回旋位となってしまう。
・立ったままでの介助では患者の顎は上がってしまい、誤嚥のリスクが高くなる。

6. 介助する位置

　食事介助の際、介助者が右利きの場合は、患者の右側から介助することが望ましい。患者から見た際に、食物を正面から捉えることができるように介助を行う。また、介助者の腕の高さが患者の口より高い位置にあると、患者の顎が上がり誤嚥しやすい姿勢となるため、腕の高さは患者の口より高く上げないようにする（図5）。

直接訓練での姿勢

　食事は通常、椅子に座って摂ることが大半である。しかし、身体機能の状況により、車椅子やベッド上での摂取となる場合がある。直接訓練では、患者の身体機能だけでなく、嚥下状態に対してもアセスメントし食事姿勢の選択を行う必要がある。

1. 体幹角度調整

　直接訓練において体幹角度を調整する意義は、①食塊を送り込みやすくする、②誤嚥を軽減ないし防止する、③適切な腹圧を保ち逆流を防止すること、である。そのため、主な対象者は食物の取り込み、送り込みなどの障害、嚥下反射の遅れ、タイミングのずれなど咽頭期障害のある場合や、胃食道逆流を生じやすい患者など、小児から高齢者まで幅広く実施されている。
　人の気管および食道の解剖をみると、気管と食道の入り口は隣接しており、なおかつ同じ高さに位置している。そのため、嚥下のタイミングが合わなかった場合や、食道入口部の開大不全がある場合に誤嚥する恐れがある。
　そこで、体幹を後方に傾けると、気管が上、食道が下の位置になるため、食物は咽頭の後壁を伝って流れ、誤嚥のリスクを減少させることができる。また、口腔期の嚥下障害があると咽頭へ

図6 嚥下の姿勢

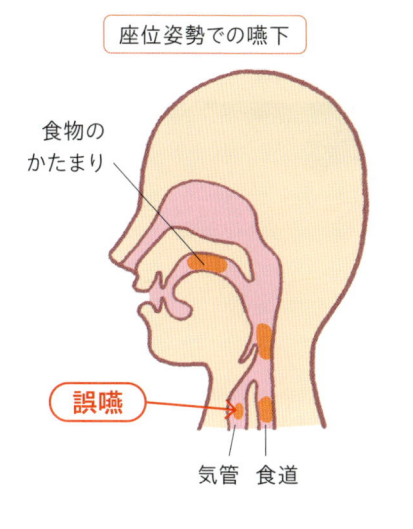

座位姿勢での嚥下

食物の
かたまり

誤嚥

気管　食道

頭側挙上位での嚥下

食物の
かたまり

気管
食道

重力

図7 角度調整を行う

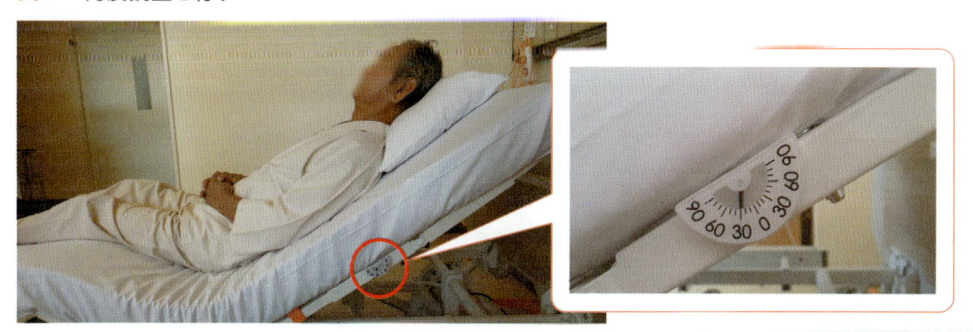

の送り込みが困難となる場合がある。その際に、体幹角度を調節することで重力によって食物の送り込みを補助することが可能となる（図6）。

　統一した角度調整を行うには、角度を計測できるベッドを使用するか、角度計を使用する（図7）。または、ベッドに印をつけるなどの工夫を行い、統一した体幹角度の調整を行う。その際の注意として、頭頸部の過伸展や不安定な姿勢により頸部や身体全体の筋肉に緊張が出て嚥下が不安定になることもあるため、頭頸部の角度や体幹・四肢のポジショニングと組み合わせて調整する。

　体幹角度調整では適切な腹圧を保ち、逆流を防止する意義もある。高齢になると、健常な横隔膜の張力や胃の噴門部の筋肉の緊張が緩んでいるため、逆流性食道炎になるリスクが上がる。リクライニング位では腹圧がかかりにくい姿勢となるが、下肢の屈曲角度によっては腹部を圧迫してしまうため、下肢のポジショニングにも注意が必要である。

2. 頸部前屈位

頸部を緩やかに前屈させることで、気管の入口の空間を狭くし、誤嚥を防ぐことができる。顎の下から胸骨の間は4横指入る程度が目安となる（図8）。枕が低いと頸部が伸展してしまうため、枕の高さが足りない場合は枕を追加するか枕の下にバスタオルを使用するなど工夫し、頸部の位置に注意しながら前屈位をとらせる。逆に枕が高すぎてしまうと、顎を引き過ぎる体位となって嚥下しにくくなるので患者の体型や骨格に応じて調整を行う必要がある。

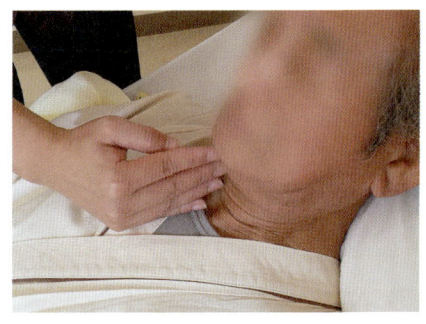

図8　頸部の角度

3. 単純顎引き位（頭部屈曲位）

頸部前屈位は緩やかに前屈するのに対し、頭部の位置は変えずに顎を引いた姿勢となる。患者の体感として嚥下しづらくなるが、咽頭腔が狭くなるので嚥下圧を上昇させる効果がある。頸部前屈位と単純顎引き位を組み合わせる（前屈顎引き位）こともある。

4. 頸部回旋（別名；横向き嚥下）

頸部回旋により、非回旋側の梨状窩は広くなり、食道入口部の静止圧が低下するため食物が梨状窩の広くなった空間を通りやすくなり、誤嚥の防止や咽頭残留の軽減を図ることができる。頭頸部腫瘍患者、咽頭機能に左右差を認め咽頭に食塊残留を認める患者、食道入口部の開大不全を認める患者に対し施行する。

頸部回旋は、目的別に2通りに分類される。嚥下前頸部回旋は嚥下前から頸部を回旋し、非回旋側の梨状窩に食塊を誘導することで誤嚥や咽頭残留を防止する。一方、嚥下後頸部回旋は、嚥下後の咽頭梨状窩の食塊残留を除去するために、非残留側に頸部を回旋し空嚥下を行う。回旋側の肘を見るように指示すると患者には伝わりやすい（図9）。頸椎疾患患者では、過度に頸部回旋を行うと眩暈などの症状が出現するため、無理のない範囲で行う。

図9　横向き嚥下

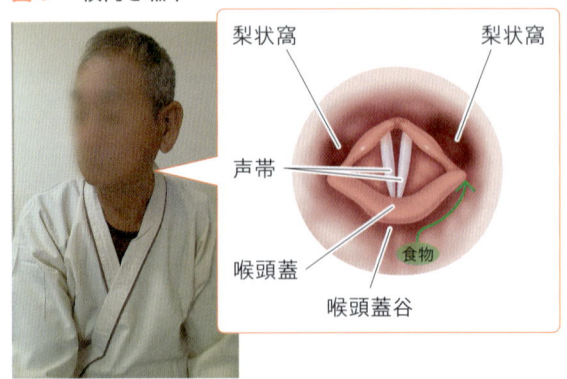

梨状窩

梨状窩

声帯

喉頭蓋

喉頭蓋谷

食物

図10　側屈位

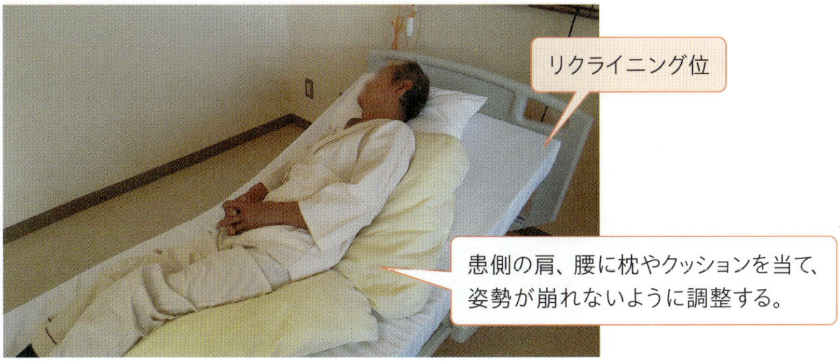

リクライニング位

患側の肩、腰に枕やクッションを当て、
姿勢が崩れないように調整する。

5. 健側傾斜姿勢（健側を下にした側屈位または傾斜姿勢）

口腔・咽頭の感覚機能、運動機能に左右差（健側と患側）のある嚥下障害患者に対して行う。頭頸部を健側に側屈させるか、体幹を健側に傾斜させることによって重力を利用して健側に食塊を流入させる（図10）。また、同時に食塊の流れを遅くし、送り込み操作を容易にすることができる。嚥下障害がきわめて重度の場合は健側を下に側臥位とし、健側への頸部回旋姿勢を併用する（次項「一側嚥下」参照）。

6. 一側嚥下（健側を下にした傾斜姿勢と頸部回旋姿勢のコンビネーション）

健側傾斜姿勢によって重力を利用し健側に食塊を送り込むと同時に、頸部回旋することによって患側の食物が通る空間を狭くし、健側の空間を拡大することができるため、食道入口部の通過障害を改善させる効果がある（図11）。器質的（腫瘍、炎症などによる）嚥下障害、機能的（摂食・嚥下器官を動かす筋肉・神経の障害による）嚥下障害の両者に適用することができる。

図11　健側傾斜姿勢

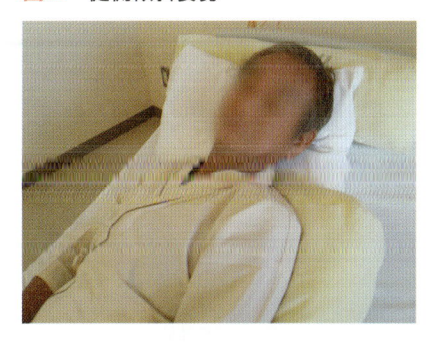

7. 完全側臥位

頭側挙上していない状態で完全な横向きにし、頸部を前屈させた姿勢である（図12）。一側嚥下は咽頭の機能に左右差がある場合に用いるのに対し、完全側臥位は重力を利用し食物を咽頭の側面に流し、喉頭侵入や誤嚥を防ぐことと、食物の咽頭貯留量を増加させることが目的であるため、左右差がない場合にも用いる。完全側臥位では上肢に麻痺がない場合は自力摂取も可能である。

図12　完全側臥位

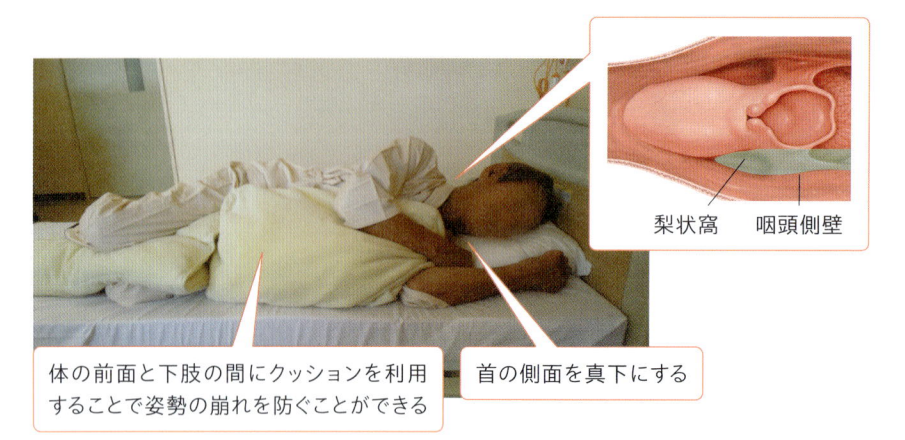

梨状窩　咽頭側壁

体の前面と下肢の間にクッションを利用
することで姿勢の崩れを防ぐことができる

首の側面を真下にする

上から見た姿勢

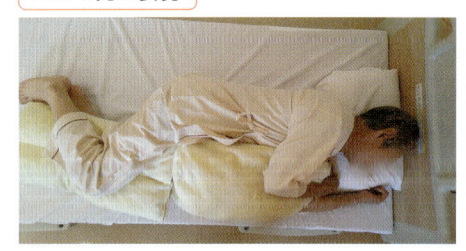

直接訓練での食品の選択と介助方法

1. 食品調整

　食塊形成や送り込みが困難な患者、咽頭への食塊の残留や嚥下反射の遅れなどにより誤嚥のリスクが高い患者には摂食嚥下しやすい食品に調整する。嚥下食の条件は、①密度が均一、②適度な粘度があってバラバラになりにくい、③口腔や咽頭を通過するときに変形しやすい、④べたつかず粘膜にくっつきにくい、ことである。患者の食塊形成能力を確認し、食形態を調整する。

2. 一口量の調整

　摂食嚥下機能が考慮されず、一口量が多くなってしまうと口腔や咽頭への食物残留の増加や、誤嚥に至る場合がある。安全かつ効果的に直接嚥下訓練や食事介助を実施するためには、口腔内に取り込み咽頭に送り込める量であるか、1回で楽に飲み込める量かの検討が必要である。
　機能的障害、器質的障害、加齢や臥床の長期化などにより、舌の運動機能が低下している場合や、喉頭を引き上げる筋肉が低下している患者では、食物は梨状窩や食道入口部に残留しやすい状態となっているため、食物の物性と、一口量の調整が必要となる。
　1回で嚥下できる量は食物の粘度によって異なり、粘稠性が増すと1回に嚥下できる量は低下する。そのため、一口量は介助する食べ物によっても変化させる必要がある。
　障害の重症度、年齢、性別にかかわりなく、共通する適切な一口量の基準はない。患者の状態

や食事の物性によって食物を処理できる量は変化するため、状況に応じて調整していくようにする。

3. スプーンでの介助

食物がまとまった状態で咽頭に送り込まれるためには、スプーンのテクニックが必要である。まず、食物をすくったスプーンを舌の中央に置く。このとき、スプーンの背部で舌にやや圧を加えると認知機能が低下している患者は口腔内に意識が向かうため、食物を認識しやすくなる。口唇を閉じてもらい、スプーンのくぼみが上口唇の中央に当たるようにやや上方に引き抜く。口唇が閉じる前に上唇に食物を擦り付けるように引き抜くと頸部が後屈した姿勢になり、気管が開いて誤嚥しやすくなったり、開口したまま食物が咽頭に落ち誤嚥したりするため注意する。

飲み込みを中心とした訓練

1. 嚥下の意識化

通常、嚥下は無意識に行われるが、嚥下を「意識化」することで嚥下運動を確実にし、誤嚥や咽頭残留を減らすと考えられている。嚥下のタイミングがずれて誤嚥しやすい患者に有効である。嚥下のタイミングで「はい、飲みましょう」などの声かけをする。ただし、嚥下失行では、口頭指示によって嚥下を意識すると動きが止まり食塊を咽頭へ送り込むことが障害されてしまうため、嚥下を意識させないほうがよいこともある。

2. スライス型ゼリー丸飲み法

食塊形成不良の患者や咽頭残留が多い患者、嚥下のタイミングのずれがある患者、食道入口部開大不全の患者に行う訓練方法である。長期絶食後や訓練開始初期などにも行う。

ゼリーをスライス型の食塊にし、形態を崩さず丸飲みすることで、食塊形成が困難であっても口腔内の残留を防ぐことができる。また、スライス型の食塊は、口腔・咽頭の狭いスペースを通過しやすく、梨状窩の形状にフィットしてとどまりやすいため、嚥下反射の遅延による誤嚥を防ぐこともできる。一方、ばらばらに砕いたゼリーでは口腔や咽頭で残留し、誤嚥することがあるため訓練としては適さない。

食品はゼリーなど軟らかくて滑りのよいものを使用する。薄く平たいスプーンを用い、ゼリーを厚さ3mm程度（2～3g程度）のスライス状に切り出す（図13）。スライスしたゼリーがそのままの形態で食道まで通過できるよう、患者には咀嚼せずに丸飲みするように声かけする。

図13　スライス型ゼリーのつくりかた

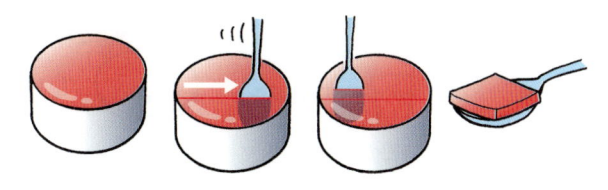

ゼリーに対し、スプーンを垂直に入れ、スライドする。
スライドさせた位置から3mmずらしてスプーンを縦に差し込み、すくい上げるとスライス型ゼリーができる。

スライス型ゼリー丸飲み法を応用した薬の飲ませ方と その他の介助方法

　内服薬のほとんどは錠剤やカプセル、粉状であるが、内服薬を飲む水はさらさらとした形状であるため、嚥下障害がある患者にとってはむせや誤嚥を起こしやすい。スライス型ゼリー丸飲み法がうまくできる患者であれば、錠剤をゼリーに埋め込む方法をとるとスムーズに服用することができる（図14）。また、ゼリーの一部に混ぜる方法や簡易懸濁法を利用して介助する方法もある（図15）。

　絶食期間中に内服のみ継続することがある。嚥下障害が重度の場合は内服でも誤嚥することを念頭に置き、確実に内服投与したい場合は経鼻経管を使用し、直接訓練と併用することも考慮する。

図14　内服薬をゼリーに埋め込む方法

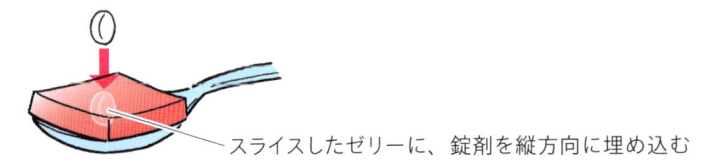

スライスしたゼリーに、錠剤を縦方向に埋め込む

図15　ゼリーの一部に混ぜる方法と簡易懸濁法

ゼリーの一部に混ぜる方法

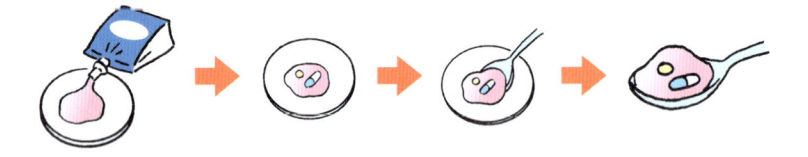

簡易懸濁法

湯（約90℃）　　　水

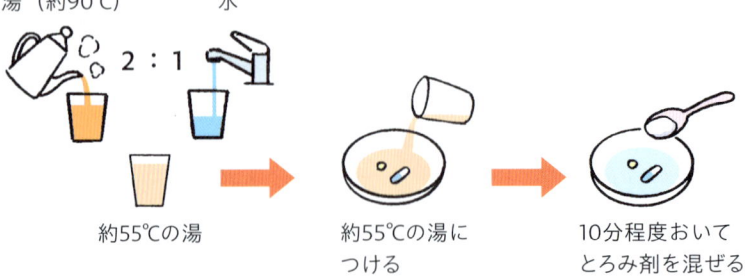

2：1

約55℃の湯　　　　約55℃の湯に　　　　10分程度おいて
　　　　　　　　　つける　　　　　　　とろみ剤を混ぜる

〈誤った介助〉
砕いたゼリーでの介助、ゼリーの上に錠剤を乗せる介助ではゼリーや内服が嚥下できずに口腔内や咽頭に残ってしまうことがあるため行わないようにする。

3. 交互嚥下

口腔や咽頭、食道に食物の残留がある場合に行う。残留しやすい食品とゼリーやとろみ水など口腔や咽頭を掃除してくれる役割の食品を交互に摂取する（図16）。食事の最後にお茶ゼリーやとろみ水などを使用すると口腔や咽頭の残留を防ぐことができる。

図16　交互嚥下

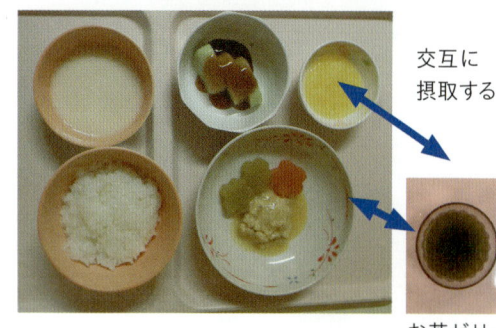

交互に摂取する

お茶ゼリー

4. 息こらえ嚥下

嚥下中に誤嚥してしまう患者に対し、誤嚥を防ぐと同時に、気管に入り込んだ飲食物を喀出する効果がある。嚥下する直前から嚥下中に意識的に息こらえをし、声門を閉鎖する。嚥下後は息を吐き、呼気の力で声門の上や気管内に入り込んだ食物を喀出する（図17）。意識的に行う訓練であるため、指示が入らない患者や口腔内保持が悪い患者には向かない。

5. 複数回嚥下、反復嚥下

一口につき複数回嚥下をすることで咽頭残留した食物を除去し、嚥下後誤嚥を防止する。

食物を1回嚥下した後、咽頭残留感の有無にかかわらず「もう1回唾を飲み込んでください」と空嚥下を指示する。指示が入らない場合は、空スプーンを口腔内に入れたり、前頸部徒手刺激による嚥下反射促通手技を行うと嚥下反射が誘発されることがある。

6. 前頸部徒手刺激による嚥下反射促通手技

食物を口腔内にため込み、嚥下反射が起こらない場合に施行する。甲状軟骨から上方に向けて指で下から上へ摩擦刺激を繰り返す（図18）。頸部を伸展させたり、強く押さないように注意する。

図17　息こらえ嚥下

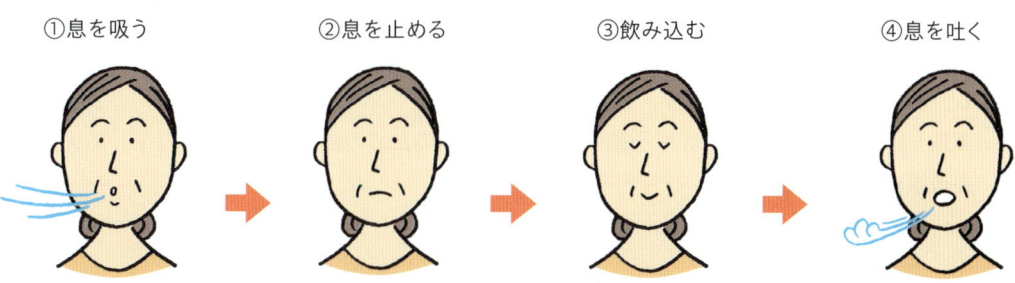

①息を吸う　②息を止める　③飲み込む　④息を吐く

図18　前頸部徒手刺激

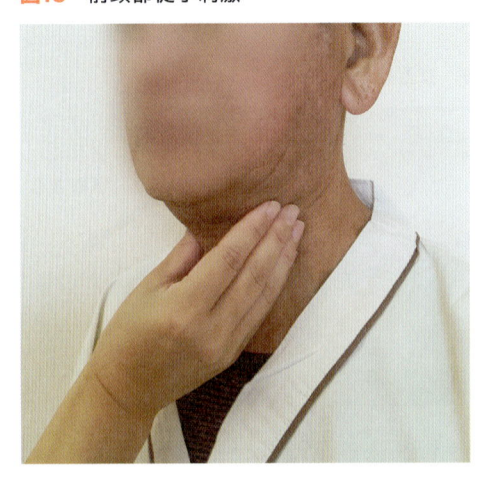

直接訓練の評価と中断基準

　食形態と姿勢を一度に変更してしまうとむせや誤嚥を引き起こした場合、どちらが要因であったかわからなくなるため一つずつ変更すると判断がつきやすい。

　体位や食形態、訓練方法が適切か判断するためには定期的に嚥下内視鏡検査や嚥下造影検査を行い評価していく。ただし、嚥下内視鏡検査や嚥下造影検査は患者に侵襲を与えてしまうため頻回に実施することはできない。そのような場合は、頸部聴診を行い嚥下音や呼吸音の変化を確認する。直接訓練中や食事中にSpO_2を測定することによって、安全に経口摂取ができているかの判断材料となる。SpO_2の値が何％低下したら誤嚥を疑い訓練を中断するといった判断基準を、嚥下チームなどで設定しておく。

　直接訓練は食物を用いるため、誤嚥の危険性を常に念頭に置いて実施する必要がある。ベッドサイドに吸引器を用意しておくと誤嚥時に迅速な対応が可能である。また、発熱や痰の増加、食欲低下、呼吸状態の悪化など誤嚥の徴候が見られたら訓練を中断し、医師に相談する。

参考文献

1. 日本摂食嚥下リハビリテーション学会医療検討委員会：訓練法のまとめ（2014版）．日本摂食嚥下リハビリテーション学会誌 2014；18（1）：55-89．
2. 福村直毅編著：医療・看護・介護で役立つ嚥下治療エッセンスノート．全日本病院出版会，東京，2016．
3. 迫田綾子，北出貴則，竹市美加編：誤嚥予防，食事のためのポジショニングPOTT プログラム．医学書院，東京，2023．
4. 藤島一郎，藤森まり子，北條京子編著：新版 ナースのための摂食・嚥下障害ガイドブック．中央法規出版，東京，2016．

嚥下機能に応じた適切な食形態の選択

大城 清貴

　摂食嚥下障害では、咀嚼困難や口腔内残渣、飲み込んでもむせるなどさまざまな症状が出現する。これらの症状に対して単にきざみ食で対応するなど摂食嚥下障害に対する不十分な理解に基づく方法を行うと、誤嚥を助長してしまうリスクがある。また、安易に「ミキサー食」を提供することにより、低栄養や摂取量低下に影響してしまう場合もある。ここでは、食形態判定に必要な食形態の特徴と判断のポイントについて解説する。

嚥下調整食

1. 嚥下調整食の特徴

　嚥下調整食は、「変形性」「凝集性」「付着性」など、物性によって食べやすさが変化する。

1）変形性

　変形性とは食物の硬さの程度のことである。変形性が低い硬いものは咀嚼が難しく、また咽頭を通る際に喉頭蓋谷や梨状窩に引っかかる場合がある。変形性が低い食べ物としては「ピーナッツ」をイメージしてもらうとよい（図1）。また、内服薬の「錠剤」も咽頭期障害がある場合には、咽頭に残りやすいので注意が必要である。そこで、摂食嚥下機能を考慮すると、お粥やプリンなど変形性の高い柔らかいもののほうが食べやすい。

図1 変形性が低い（硬い）ものの例

ピーナッツ

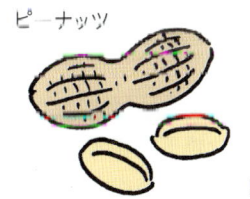

内服薬

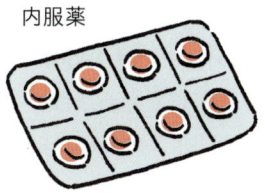

2）凝集性

　凝集性とは食物のまとまり具合のことを指す。凝集性が低い食事は咀嚼時にまとめる能力が必要で、不十分な場合は口腔内残渣につながる。また、まとまりの悪い状態で喉に送り込まれると、喉の中で食事が拡がり誤嚥するリスクが高まる。凝集性が低いものの代表は「きざみ食」や「水分」である（図2）。きざみ食は「準備期」や「咽頭期」に問題がある場合は食べにくい食事となってしまう。

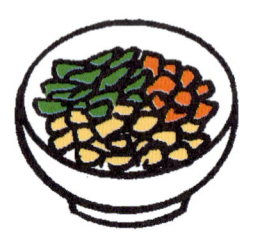

図2　凝集性が低い（まとまりが悪い）ものの例

3）付着性

　付着性とは貼り付く程度のことである。付着性が高いと口腔や咽頭に貼り付いて咽頭残留や誤嚥・窒息の原因となる。付着性が高い食べ物の代表は「餅」であり（図3）、餅を多く食べる季節になると高齢者が窒息するニュースが話題となる。また、「ミキサー食」は柔らかくまとまりもよいが、食材や調理方法によって付着性が高くなることがある。特に、主食を単にミキサーにかけただけの調理方法だと糊のように付着性が非常に高くなり咽頭残留の原因になるため、注意が必要である。

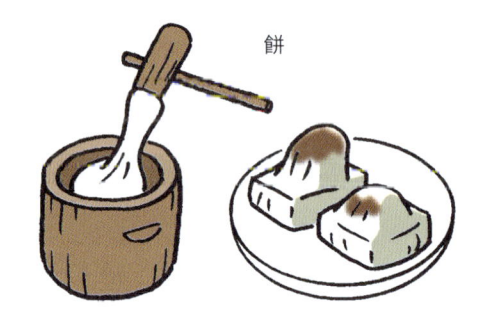

図3　付着性が高い（貼り付きやすい）ものの例

4）食べやすい物性

　上記の3つの特徴と摂食嚥下機能面から考えると最も食べやすい物性は、柔らかくて（変形性が高い）、まとまりがよく咽頭へ送り込みがしやすく、咽頭でもバラつかない（凝集性が高い）、口腔や咽頭に貼り付かない（付着性が低い）食品である。

　嚥下用に開発された「嚥下用ゼリー」（図4）は、これらの物性の特徴を兼ね備えており、重度嚥下障害の方でも摂取することが可能な場合がある。

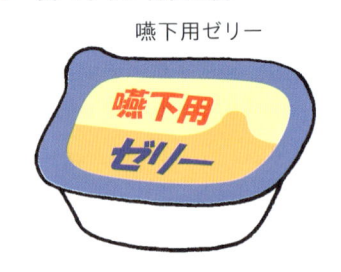

図4　食べやすい物性の例

5）混合物

　この３つの物性以外に「混合物」についても理解しておく必要がある。混合物とは、液体と固形物で形成された食事のことを指す。一般的に、私たちは混合物を摂取する場合、①先に水分から飲み込み、②その後固形物を咀嚼して飲み込む２段階の食べ方を行う。そのため、摂食嚥下障害患者にとっては難易度の高い食べ物となる。実際に混合物の食事の種類は「おでん」「果汁の多い果物」「味噌汁」などがある（図 5）。

図 5　混合物の食べ物

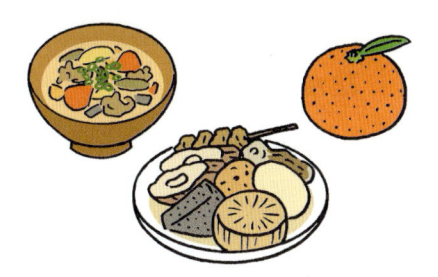

おでんや果汁の多い果物のように、噛むと水分が出てくる食物（液体と固形物の混合物）は、摂食嚥下障害患者では食べにくい。

2. とろみの効果と注意点

　水分は貼りつきが低く（付着性が低い）、まとまりが悪い（凝集性が低い）物性である。付着性が低いことで口腔から咽頭へ移動するスピードが速く、嚥下反射が遅い人では嚥下のタイミングがずれて誤嚥することがある。

　また、凝集性が低いことによって、きざみ食のように一部が気管に入ってしまう可能性がある。これらの理由によって摂食嚥下障害者にとって水分は誤嚥リスクが高くなる。

　水分にとろみを付けることで、若干の付着性を高めて、咽頭へ移送するスピードを遅くすることができる。また、凝集性も高くなるため、咽頭内での広がりを防ぐ２つの効果がある（図 6）。

　とろみの程度には「薄いとろみ」「中間のとろみ」「濃いとろみ」の３段階がある。水分でむせがある場合は、はじめに薄いとろみから試して改善するか確認するとよい。濃いとろみに近づくにつれ付着性が高くなるため、飲み込む力が弱い人では逆に咽頭に貼り付き咽頭残留の原因となることがある。

　さらに、濃いとろみは凝集性も高まるため、水分を「飲む」というより「食べる」に近くなる。一般的に喉が乾いたときに濃いとろみを提供されても、付着性が高いため喉越しが悪く逆にます

図 6　とろみの特徴と注意点

とろみを付けることで喉へ移送するスピードが緩やかになるが、濃いとろみは付着性が高くなるため、逆に喉に貼り付きやすくなることから咽頭残留に注意が必要である

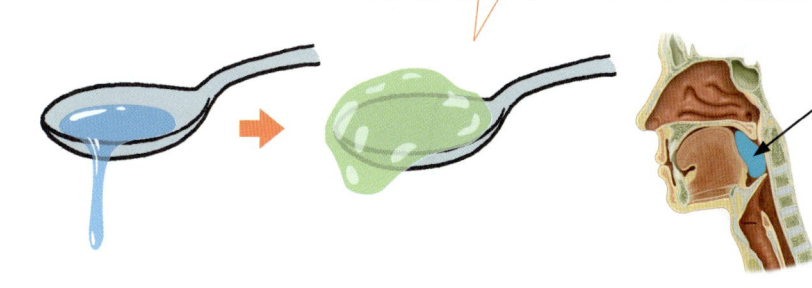

とろみ水だと口腔から咽頭へ移送する水の流れがゆっくりになるため誤嚥しにくい

ます口渇が強くなることが予想される。

このように、濃いとろみ提供には注意が必要で、摂取量低下の原因になる可能性がある。付着性の低いゼリー形態にすることも1つの工夫である。

3. 離水の理解

お粥は唾液に含まれるアミラーゼの効果によってデンプンが分解され、お茶漬けのような水分が多い状態へ変化する（離水）。これは混合物の物性であり、離水した水分もとろみ状ではなくサラサラしているため咽頭期障害がある場合には誤嚥リスクが高まる。

各嚥下障害に適した食形態

咀嚼嚥下機能低下の準備期障害・口腔期障害・咽頭期障害に合わせた食形態の選択ポイントについて述べる。

1. 準備期障害

準備期は、咀嚼により食事を飲み込みやすい形態（食塊形成）にする時期である。準備期障害では、咀嚼・食塊形成が不十分になるため食事は柔らかいものを選択する。また、食材を小さくカットする際には食塊形成を考慮し「あんかけ」を追加することで凝集性が高まり、口腔内残渣も改善する（図7）。

しかし、「あんかけ」に片栗粉を使用する場合、お粥のように唾液の効果で食事中の離水が出現するため結果的にきざみ食を提供している状況になる。市販のとろみ剤を使用すると離水を防ぐことができる。

2. 口腔期障害

口腔期は、食物を咽頭へ送り込む時期である。付着性が高いと食塊の移送が困難となるため、付着性が低いほうが送り込みしやすくなる。ゼリーなど付着性が低い食事が送り込みしやすいが、スライスゼリーよりもクラッシュゼリーのほうが咽頭へ送り込みしやすい場合がある[1]ため、状況に合わせて対応するとよい。

図7 準備期障害の例

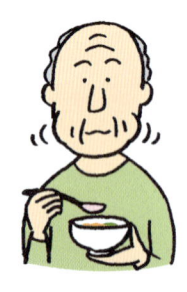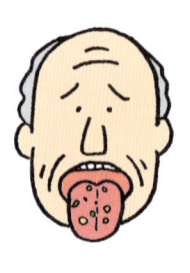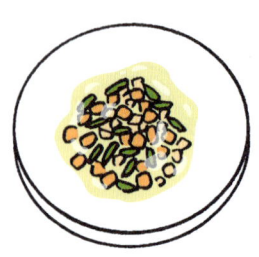

咀嚼力が低下している場合、きざみ食は食べにくいが、あんかけなどで工夫するとまとまりがよくなって食塊形成しやすくなる

3. 咽頭期障害

咽頭期とは、食物を誤嚥せずに食道へ移送する時期である。咽頭期障害の原因に合わせて食形態を選択する（図8）。

1）嚥下反射が遅れる

このパターンでは、とろみなどで食物の移送を遅くすることが有効である。この場合、水分やゼリーなど付着性がとても低い物性は嚥下が起きる前に咽頭へ食物が移送され誤嚥することがあるので注意が必要である。

2）飲み込む力の低下

脳卒中による麻痺や神経筋疾患・サルコペニアなどにより舌や咽頭の筋力が低下すると、飲み込んでも食事が喉に残ってしまう（咽頭残留）場合がある。このパターンでは、付着性が高い物性だと喉に貼り付いてより咽頭残留の原因となる。付着性の低い食形態を選択すると咽頭残留回避に効果的である。

図8　咽頭期障害の例

正常な声帯閉鎖	声帯麻痺（片側）

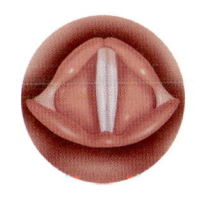 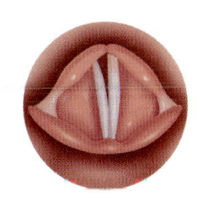

しっかり閉じることで誤嚥を防ぐ。

声帯麻痺があると凝集性が低い食物は隙間から入ってしまう。

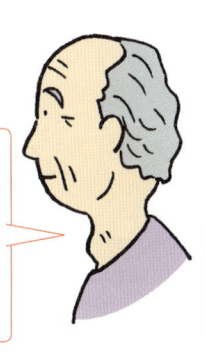

喉仏が下降している場合や脳梗塞などで反射が低下している場合は、とろみを付けると水分の移送がゆっくりになり、むせに効果的なことが多い

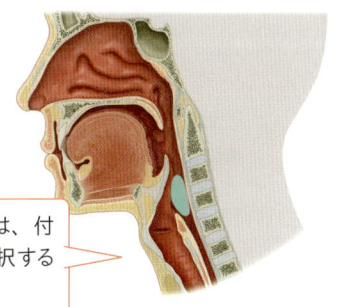

咽頭残留がある場合は、付着性の低い食物を選択すると改善しやすい

● 3）声門が閉じない（声帯麻痺など）

反回神経麻痺など声帯の動きが悪い場合、嚥下時に咽頭期では水分やきざみ食など凝集性が低い食物は声門の隙間から気管へ入りやすくなる。この場合は、凝集性が高い食物を選択すると誤嚥リスクが低くなるが、嚥下反射が遅い、飲み込みの力が弱いなどの症状がある場合は、凝集性が高い食物でも、肉や葉野菜など硬いものは避けてとろみやゼリーなどから選択するほうが安全である。

食形態判定ツール

摂食嚥下障害者に対して適切な食形態を判断するためのさまざまな表やフローチャートが報告されている。その中でも新宿食支援研究会の食形態判定表（SSK-O）は食支援初心者でも現場で活用しやすいので紹介する（図 9 ）。

SSK-Oはヘルパーやケアマネジャーを対象に開発されており【2】、観察項目から食形態選定まで至ってシンプルである。これまで説明してきた食形態の特徴や各嚥下障害の対応をイメージしてSSK-Oを活用し経験を積むことでより深くアセスメントすることが可能になる。

また、食形態の分類として「ユニバーサルデザインフード（UDF）」「日本摂食嚥下リハビリテーション学会・嚥下調整食分類2013」「農林水産省スマイルケア食」などがある。これらも咀嚼機能や飲み込みの状態に合わせて物性をわかりやすく分類しているので、摂食嚥下障害者の食形態を判断する際に活用できるツールである。

図 9 　SSK-O

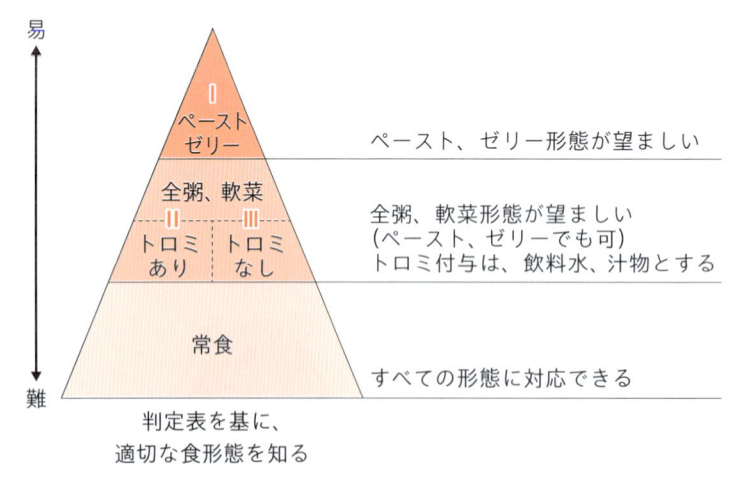

SSK-O判定表

		のど	
		良い	悪い
口	良い	常食	II
	悪い	III	I

食形態判定表の作成。
介護職でもわかる基準で判定する。
口が悪い：口に残る、なかなか飲み込まない
のどが悪い：よくむせる

SSK-O は介護職が現場での目安として使用することを想定しているため、すべてがこの表で判断できるわけではないが初級編としては使いやすい。摂食嚥下障害の症状が強い場合はより細かい評価が必要なため、さらに知識を深めて経験を積み判断力を高めていくとよい。

五島朋幸：「新宿食支援研究会」の活動.藤島一郎，栢下淳監修，嚥下機能の低下した高齢者への適切な食事提供に向けた病院・地域での取り組み経口摂取アプローチハンドブック．日本医療企画, 東京, 2015：185-191．より引用

引用文献

1 畑裕香，清水隆雄，藤岡誠二：食物形態の相違による口腔通過時間の検討―ゼリー，トロミ付き水を用いて―．日本摂食嚥下リハビリテーション学会誌 2007；11（2）：97-103．

2 五島朋幸：「新宿食支援研究会」の活動．藤島一郎，栢下淳監修，嚥下機能の低下した高齢者への適切な食事提供に向けた病院・地域での取り組み経口摂取アプローチハンドブック．日本医療企画，東京，2015：185-191．

参考文献

1. 栢下淳：摂食嚥下障害患者に対する適切な食形態の選択．The Japanese Journal of Rehabilitation Medicine 2017；54（9）：691-697．

2. 仙田直之：摂食嚥下障害と食形態の関係．Monthly book medical rehabilitation 2019；238：52-57．

呼吸訓練の実際

外塚 恵理子

呼吸器の解剖

　呼吸器は、空気の通り道である気道（上気道、下気道）とガス交換の場である肺胞（呼吸部）で構成されている。呼吸器に属する器官として、上気道（鼻腔、咽頭、喉頭）、下気道（気管、気管支、細気管支）、肺が挙げられる。

　呼吸器系は、鼻・鼻腔・咽頭・喉頭・気管・肺、肺を覆っている胸膜や呼吸に必要な横隔膜、肋間筋などから成り立っている。空気中の酸素を体内に取り入れ、代謝の結果生じた二酸化炭素を体外に排出する働きをする（図1）。

　一般には息を吸ったり吐いたりすること（換気）が呼吸と考えられているが、生体が外部環境との間で、酸素あるいは二酸化炭素をやり取りすること（ガス交換）と定義される。つまり、肺において大気から血液に酸素を取り込み、二酸化炭素を放出すること（外呼吸）も[1]、肺の末梢臓器（脳、心臓、肝臓など）において血液から酸素を取り込み、二酸化炭素を放出すること（内呼吸）も、どちらも呼吸である。

図1　気道から肺胞までのイメージ

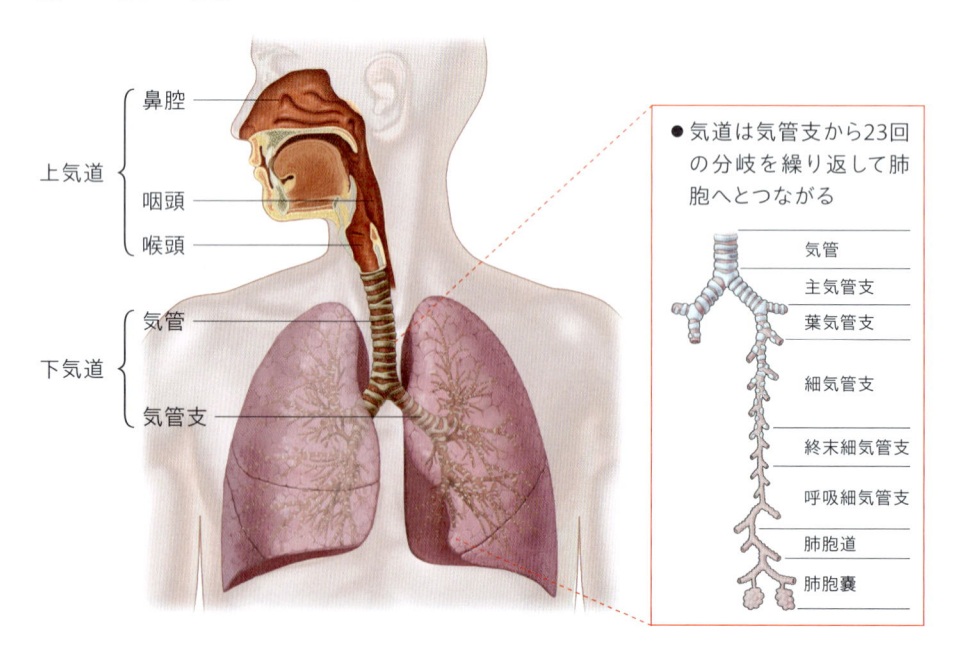

図2　呼吸時の動き

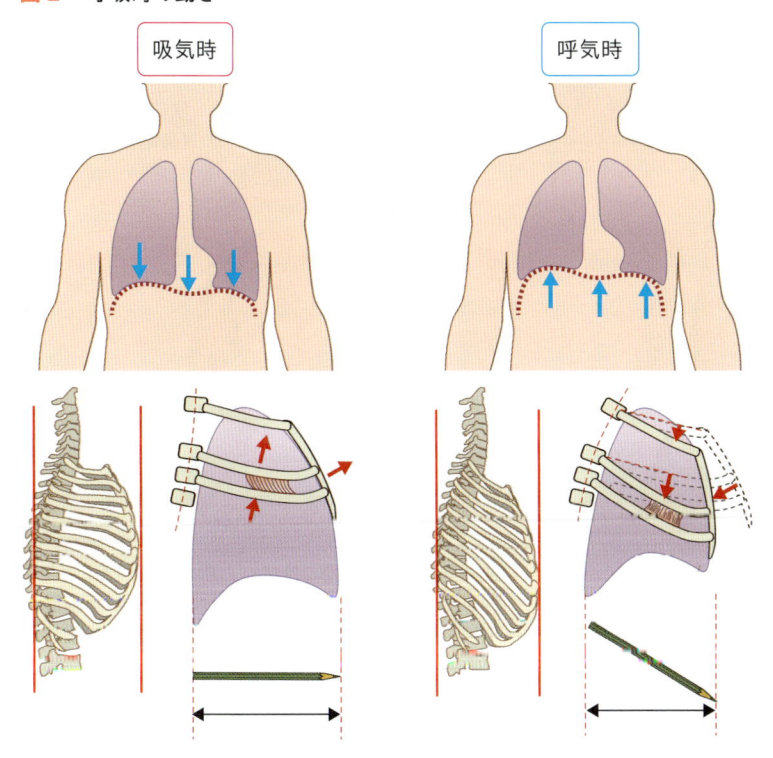

吸気時　　　　　　　　　呼気時

　吸気時は、横隔膜や外肋間筋が収縮することで胸郭が拡張し、胸腔内圧がさらに陰圧になり、肺胞が広がり空気が流れる。呼気時は、収縮した横隔膜や外肋間筋が弛緩して胸腔内圧が元に戻り空気が押し出される【1】。解剖生理を思い浮かべながら呼吸訓練をするとよい（図2）。

呼吸と嚥下の関連

　嚥下と呼吸は密接に関連している（図3）。嚥下時、気道内に異物の侵入を防ぐため、声門が閉鎖し、呼吸は一瞬停止する。このことを「嚥下時無呼吸」という【2】。嚥下時の無呼吸は嚥下が終わるまで、おおよそ1秒といわれているが、気道閉鎖の時間は、食物の量や粘度により変化する【2】。

　嚥下時無呼吸のあとは、生理的呼吸パターンである、呼気→嚥下→呼気のパターンが多い。嚥下後呼気から開始されるので、気道から食物を吸い込みにくくしている。さらに、気道防御の働きとして呼吸反射があり、くしゃみ反射や咳反射がある。

　声門より下に異物が侵入したときを「誤嚥」といい、そのときに咳反射が起きる。迷走神経を介して、延髄の咳中枢に送られ、横隔神経、肋間神経、腰神経を介して横隔膜、肋間筋、腹筋を収縮させ咳を起こす。咳嗽反射を誘発することで、誤嚥を予防している。

呼吸訓練の意義

　呼吸訓練は、誤嚥性肺炎の予防と機能の維持・向上を目的に実施する。呼吸訓練を開始するう

図3 呼吸時と嚥下時

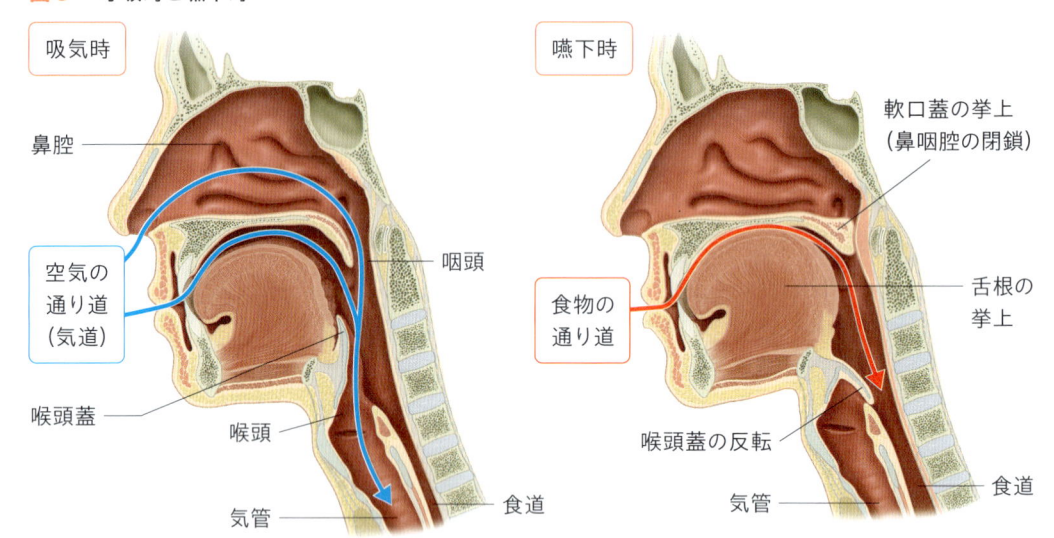

吸気時

鼻腔

空気の
通り道
（気道）

喉頭蓋

喉頭

気管

咽頭

食道

嚥下時

軟口蓋の挙上
（鼻咽腔の閉鎖）

舌根の
挙上

食物の
通り道

喉頭蓋の反転

気管

食道

空気は鼻腔・口腔、咽頭、喉頭を通って
気管へ入る。

食物などを嚥下するときは、舌根が挙上することで口
腔を塞ぐ。さらに軟口蓋が挙上することで鼻咽腔が
閉鎖され、喉頭蓋が塞がって食物が食道へ移動する。

えで、患者（利用者）が現状をどのように受け止めているのか確認し、これまでの患者の歴史や
これからの生活に関して目標を医療者とともに共有することが大切である。看護師と患者の関係
性を対等にし、多職種を交えてどうしたらよいか考えていくことが必要である。多職種、特に理
学療法士や管理栄養士と連携し、栄養と活動量を踏まえ、効果的な呼吸訓練を実施することで、
苦痛なく効果的な訓練が実施できる。活動性を上げることは栄養量も増すことになるので、栄養
と活動、休息のバランスが大切である。

　呼吸訓練を開始する前、訓練中、訓練後の患者の様子を聴診・触診し観察する。酸素飽和度だ
けでなく、呼吸数、呼吸様式、脈拍数の他に、表情や話し方の変化、例えば一語文しか語らない
などの場合は呼吸が苦しいことが考えられるからである。

　訓練の開始、途中、終了時には、対象者の全身状態、特に呼吸状態や疲労状況を観察し適宜声
かけを行い、無理なく呼吸訓練が行えるように配慮する。過度な負荷をかけすぎることで呼吸筋
疲労しないように十分注意をはらう。患者の状態に合わせて支援の方法を検討する。支援が必要
な場合は、介助者が声をかけながら支援する。対象者が徐々に自分でできるようになったら、支
援を少なくして自らの力で実施できるよう促す。

　入院中だけでなく、患者が自宅に戻ってからも呼吸訓練を継続できるように患者の生活状況や
背景を踏まえ生活の中に訓練を取り込めるとよい。

　そのためには、看護師のみが実施するのではなく、理学療法士・管理栄養士など多職種による
チームアプローチが必要となる。チームにおいて、患者の目標を患者とともに検討し、病院から
在宅での生活を踏まえた目標を設定しながら呼吸訓練を実施する必要がある。

呼吸訓練の方法

呼吸訓練にはさまざまな種類がある。1つの症状と1つの訓練が対になっていることはあまりなく、訓練内容を増やせばよいというわけでない。訓練内容が増えるということは患者や家族にとっては負担に感じることもあるため、無意味な訓練を実施しないための選択も必要となる。

1. 呼気負荷訓練

1）口すぼめ呼吸

鼻咽腔の閉鎖機能強化、口唇の動きの改善、肺機能強化に役立つ。呼気に負荷を加えることによって呼気機能を向上させる。呼気時に口唇をすぼめゆっくりと呼出する（図4）。呼気の最初の流速の減速と呼気終末の陽圧効果により呼吸数を減少させ1回の換気量を増加させる【3】。換気量が減少するため、ガス交換効率を高め、労作によって生じた低酸素血症からの回復の促進に応用できる。ゆっくりと呼吸することで、リラクゼーションになる。

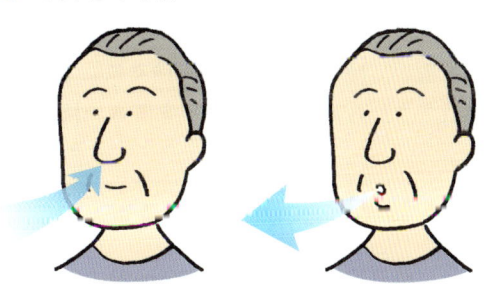

図4 口すぼめ呼吸

鼻から息を吸い、口をすぼめて口から息を吐く。3〜5回繰り返す。

口輪筋や頬筋に必要以上に力が入らないようにする。また、断続的な呼吸や深呼吸にならないように注意する。

2）ブローイング訓練、笛吹訓練

声が鼻から抜ける開鼻声や食べ物が鼻から漏れる場合に実施する。呼気時にかかわる動作により鼻咽腔閉鎖にかかわる神経や筋群へのアプローチになる。

方法は、コップに水を入れストローでゆっくり息を吐く、または、細く裂いたティッシュペーパーを吹くなどである（図5）。最初は、5cm程度の距離から開始し、距離を伸ばしていく。しかし、認知症の方などは、水の入ったストローを活用した場合は水を飲んでしまうことがあるので注意が必要である【4】。

図5 ブローイング訓練、笛吹訓練

ブローイング訓練 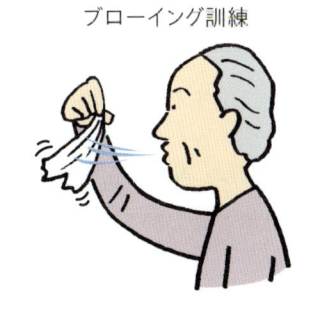　笛吹訓練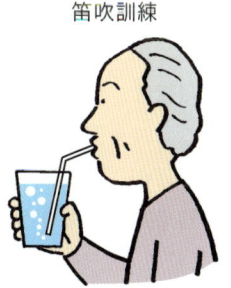

2. 呼吸筋トレーニング

1) 胸郭可動性訓練：

呼吸筋の柔軟性を促し、胸郭の可動性を改善させ呼吸活動を高める。

❶ シルベスター法

仰臥位で、両手を組み胸部の上で伸ばして上肢を保持する。吸気に合わせ上肢を挙上し、次に、呼気に合わせてゆっくりと下制する（図6）。

❷ 腹部重鎮負荷法

胸郭が挙上していないファーラー位、もしくは、セミファーラー位をとり、上胸部と上腹部に手を置いて呼吸を意識する。徐々に、上胸部の動きを抑え、上腹部が膨らむように呼気をする。慣れてきたら重鎮（おもり）を置き、持ち上がるように吸気を行い、横隔膜の活動を促す。

2) 呼吸介助法

換気の改善に加えて、気道分泌物の移動、呼吸仕事量の軽減、呼吸困難感の緩和、胸郭の運動改善・維持などの目的がある。胸郭に支援者の手掌面を当てて呼気に合わせて胸郭を運動方向に合わせて圧迫し、次の吸気時に圧迫を解除する他動的な訓練である。

3. 呼吸コントロール

嚥下の基礎練習として、および誤嚥性肺炎の予防目的で実施する。ゆっくりした深い呼吸は、1回換気量の増大や交感神経活動の軽減などの効果がある。

嚥下と呼吸のタイミングを合わせ、嚥下と呼吸のパターンを習得する。

1) 咳嗽訓練

咳嗽は、分泌物や異物を排出するための生体防御反応である。咳がうまくできない場合に実施する。咳を促してもうまくいかない場合は、深呼吸を行ってもらい、深呼吸時にいったん息を止めて吐く、再度深呼吸しいったん息を止めて咳をするというように段階的に実施するとよい[5]。

効果的な咳嗽を行うには患者の姿勢も重要である。仰臥位では強力な咳嗽は困難であり、前傾

図6　シルベスター法

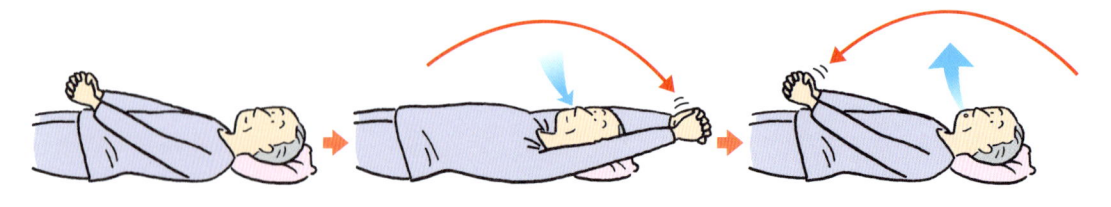

座位が最も適している。しかし、患者の状況によっては、困難な場合もあるので、頭側挙上で両膝を立てた仰臥位で代用するなどの工夫をする。

2）咳・強制呼出手技または、ハッフィング

十分に呼出力が得られない場合は、上記の訓練時、徒手的に胸郭力を強化するために吸気時に負荷を加える。

また、「はっはっは」などと、強く速く息を吐き出すことで呼気の流速を高め痰を喀出する「ハッフィング」という方法がある。軽く息を呼出したところから、呼気終末まで長く行うことで末梢の痰を移動する訓練である **[4]**。

4. 排痰法（気道クリアランス）

肺内に貯留している気道分泌物を排出する方法であり、気道内に分泌物が貯留している場合に実施する（図7）。気道分泌物が貯留しているか否か、どの肺野にあるかなどを評価して実施する（図8）。中枢にある場合は、咳嗽などで排出できるが、末梢の肺野に貯留する場合は、分泌物の貯留が予測される部位を上にした体位でドレナージし分泌物を移動させる。

訓練およびケアの前後には、聴診器を使用し気道内に分泌物が貯留していないか観察する。

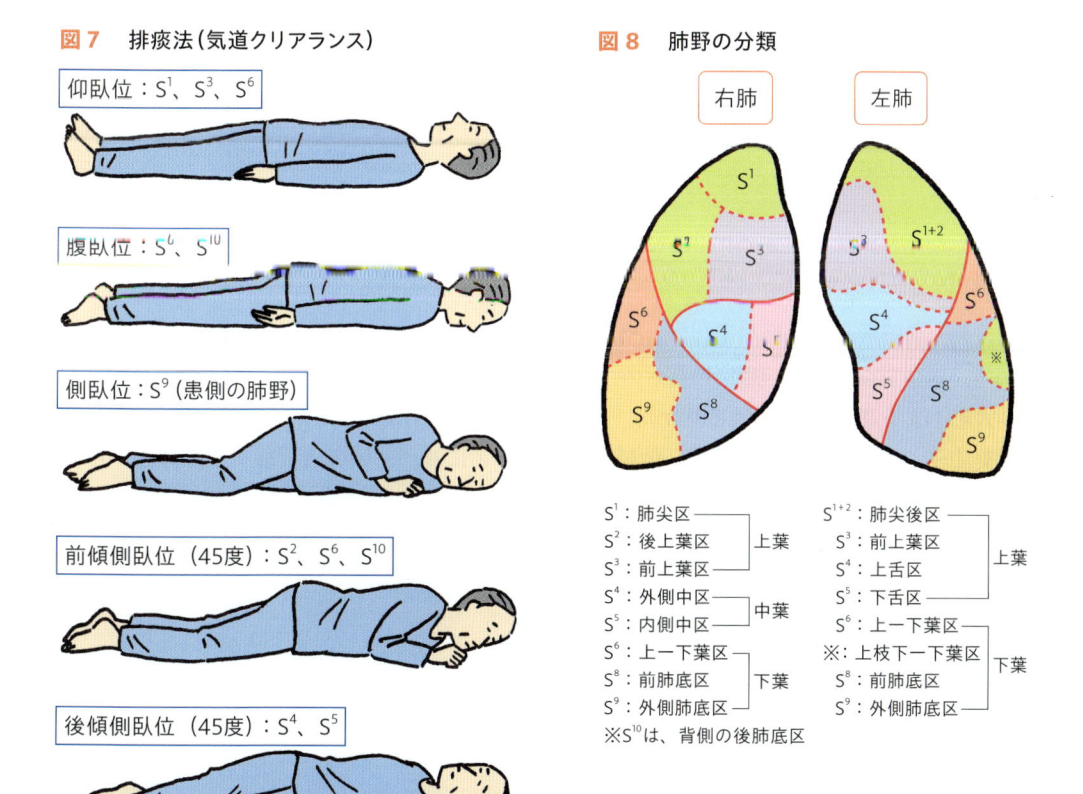

図7 排痰法（気道クリアランス）

仰臥位：S^1、S^3、S^6

腹臥位：S^6、S^{10}

側臥位：S^9（患側の肺野）

前傾側臥位（45度）：S^2、S^6、S^{10}

後傾側臥位（45度）：S^4、S^5

図8 肺野の分類

右肺　左肺

S^1：肺尖区 ─┐
S^2：後上葉区 ├ 上葉
S^3：前上葉区 ─┘
S^4：外側中区 ─┐ 中葉
S^5：内側中区 ─┘
S^6：上─下葉区 ─┐
S^8：前肺底区 ├ 下葉
S^9：外側肺底区 ─┘

S^{1+2}：肺尖後区 ─┐
S^3：前上葉区 ├ 上葉
S^4：上舌区 │
S^5：下舌区 ─┘
S^6：上─下葉区 ─┐
※：上枝下─下葉区 ├ 下葉
S^8：前肺底区 │
S^9：外側肺底区 ─┘

※S^{10}は、背側の後肺底区

5. 腹式呼吸

　リラクゼーションや気道分泌物の誘導排出の促進、咳嗽時に必要な呼吸の十分な吸気量の確保、呼吸の随意的なコントロールを目的に実施する。吸気は鼻から、呼気は口すぼめ呼吸で実施する。患者がうまく実施できないときは、自身の手を腹部に置き呼気時に軽く圧を加え、吸気時に圧を開放し腹式呼吸を実施する[5]。

＊

　嚥下と呼吸の関連を含め呼吸訓練について述べてきたが、嚥下の評価と同時に呼吸の評価を含め苦痛なく無理なく訓練を実施できる工夫と、支援体制が必要である。訓練には、障害のあるところへの訓練と、健常な部分をさらに強化するための訓練がある。治療的・代償的なアプローチに加え、患者・家族の思いを踏まえた心理的アプローチを忘れてはならない。

引用文献

1　佐伯由香，田中美智子編：ナーシンググラフィカ健康の回復と看護① 呼吸機能障害/循環器障害．メディカ出版，大阪，2014：23.

2　才藤栄一，向井美恵監修，鎌倉やよい，熊倉勇美，藤島一郎編：摂食・嚥下リハビリテーション 第2版．医歯薬出版，東京，2007：60-103.

3　3学会合同呼吸療法認定士認定委員会編：呼吸療法テキスト－改訂第2版．克誠堂出版，東京，177.

4　日本摂食嚥下リハビリテーション学会医療検討委員会：訓練法のまとめ（2014年版）．日本摂食嚥下リハビリテーション学会誌　2014；18（1）：65.

5　植松宏：セミナー わかる！摂食・嚥下リハビリテーション 1巻 評価法と対処法．医歯薬出版，東京，2005：166.

参考文献

1.　朝倉啓介，浅野浩一郎，梅村美代志，他：系統看護学講座 専門分野 成人看護学［2］呼吸器 第16版．医学書院，東京，2024.

2.　長尾大志：まるごと図解 呼吸の見かた．照林社，東京，2016.

3.　森山美和子，西村裕子，高濱明香，他編：エビデンスに基づく呼吸器看護ケア関連図．中央法規出版，東京，2021.

小児の訓練の進め方

岩田 直子

小児と成人・高齢者の摂食嚥下障害の違い

1. 摂食嚥下障害がある小児の背景

小児の摂食嚥下障害に介入する場合、成人や高齢者とは違う小児特有の背景（表1）があることを理解しておく必要がある。

1点目は、小児は身長、体重の成長や運動、精神、生理的等々の機能が発達段階にあることである。小児の成長・発達の過程を理解し、個々の成長・発達段階を捉えたうえで介入することが必要となる。

表1 嚥下障害がある小児の背景

1．あらゆる面において、成長・発達段階である
2．訓練時に本人の協力を得ることが難しい
3．訓練を進めるためには支援者の協力が必要である
4．長期的な視点をもち介入する必要がある

2点目は、小児では意思疎通が難しく、訓練を実施するにあたり本人の協力が得にくいことである。そのため、成人や高齢者に実施する検査や訓練は適さない場合が多く、受動的な訓練を中心に、いかにして機能を高めていくかを考え進める必要がある。

3点目は、保護者（養育者）をはじめとした支援者の協力が必須となることである。訓練は専門家が行うだけでなく、日常的に繰り返し、継続することでの効果が期待される。そのため、訓練を本人のみで行うことができない小児にとっては支援者の協力が必須である。

訓練は小児期だけでなく成人期までの長期にわたることが多く、支援者は保護者（養育者）中心から療育機関や教育機関、施設職員など発達段階に応じて変化・拡大していく。長期的な視点をもって介入すると同時に、本人がいつでも、どこでも、誰にでも同じ支援が受けられるように支援者が連携できる体制を構築していくことが4点目に重要な点となる。

2. 摂食嚥下障害となる時期の分類

成人や高齢者の摂食嚥下障害は正常な摂食嚥下機能が何らかの原因により低下した状態であるため、摂食嚥下障害となる時期は摂食嚥下機能の獲得後（維持期・減退期）である。これに対して小児では、正常な摂食嚥下機能の獲得期と習熟期の2つに大別することができる。さらに前者は離乳食を開始する前の哺乳期と開始以降（離乳期以降）に分けることができる（図1）[1]。

図1 摂食機能のエイジングの各段階と障害発生

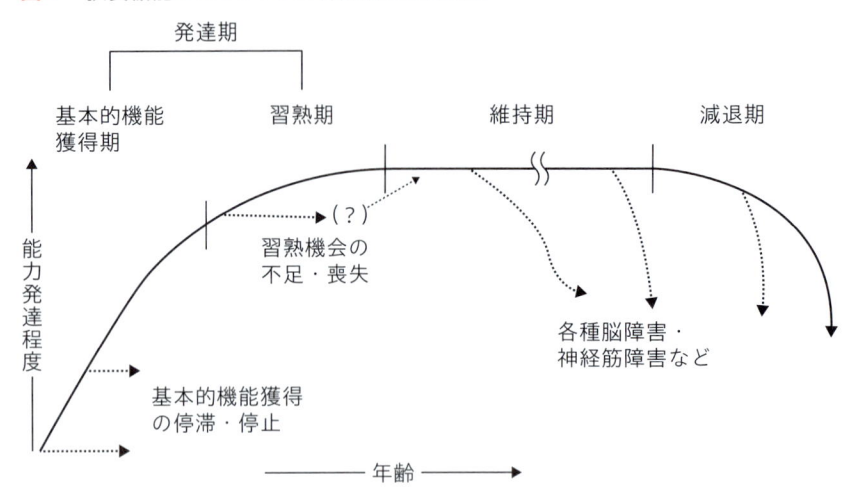

金子芳洋：摂食機能に障害のある小児の摂食指導・機能回復．小児保健研究 1989；48（3）315．より引用

3. 訓練の目的・目標

　訓練の最大の目的は「楽しく・おいしく・安全に」食べることであり、これは小児のみならず、成人や高齢者にも共通するところである。言うまでもなく、食べることは生命を維持するための栄養、エネルギー補給だけでなく、生活の中の楽しみの1つである。とりわけ、摂食嚥下障害をもつ小児は日常生活にさまざまな制限を受けることが多く、「食べる」ことができるかどうかでQOL（生活の質）が左右されることも少なくない。そのため、保護者（養育者）からの「食べる」ことへの期待は大きく、保護者（養育者）は一口でも食べさせたいと望む。

　その一方で、栄養を摂取させなければいけない、適した形態の食事を準備しなければいけないなど、「○○しなければならない」と捉えられることも多く、その負担感は大きいと考えられる。そのため、子どもが「食べる」ことは保護者（養育者）にとっても楽しみとなるよう支援していかなければならない。

　成人や高齢者の摂食嚥下障害は獲得されていた正常な摂食嚥下機能が何らかの原因により低下した状態であるため、機能を回復させること、維持することが訓練の目標となる。一方、小児では摂食嚥下障害となった時期により、目標が異なる。多くは発達期において何らかの不具合（発達に遅れ）が生じており、発達段階に応じたかかわりにより機能を促す、あるいは機能が獲得できるようにすることが目標となる。

　しかし、小児であっても進行性疾患や合併症の悪化、ウイルス性脳症や不慮の事故等、後天的な要因により摂食嚥下障害となった場合は摂食嚥下機能の獲得後であることも多く、そうした時期の障害では、機能を維持、回復させることが目標となる（図2）。

　ここでは発達期において不具合が生じている場合（発達に遅れが生じている場合）の介入を中心に述べる。

図2 摂食嚥下障害となる時期と訓練目標

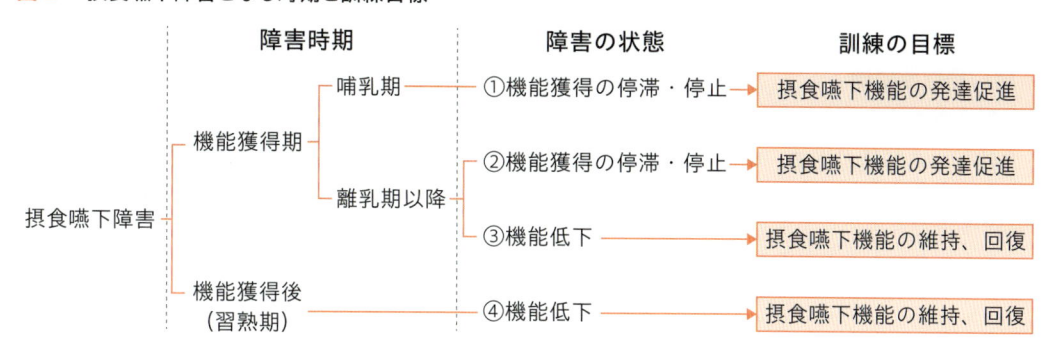

摂食嚥下機能の発達に遅れがある小児への介入

1. 定型発達を理解する

発達に遅れが生じている小児に介入する場合、年齢ではなく摂食嚥下機能の発達段階に応じた訓練を進めるため、まずは定型発達を理解しておく必要がある。定型発達とは一般的な発達で、順序性があり、一度獲得された機能は維持されるのが基本である。自転車の乗り方を一度覚えたら、しばらく乗らなくても乗り方を忘れることはないのと同じ感覚である。

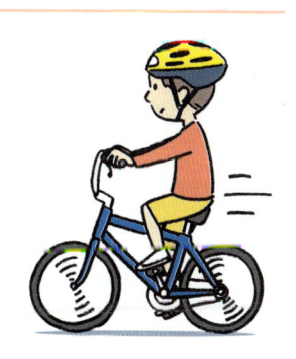

1）嚥下機能（飲み込み）の発達

嚥下機能には乳児嚥下と成人嚥下がある。生後5～6か月ころまでの嚥下が乳児嚥下であり、それ以降は成人嚥下へと発達する。乳児嚥下と成人嚥下の大きな違いは、嚥下時の口唇の状態と舌の動きである（**表2**）【**2**】。

表2 乳児嚥下と成人嚥下の違い

	乳児嚥下	成人嚥下
呼吸	必ず呼吸停止*	必ず呼吸停止
咬合状態	口を大きく開けたまま乳首をくわえて嚥下	上下の歯を咬合させる （コップ連続飲みは咬合せずに嚥下可）
口唇閉鎖	口唇は閉じていない	口唇を閉じたまま嚥下
舌の動き	前後運動	舌尖を口蓋に押し付ける

*1990年代前半には「乳児は嚥下時に呼吸をしている」という説があったが、その後の研究では乳児も成人と同様に嚥下時に呼吸停止しているとされた。

尾本和彦，小沢浩編著：小児の摂食嚥下障害と食事支援．医歯薬出版，東京，2019：45．より引用

2) 摂食嚥下機能（口唇・舌・顎の動きなど）の発達（表3、4）

❶ 経口摂取準備期

　反射運動を中心とした哺乳が主であり、指しゃぶりや玩具なめにより口腔感覚を体験し、食べる準備をする時期である。哺乳反射は次第に減弱し、舌は食物を捉えるような動きになる。顎は単純な上下運動で、顎の開閉に合わせるように舌が突出してくることが多い。

表3　摂食嚥下機能獲得過程

月齢		摂食嚥下機能獲得過程
2〜4か月	哺乳期	経口摂取準備期
5〜6か月	離乳初期	嚥下機能獲得期
		捕食機能獲得期
7〜8か月	離乳中期	押しつぶし機能獲得期
9〜11か月	離乳後期	すりつぶし機能獲得期

表4　口唇・舌・顎の機能発達がうまくいかなかった場合等の症状

	機能獲得過程	嚥下機能	口唇の動き	舌の動き	顎の動き	特徴的な動き	発達がうまくいかなかった場合・機能不全となった場合の症状
5か月	① 経口摂取準備期	乳児嚥下				哺乳反射、指しゃぶり、玩具なめ、舌の突出	拒食、触覚過敏、摂食拒否、原始反射の残存など
	② 嚥下機能獲得期		上唇の形は変わらず下唇が内側に入る	前後運動	上下運動（単純運動）	下唇の内転、舌尖の固定、舌の蠕動様運動での食塊移送など	むせ、乳児嚥下、食塊形成不全、流涎など
7か月	③ 捕食機能獲得期	成人嚥下				顎・唇の随意的閉鎖、上唇での取り込む（擦り取り）など	こぼし（口唇からのもれ）、過開口、舌突出、スプーンかみなど
9か月	④ 押しつぶし機能獲得期		左右の口角が同時に伸縮する	上下運動		口角の水平の動き（左右対称）、舌央の口蓋皺襞への押しつけなど	丸飲み（軟性食品）、舌突出、食塊形成不全（唾液との混和不全）など
	⑤ すりつぶし機能獲得期		偏側に交互に伸縮	左右運動	咀嚼運動（臼磨運動）	口角の引き（左右非対称）、頬と口唇の協調運動、顎の偏位など	丸飲み（硬性食品）、口角からのもれ、食物処理時の口唇閉鎖不全など

才藤栄一，植田耕一郎監修，出江紳一，鎌倉やよい，熊倉勇美，他編：摂食嚥下リハビリテーション第3版．医歯薬出版，東京，2016：17.
弘中祥司，田角勝：日本摂食嚥下リハビリテーション 学会e-ラーニング 74摂食嚥下の発達と障害．日本摂食嚥下リハビリテーション学会：7/20，9/20，10/20.
以上2文献を参考に作成

指しゃぶりや玩具なめの経験により哺乳以外の「食べる」ための口の動きを学習する。そのため、指しゃぶりや玩具なめの経験が乏しいと、原始反射の残存や過敏という異常感覚、摂食拒否などにつながることがある。また、舌と頬の協調運動が乏しくなることがある。

❷ 嚥下機能獲得期

反射運動中心から随意的な嚥下機能を獲得する時期である。随意的に口唇と顎を閉鎖し嚥下する機能を獲得し始める。舌は前後運動のため、なめらかにすりつぶした状態の物は処理できるが、固形物を処理することは難しい。

この段階の発達がうまくいかず口唇を閉じて嚥下することを獲得できないと、乳児嚥下や食塊形成不全、流涎などの症状につながる。

❸ 捕食機能獲得期

自発的に口唇を閉じ、食物を口腔内へ取り込むことができるようになる時期である。口唇で食物の量や物性などの情報を得て、一口の量や処理方法を選択するための準備をする。顎の開閉も徐々にスムーズになる。

この時期の発達がうまくいかないと、口唇を閉じて食物を口腔内に保持することができないことでのこぼしや、顎の開閉がコントロールできないことでの過開口につながる。

❹ 押しつぶし機能獲得期

哺乳反射はほぼ消失する。舌が前後だけでなく上下にも動くようになり、舌を口蓋に押しつけることができるようになる時期である。食物を押しつぶせるようになるため、舌でつぶせる固さの物が処理できる。この際、食物と唾液を混ぜ、味わって食べるようになる。外見的にはモグモグとしているように見えるが、顎は上下の動きが中心で、まだ左右にはあまり動かない。

この段階の発達がうまくいかないと、押しつぶしができないことでの丸飲みや、食物と唾液を混ぜ合わせることができないことでの食塊形成不全につながる。

❺ すりつぶし機能獲得期

舌が前後上下に加え、左右にも動くようになり、咀嚼機能の基本となる動きを獲得する時期である。舌で食物を左右どちらかの歯肉の上に置き、上顎と下顎の動きを使い、歯肉でつぶせる固さの物が処理できる。

この時期の発達がうまくいかないと、食物をすりつぶせないことでの丸飲みや頬と口唇が協調できないことで口角からの漏れにつながる。

3）咀嚼機能の発達

臼歯の萌出により、すりつぶし機能がさらに発達し、歯で上手に咀嚼できるようになる。

乳歯列が完成する2〜3歳頃までは十分に咀嚼することはできないが、徐々に噛む力も強くなり、やがて咀嚼機能が完成する。

2. 摂食嚥下機能の発達に遅れがある小児の発達の特徴を理解する

　摂食嚥下機能の発達に遅れがある小児では、機能が発達するときに定型発達通りの順序をたどるが、その時期が遅れる場合と定型発達通りの順序とは異なった順序、あるいは飛ばして機能を獲得していく場合がある。

　また、成人・高齢者の摂食嚥下障害にはみられない異常パターン（**表5**）がみられることがある。一度獲得した機能であっても訓練や適切な支援を続けないと機能を失ってしまうことがあるのも特徴である（**表6**）。

表5　異常パターン

舌突出	緊張した舌が口腔外に出た状態。全身の筋緊張に伴ってみられることが多い
過開口	上下の顎が開き、口を最大限に大きく開けてしまう状態。捕食の際に筋緊張が亢進することで起こることが多い
丸飲み込み	押しつぶしや咀嚼が必要な食物を丸飲みしてしまう状態
緊張性咬反射	口腔内に挿入されたスプーン等の刺激で意思に関係なく反射的に咬みこんでしまう状態。口腔内の発達が未熟なことが多い

表6　摂食嚥下機能の発達に遅れがある小児の発達の特徴

①定型発達通りの順序をたどるがその時期が遅れる場合と定型発達通りの順序をたどらずに機能を獲得していく場合がある
②異常パターンがみられる場合がある
③一度獲得した機能であっても訓練や適切な介助を続けないと機能を失ってしまう場合がある

3. 訓練の考え方・進め方（表7、図3）

　小児の摂食嚥下障害の原因は単一ではなく、さまざまな要因が重なって起こる。そのため、口腔運動や嚥下運動等の摂食嚥下機能のみに注目し、機能の発達や維持を目指そうとしてもうまくいかないことのほうが多い。基礎疾患や合併症、粗大運動の発達、生活パターン、薬剤の影響などを考慮し、トータル的な支援を考えることが前提となる。

　前述のように、摂食嚥下機能の発達に遅れがある小児では発達の特徴があり、訓練をしたからといって必ずしも定型発達に沿った順序で発達するとは限らない。もちろん、定型発達に沿った発達を目指すことは必要であるが、その順序にこだわりすぎると発達を妨げることにもつながりかねないことを理解しておく必要がある。

　むしろ、順序にはこだわらず、「楽しく・おいしく・安全に」食べるために得意なことを伸ばし、不得意なこと（発達が遅れていること）を改善していく視点で、発達過程のどの部分に訓練が必要なのかを考えていくことが大切である。主に過敏の有無、嚥下状態、口唇閉鎖の有無、咀嚼の有無、異常パターンの有無、顎運動、頬の動きを確認し、訓練内容を検討する。特に異常パターンが習慣化してしまうと改善することは容易ではないため、早期の介入が重要である。

　訓練を行う際は食事時間を「訓練」と捉えることで、「食べること＝嫌なこと」とならないように配慮する必要がある。

表 7　訓練の考え方・進め方

①定型発達の順序にこだわりすぎない
②摂食嚥下機能訓練だけでなく、トータル的な支援を考える
③得意なことを伸ばし、不得意なことを改善する
④過敏の有無、嚥下状態、口唇閉鎖の有無、咀嚼の有無、異常パターンの有無、顎運動、頬の運動を確認し訓練内容を検討する
⑤「食べること＝嫌なこと」とならないよう、訓練を実施する時間帯・タイミングを考える
⑥安全に配慮しながら可能な範囲で直接訓練を取り入れる
⑥訓練時の姿勢を調整する
⑦適切な食具、食形態を考える

図 3　小児の摂食嚥下障害への介入の方法

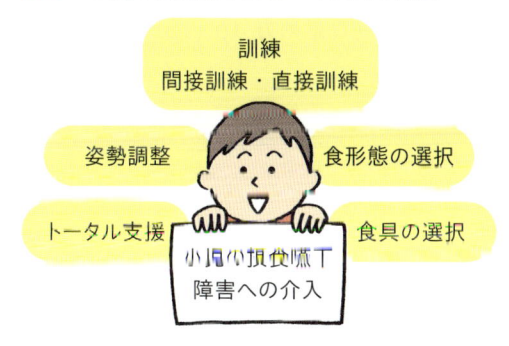

訓練	摂食嚥下機能の発達を促す内容 異常パターンを抑制する内容
姿勢調整	頭部と体幹が安定し、リラックスできる姿勢
食形態の選択	摂食嚥下機能の発達に応じた食形態
食具の選択	捕食しやすいスプーンの選択 刺激が少ない素材のスプーンの選択

　例えば、直接訓練と間接訓練を組み合わせて行う際に、間接訓練後に直接訓練を行うほうが効果的である場合がある一方で、過敏除去のように本人にとり不快や苦痛を伴う間接訓練と直接訓練を続けて行うことで、「食べること＝嫌なこと」とインプットされてしまうこともある。そのため、訓練内容や本人の受入れ状態を考慮し、訓練を実施する時間帯やタイミングを考えることが大切である。

　また、間接訓練は直接訓練の補助にはなるが、間接訓練のみを繰り返していてもうまく食べることができるようになるわけではないことを認識しておく。これはスタンドで立てられた自転車でペダルをこぐ練習をいくら繰り返しても、「＝（イコール）乗れる」にはならないのと同じである。嚥下反射がない場合や遅れる場合、嚥下と呼吸がうまく協調できない場合など誤嚥の可能性が高い場合を除いては、安全に配慮しながら、少量でも食物を用いた直接訓練を取り入れることを検討する。

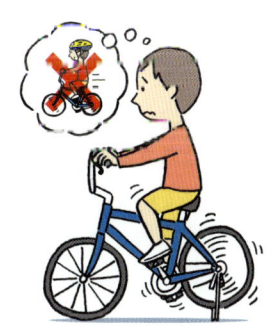

　訓練内容と同時に訓練時の姿勢や使用する食具、食形態も訓練効果を左右するほど重要である。姿勢は舌や顎運動、嚥下に大きな影響を及ぼす。食具では特にスプーンの選択（表 8）が重要となる。

　食形態は機能獲得段階に応じた形態を選択することが重要である。発

表 8　スプーンの選択基準

大きさ	一度に嚥下できる量がのせられる程度のもの
形	ホールが浅く（平ら）、捕食しやすいもの
材質	緊張性咬反射がある場合は基本的にはソフトなもの

達段階よりも高い形態を選択すると（例：押しつぶし機能獲得期に固い固形物を選択する）、うまく処理することができず丸飲み等につながる。逆に、低い形態を選択すると（例：すりつぶし機能獲得期にペーストを選択する）、本人が持つ機能を十分に引き出せない。

したがって、離乳食の進め方を参考にして、適切な食形態を選択する。麻痺や筋力低下、口腔・咽喉頭などの構造異常、感覚障害がある場合は離乳食よりも緩徐なステップアップが必要となる。そのような場合は『発達期摂食嚥下障害児（者）のための嚥下調整食分類2018』を参考に選択する。

訓練の実際

訓練は、成人・高齢者と共通するものと、成人・高齢者では実施されることが少ないものがある。成人・高齢者と共通するものについては「間接訓練の具体的な進め方（p.115）」「直接訓練の具体的な進め方（p.129）」の項を参照していただきたい。

1. 姿勢の調整

摂食嚥下障害がある小児では筋緊張のコントロールが難しいことがある。そのような小児が「おいしく・楽しく・安全に」食べるようになるための訓練を進めるには、訓練時の姿勢が重要となる。基本は体幹を起こし、頸部を少し前屈した姿勢であるが、個々の筋緊張や変形拘縮の有無・程度、呼吸状態などを考慮し、本人がリラックスでき、なおかつ頭部や体幹を安定して保持できる姿勢を調整する。

また、口唇、舌、顎の運動が阻害されず、効率的に行える姿勢であることも重要な要素である。ここではリクライニングを使用した基本的な姿勢と小児特有の介助座位、頸部の支え方を示す。

1）リクライニング姿勢

日常姿勢が臥位の場合、急にリクライニング姿勢をとろうとしても循環動態の変化に対応しきれなかったり、筋緊張が高まりうまくいかなかったりすることがある。そのため、摂食嚥下訓練時のみならず、日常姿勢の中で少しずつリクライニング姿勢を取り入れるようにし、段階的に角度を上げていく。角度は45～60度くらいを目標とするが、個々の状態に合わせ、本人が苦痛なく安定して保持できる角度とする（図4）。

2）介助座位

頭部が安定しない場合や筋緊張が高いあるいは低い場合、反り返りが強い場合、身体のねじれがある場合等で、姿勢調整がうまくいかない小児では、抱っこをして姿勢を整えると（介助座位）うまくいくことがある。この場合、支援者もリラックスし、負担が少ない状態で介助できるように支援者自身の腕や腰を支えるためのクッションを使用するなど工夫するとよい。

支援者が長座の場合を図5に、支援者があぐら座位の場合を図6に示す。頸部の支え方の正しい方法と誤った方法を図7に示す。

図4　リクライニング姿勢

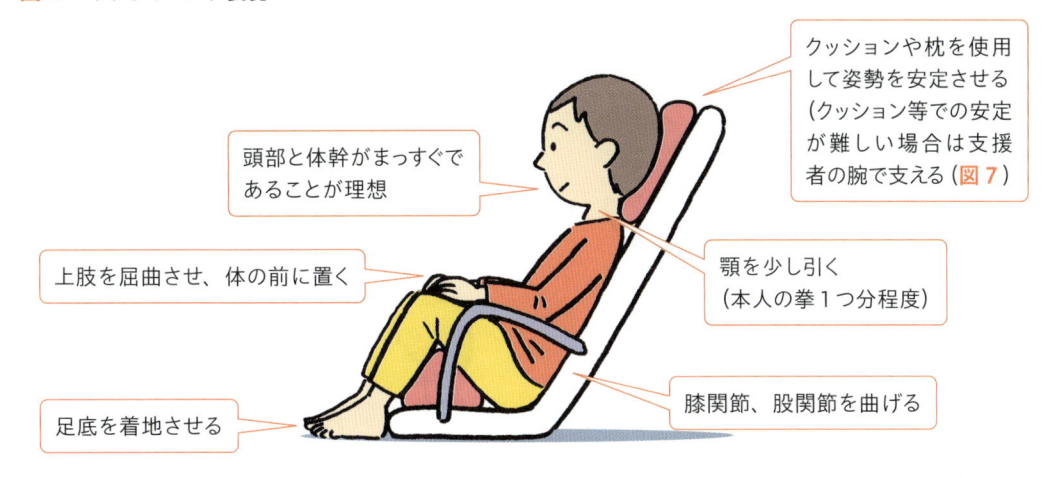

クッションや枕を使用して姿勢を安定させる（クッション等での安定が難しい場合は支援者の腕で支える（図7））

頭部と体幹がまっすぐであることが理想

顎を少し引く（本人の拳1つ分程度）

上肢を屈曲させ、体の前に置く

膝関節、股関節を曲げる

足底を着地させる

図5　長座での介助座位

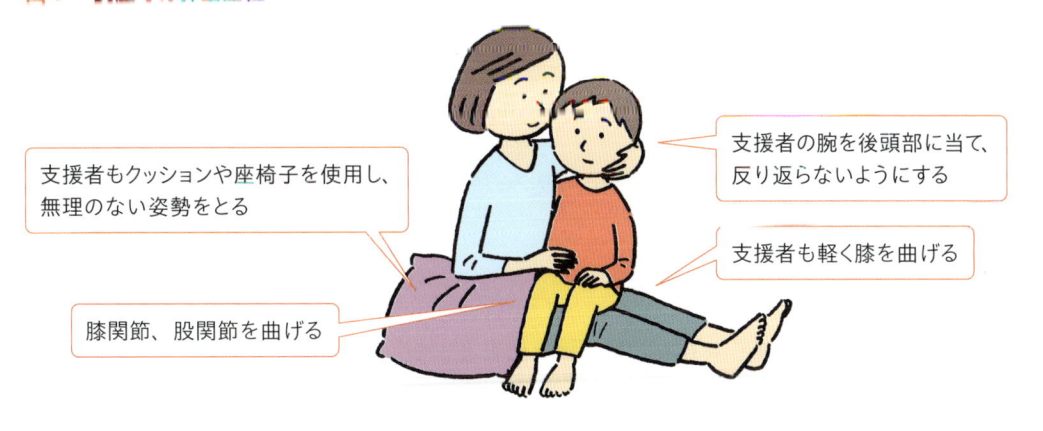

支援者の腕を後頭部に当て、反り返らないようにする

支援者もクッションや座椅子を使用し、無理のない姿勢をとる

支援者も軽く膝を曲げる

膝関節、股関節を曲げる

図6　あぐらでの介助座位

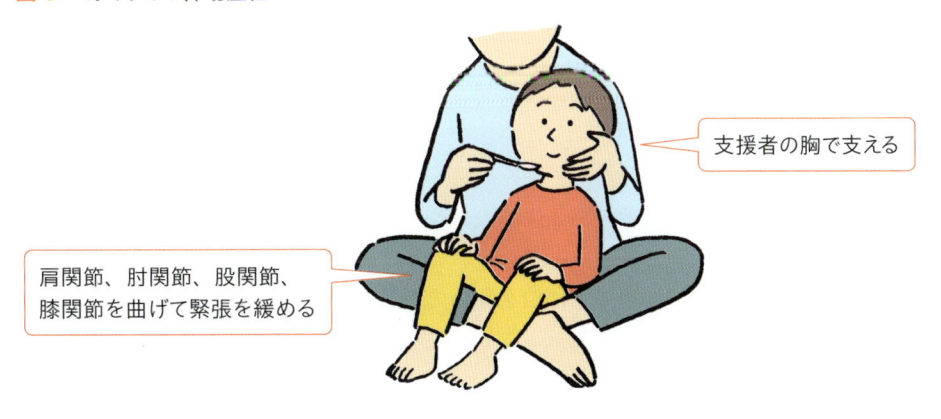

支援者の胸で支える

肩関節、肘関節、股関節、膝関節を曲げて緊張を緩める

小児の訓練の進め方　163

図7　頸部の支え方

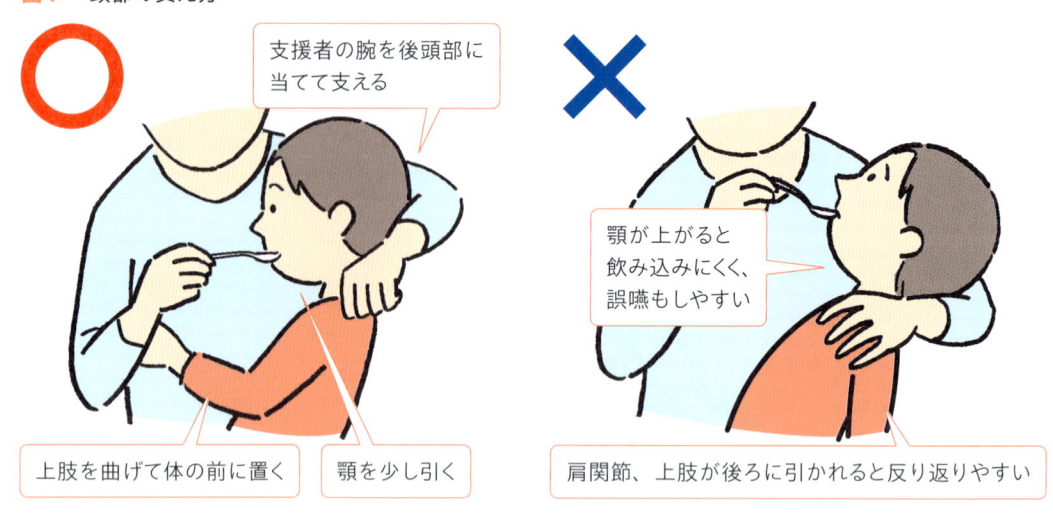

支援者の腕を後頭部に当てて支える

顎が上がると飲み込みにくく、誤嚥もしやすい

上肢を曲げて体の前に置く

顎を少し引く

肩関節、上肢が後ろに引かれると反り返りやすい

2. 直接・間接訓練

1）口唇閉鎖の促し

口唇の閉鎖は捕食、口腔内の食物保持や送り込み、嚥下圧のために重要であるため、口唇閉鎖ができるように練習をする。

❶ 下顎・下唇介助

下顎の動きや下唇の動きを引き出し口唇閉鎖を促す方法を図 8 に示す。

❷ 口唇閉鎖介助

頭部を固定しながら上下唇を介助し口唇閉鎖を促す方法を図 9 に示す。
（頭部が不安定なときや下顎が上がりやすいときはこちらを選択する）

❸ 上唇閉鎖の促進

上唇の動きを引き出す方法を図10に示す。

2）過開口の抑制

顎の開閉コントロールができず、必要以上に口を開いてしまうと捕食ができない。適切な位置の開口ができるように練習する（図11）。

3）舌突出の抑制

舌突出は口腔内の食物がこぼれてしまうだけでなく、丸飲み込みを助長する。舌を口腔内にとどめ、嚥下ができるように練習をする（図12）。

図8　下顎・下唇介助

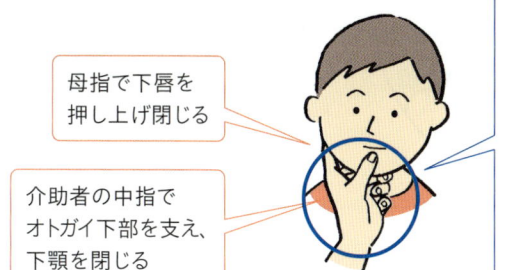
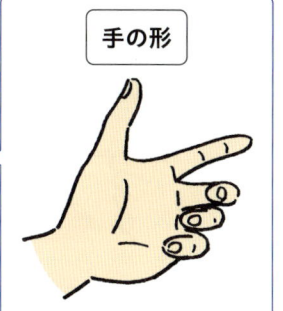

母指で下唇を
押し上げ閉じる

介助者の中指で
オトガイ下部を支え、
下顎を閉じる

手の形

図9　口唇閉鎖介助

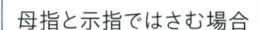

母指と示指ではさむ場合

示指と中指ではさむ場合

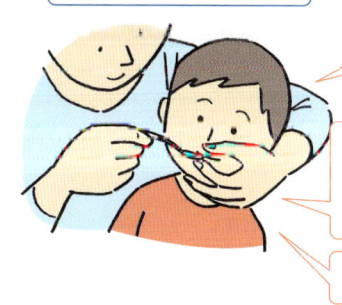
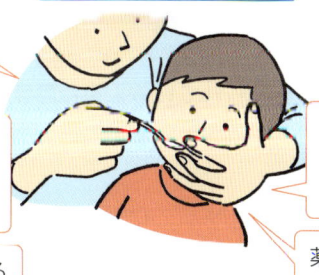

腕で頭部を
固定する
（支える）

母指で上唇を閉じ、
示指で下唇を
閉じるようにする

中指で下顎を閉じる

示指で上唇を閉じ、
中指で下唇を閉じ
るようにする

薬指で下顎を閉じる

図10　上唇閉鎖の促進

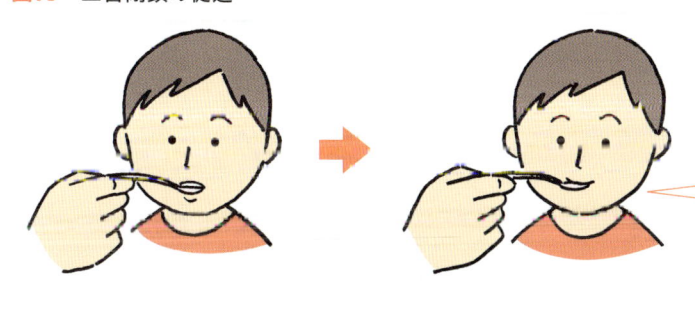

下唇にそっとスプーンを当てて、
上唇が閉じてくるのを待つ

図11　過開口の抑制

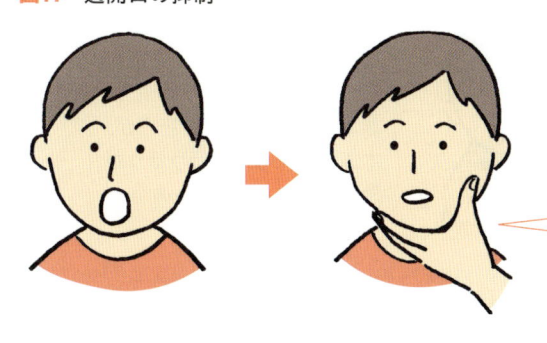

支援者の手でいったん
下顎を閉じて、中間位
（スプーンが入る程度）
を保持する

図12 舌突出の抑制

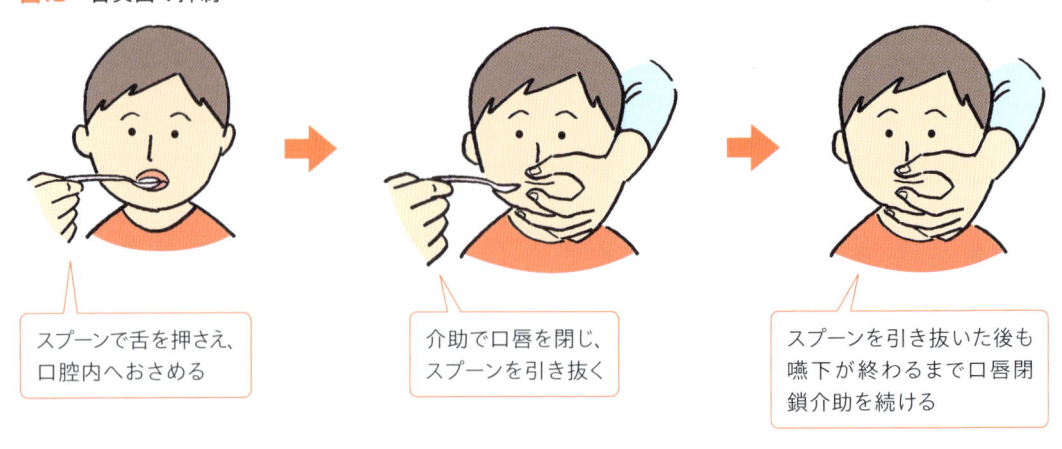

スプーンで舌を押さえ、口腔内へおさめる

介助で口唇を閉じ、スプーンを引き抜く

スプーンを引き抜いた後も嚥下が終わるまで口唇閉鎖介助を続ける

4）過敏の除去

　過敏はしびれた足を触られているような感覚である。口周囲、口腔内の過敏はスプーンや食物を口腔内に入れることを困難にする。口周囲や口腔内にじっくりとした刺激を与え、過敏が除去できるようにする。

　口周囲の過敏の除去方法を**図13**に、口腔内の過敏の除去方法を**図14**に示す。

図13 口周囲の過敏の除去

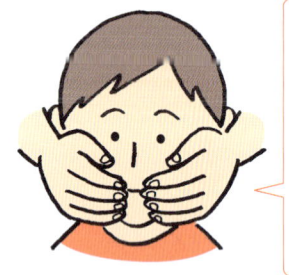

手のひら（〜指腹）全体で口周囲を10秒程度押さえ、じっくり刺激を加える。このとき、手をずらしたり、離したりしないように注意する

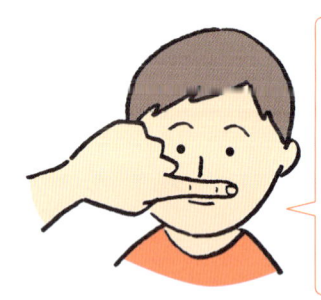

口唇の上（下）を指腹で10秒程度押さえ、じっくり刺激を加える。このとき、指をずらしたり、離したりしないように注意する

図14 口腔内の過敏の除去

示指を奥歯の歯肉（上・下・左・右）→前歯の歯肉（上・下）の順にそれぞれ10秒程度押さえ、じっくり刺激を加える。このとき、指をずらしたり、離したりしないように注意する

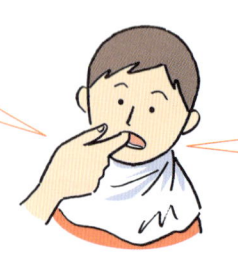

基本は支援者の指で行うが、本人の指を使って行うほうが受け入れがよい場合もある

5）緊張性咬反射への対応

　スプーン等の刺激で誘発されるため、刺激や刺激への反応を少なくするようにする。
　また、万一噛み込んでしまった場合には安全に配慮し、適切な対応をする。
　基本的には金属製やプラスチック製以外のソフトスプーン（シリコン製）を使用するほうがよい。ただし、軟らかい素材のスプーンの場合、噛み切らないように注意が必要である。
　噛み込んでしまった場合は無理に引き抜こうとせず、口唇をしっかり閉じ、頭部をゆっくり前屈させて緊張が緩むのを待ってから引き抜くようにする。
　刺激への反応を少なくするため、食前に歯肉マッサージをする。

6）丸飲み込みへの対応

　摂食嚥下機能の発達と食形態が合っておらず、適切に処理できていない状態のため、まずは食形態を離乳初期〜中期（噛まなくてよい形態）へ変更する。
①摂食嚥下機能の発達段階に応じた食形態への変更
②咀嚼訓練

7）嚥下反射の促通

　嚥下反射がなかなか起こらない場合は、口を閉じた状態で前頸部を支援者の示指と中指で下から上に向け5〜6回さすり刺激する（**図15**）。

8）その他の口腔機能の向上

　その他の口腔機能向上の訓練を以下に挙げる。
①口唇訓練
②頬訓練
③舌訓練

図15　嚥下反射促通のための刺激法

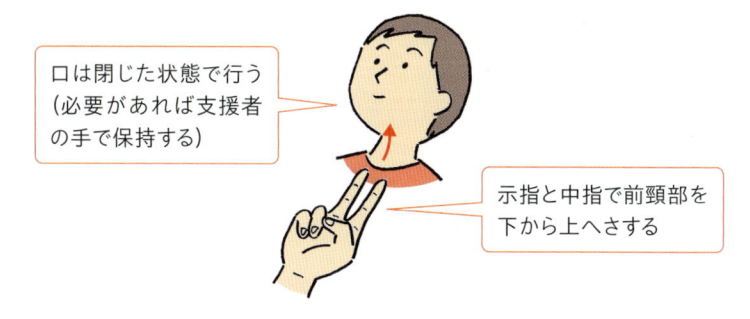

口は閉じた状態で行う
（必要があれば支援者
の手で保持する）

示指と中指で前頸部を
下から上へさする

引用文献

1 日本摂食嚥下リハビリテーション学会e-ラーニング：74摂食嚥下の発達と障害．日本摂食嚥下リハビリテーション学会：5/20．

2 尾本和彦，小沢浩編著：小児の摂食嚥下障害と食事支援．医歯薬出版，東京，2019：45．

参考文献

1. 才藤栄一，植田耕一郎監修，出江紳一，鎌倉やよい，熊倉勇美，他編：摂食嚥下リハビリテーション 第3版．医歯薬出版，東京，2016．
2. 尾本和彦，小沢浩編著：小児の摂食嚥下障害と食事支援．医歯薬出版，東京，2019．
3. 田角勝：トータルケアで理解する子どもの摂食嚥下リハビリテーション－食べる機能を支援する40のポイント－．診断と治療社，東京，2013．
4. 田角勝，向井美惠編著：小児の摂食嚥下リハビリテーション 第2版．医歯薬出版，東京，2014．
5. 日本摂食嚥下リハビリテーション学会医療検討委員会：発達期摂食嚥下障害児（者）のための嚥下調整食分類2018．日本摂食嚥下リハビリテーション学会誌 2018；22（1）：59-73．

摂食嚥下リハビリテーションにおける
家族への指導

西 依見子

はじめに

　療養生活において摂食嚥下リハビリテーションを継続するためには、「口腔ケアや栄養状態の改善に留意しながら、介護環境を整備することが推奨されるとともに、介護者の知識やスキルを高めることも重要である」[1]とされており、介護者としての役割を担う家族への看護師の指導が患者への指導とともに重要となる。

　しかし、超高齢化している現状では、老老介護（高齢者の介護を高齢者が行うこと）や、認認介護（高齢な認知症患者の介護を認知症である高齢な家族が行うこと）など在宅で生活する摂食嚥下障害患者とその介護者である家族の状況は複雑化している。そのため、看護師は、家族機能をアセスメントし、摂食嚥下リハビリテーションの継続がどのように可能であるかリスク管理を行いながら家族指導に取り組むことが大切となる。本稿ではこれらを踏まえ、摂食嚥下リハビリテーションにおける家族への指導について述べる。

家族機能のアセスメント

　家族とは、「情緒的な結びつきがあり、自分たちは家族であってお互いにかかわりあって生活すると（相互に）認識している集団であり、システムである」と言われている[2]。そのため、まず、患者にとっての家族を確認することから情報収集を行う必要がある。また、家族の1人が患者となることで、その他の家族も生活に影響を受け、患者との関係性も変化していることもある。表1は家族看護過程における評価のポイントをまとめたものである[3,4]。看護師は患者の療養生活だけでなく、家族の対応状況や適応状態における変化を知り家族の生活も考慮することが大切となる。

　そのうえで、家族への指導を「何を」「いつ」「誰に」「どのように」行うかという具体的な計画を立てる必要がある。

家族への指導においてのリスク管理

　摂食嚥下リハビリテーションでは、誤嚥、窒息、低栄養、脱水などのリスク管理が重要となる。病院などの施設においては、安全で適切な栄養管理された食事が提供でき、姿勢調整に必要な車椅子などが備えられている。また、緊急時の対応が可能な環境で言語聴覚士や看護師などの専門

表1 摂食嚥下リハビリテーションにおける家族への指導

家族の対応状況の変化	
1．個々の家族員の変化	患者・家族員の①セルフケア、②問題に対する認識、③情緒の安定性、④対処に対する意欲
2．家族の関係性における変化	①コミュニケーション、②相互理解、③役割分担、④情緒的関係性、⑤意思決定
3．家族単位の社会性の変化	①生活上の調整、②社会資源の活用、③生活環境の調整
家族の適応状態における変化	
	①患者・家族員の心身の健康状態、②患者・家族員の日常生活の質、③家族員間の人間関係の質

鈴木和子，渡辺裕子，佐藤律子：家族看護過程，家族看護学―理論と実際 第5版．；日本看護協会出版会，東京，2019：127-128．より引用

表2 嚥下調整食に対する家族のよくある問題と必要な指導内容の例

家族のよくある問題	必要な指導内容
提供している嚥下調整食のエネルギー量が少ない	栄養補助食品などを含めた必要エネルギー量が摂取できる方法
硬く付着性が強い摂取が困難な嚥下調整食を提供している	ゲル化剤の使用などを含めた嚥下調整食の作成方法
ダマができていたり、付着性が強すぎるとろみ茶などを提供している	適切な濃度を含めた正しいとろみ剤の使用方法

職によるリハビリテーションが行われる。

　しかし、在宅では家族が嚥下機能に適した食事形態の準備、姿勢調整、食具の工夫、適切な嚥下手技を用いることが必要となり、加えて、口腔ケア、栄養・水分管理、緊急時の対応までも担うことが多い。食品の買い出し、調理、食事介助・口腔ケアなどの日常的介護は、家族に身体的・心理的・経済的な負担を生じさせることがある。

　看護師は、リスク管理の視点をもちながら患者の療養に必要な指導を行うが、家族が協力して当たり前と考えないように気を付ける必要がある。家族の負担を考慮し、社会資源を利用するなど家族に過剰な負担がかからないように配慮したリスク管理を行うことが大切となる。

1. 低栄養の予防に関して

　患者や家族は在宅療養のなかで、表2のような問題状況を呈することがある。家族での嚥下調整食等の準備が困難な場合は、市販品の嚥下調整食等を利用することも有効である。ただ、日常的に市販品を購入すると経済的な負担となることや、患者自身が市販品のゼリーやムース状の食品に飽きてしまい、喫食量が減り摂取エネルギー量が低下してしまうこともあるため注意が必要である。そのため、エネルギー量の高い脂肪を多く含むマヨネーズやドレッシングなどを使用した工夫を日々の食事で取り入れられるように支援を検討する。また、栄養状態を家族が判断する

ために体重測定はよい指標となる。定期的な体重測定をどのように行っていくか指導内容に含めることも大切である。

介護保険制度では在宅患者訪問栄養食事指導料の算定が可能である。栄養ケア・ステーションなどの管理栄養士と連携することで、在宅で可能な調理方法を含めた指導を取り入れることができる。さまざまな視点から低栄養の予防につなげる必要がある。

1）食品の硬さと付着性の評価

嚥下調整食は、食物の一口の大きさよりも食物自体の硬さや付着性がより重要となる。食品の硬さを簡易に評価できるものとして「カメルカ」（はなすたべるくらす舎）がある。こちらを使用すれば、「舌でつぶせる」「歯ぐきで簡単につぶせる」等の調理した食物の硬さの程度を判断しやすくなる（図1）。食物の付着性は、図2のような方法でも簡易に判断することができる。家族が適切な嚥下調整食を提供できているかどうかを判断できるように支援することも大切である。

2）内服方法に関して

摂食嚥下リハビリテーションを行っている患者は、経口、経鼻胃管、胃瘻など薬剤の投与経路がさまざまであることが多い。経口からの場合は、水、オブラート、とろみ水、ゼリー、簡易懸濁とろみ法（図3）などを使用しての内服方法がある【5】。簡易懸濁とろみ法には適さない薬剤

図1　カメルカを使用した食物の硬さの評価

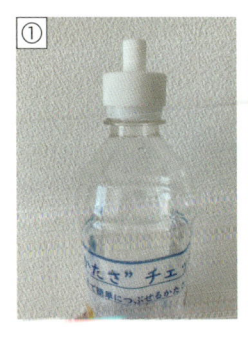
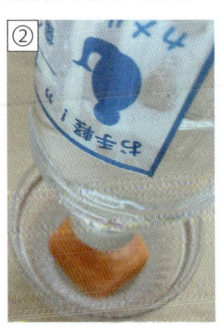
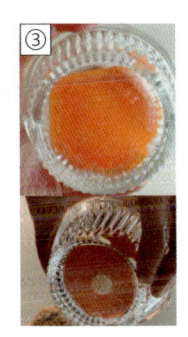

①ペットボトルに、「舌でつぶせる」「歯ぐきで簡単につぶせる」の目安量ステッカーを貼る。
②測りたい目盛りまで水を入れ軽く食物にのせる。
③適切な硬さの場合は器の下からカメルカの先端が見える。

図2　付着性を簡易に確認する方法の一例

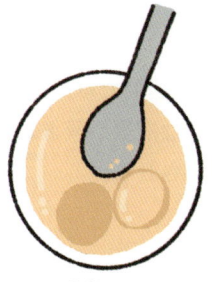
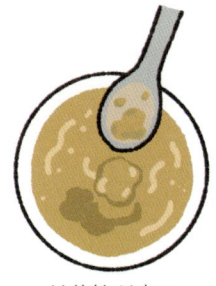

付着性が低い　　付着性が高い

スプーンにすくい、裏返してスプーン離れを確認する。

スプーンを振っても離れない場合は付着性が高いため、摂食嚥下障害のある療養者には摂取が困難になる可能性がある。

図 3　簡易懸濁とろみ法について

- 温湯（55℃）を準備し、処方薬1回分を薬杯等に入れ、温湯を入れて崩壊・懸濁させる（10分程度）
- 温湯は電気ポットの湯：水道水を約2：1になるように入れる。または60℃等の温度設定ができる電気ポットや湯沸かしポットを利用するなどで準備する
- 濃度を確認して、適切なとろみを付ける（とろみが付かない薬剤もあるため注意が必要）

※簡易懸濁法とは、経管投与する際に錠剤を粉砕したりカプセル剤を開封したりしないで、錠剤やカプセルのまま湯（約55℃）に入れて崩壊・懸濁させて経管投与する方法である
※簡易懸濁とろみ法とは、嚥下機能が低下して水で薬を服用することが困難になった場合に、簡易懸濁法を応用した経口服薬方法のことである

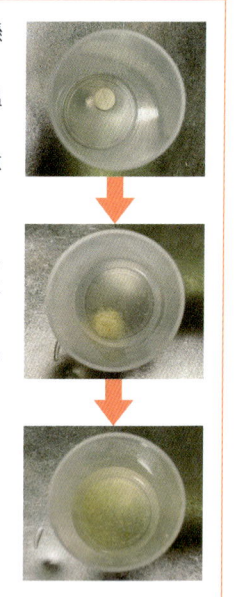

倉田なおみ編著：介護施設・在宅医療のための食事状況から導く薬の飲み方ガイド．社会保険研究所，東京，2023：89．より引用

もあるため確認が必要であるが、嚥下障害患者には少量で内服しやすいという特徴がある。看護師は、患者に適した安全な薬剤の投与方法や内服のタイミングなどを、医師や薬剤師と連携して指導を行うことも重要である。

2. サポート体制を調整する

　療養の場が移行すると、患者や家族を支えるメンバーも変化する。言語聴覚士によるリハビリテーションが困難な場合も多い。そのため、誰がどのように摂食嚥下リハビリテーションを継続するのかを明らかにし、患者や家族をサポートする体制を調整する必要がある。

　また、吸引器の準備を含めた緊急時に対応できる体制も大切である。窒息時の対応を指導するだけでなく、誤嚥徴候（痰が増える、発熱など）が出現した際などに、家族がどのように支援を要請したらよいかなどを含めた体制の調整が必要となる。

　加えて、災害時には摂食嚥下リハビリテーションが継続できないだけでなく、安全に食べることができる環境が整わず困難な状況になることが想定される。そのため、普段から使用している食具やとろみ剤などをバッグなどにまとめておき、すぐに持ち出せるように準備しておくようにするなどの指導も大切である。摂食嚥下に関する手帳（表3）を活用すると、災害時だけでなく、通院・通所施設などにおいても摂食嚥下の状況が確認できる。また、このような記録が残されたものは、さまざまな場面で家族指導の内容を継続する助けとしての活用が期待される。

表 3　摂食嚥下に関する手帳の例

新潟嚥下手帳	新潟摂食嚥下ネットワーク懇親会
嚥下手帳	はなみずき嚥下栄養実践会
えんげ手帳	大阪急性期・総合医療センターNST運営委員会

まとめ

　療養生活のなかで、家族は「誤嚥させたらどうしよう」「自分たちと同じおいしいものを食べさせたい」など、さまざまな思いを持っている。そのため、看護師は家族の思いに寄り添いながら、「家族から情報を教えてもらう」「家族から学ぶ」という姿勢を忘れずに、家族への指導を行うようにしたい。

引用文献

1　日本耳鼻咽喉科学会編：CQ11介護環境の整備は嚥下性肺炎の発症予防に有効か？．嚥下障害ガイドライン2018年版．金原出版，東京，2018：65-66.

2　山崎あけみ，原礼子：家族看護学をはじめて学ぶ．家族の健康を引き出す看護過程．南江堂，東京，2022：3.

3　鈴木和子，渡辺裕子，佐藤律子：家族看護過程，家族看護学－理論と実際 第5版．日本看護協会出版，東京，2019：127-128.

4　山崎あけみ，原礼子：家族看護過程－家族の健康を引き出す看護過程．南江堂，東京，2022：100.

5　倉田なおみ編著：介護施設・在宅医療のための食事状況から導く薬の飲み方ガイド．社会保険研究所，東京，2023：89.

在宅における
摂食嚥下障害へのかかわり

石倉 愛

はじめに

在宅医療を必要とする療養者は年々増加傾向にあり、それに伴い摂食嚥下障害を有する療養者も増えている。在宅療養者にとって、「口から食べること」は生活そのものを維持するために重要であることは言うまでもないが、療養者を支える職種は訪問診療、訪問看護、訪問介護など多数存在していながらも、栄養管理や摂食嚥下障害に対応可能な専門職はいまだに少ない現状がある。

さらに、限られた訪問回数・訪問時間内で必要なケアを行わなければならず、訪問していない間の日常生活すべてを情報収集することは困難をきわめ、意図的にかかわらなければ在宅療養者の変化を見過ごしてしまうことも少なくない。しかし、医学的な視点で摂食嚥下障害にいち早く気づき見きわめるのは看護師の役割であり、在宅療養者の「安全に口から食べること」を支援していく必要があると考える。

摂食嚥下障害を有する在宅療養者の特徴

在宅における摂食嚥下障害患者への介入の始まりには、大きく分けて2通りあると思われる。

1つ目は、入院加療中などから摂食嚥下障害が明らかとなっており、在宅療養に向けて嚥下機能評価のもと食事形態や摂食姿勢の調整、介護者への指導が行われているケース、2つ目は今まで在宅で生活していながら問題なく食事摂取が可能だったが、病状の進行やADL低下、加齢などによって嚥下機能の低下を来しているケースである（**図1**）。

1つ目のケースでは、摂食嚥下障害を有しているという情報から、それをもとに多くの場合はケアマネジャーによってサービス提供がプランニングされる。場合によっては、入院加療中に退院カンファレンスが開催され、療養者本人と病院スタッフ、在宅サービス提供者間で情報共有する。療養者とその介護者である家族は、入院中に食事形態や摂食姿勢などについて指導され、さらに退院後には摂食嚥下に対応可能な訪問診療や訪問歯科、訪問看護、言語聴覚士などが介入し、自宅での生活を支援していく。しかし実際には、入院加療中に栄養相談などの指導が行われてはいるものの、十分ではないまま退院される場合が散見される。

2つ目のケースでは、在宅療養者の病状の進行や体調不良、筋力低下や加齢などに伴い、潜在的な嚥下機能の低下が顕著となることで、嚥下障害に対する介入が必要となる場合である。明らかに誤嚥の徴候を認める場合は、早急な対応が必要であることは明白であるが、時折むせるなど嚥下障害の症状に変動がある場合や、療養者本人の自覚症状がない場合など介入が遅れてしまう

図1　在宅における摂食嚥下障害療養者のケース

図1　在宅における摂食嚥下障害療養者のケース

1つ目のパターン

入院中
摂食嚥下障害

↓

病院での摂食嚥下ケアの指導、
栄養相談

↓

退院カンファレンス

参加者
　本人、家族、
　医師、ソーシャルワーカー、
　ケアマネジャー、
　病棟看護師、訪問看護師など

在宅での摂食嚥下ケアの情報共有

↓

退院

↓

主介護者は家族
訪問診療、訪問歯科、言語聴覚士、
訪問看護師、ヘルパーなどが介入

訪問看護師は、自宅で実践できているかを
確認し評価する→多職種で情報共有

2つ目のパターン

在宅療養者
病状の進行、体調不良、加齢
などにより嚥下機能低下

↓

ケアマネジャー、
医師（訪問診療やかかりつけ医）
などへ報告

↓

嚥下機能評価

嚥下機能に適した
・食事形態の選定
・姿勢調整
・摂食方法の検討

必要時
増粘剤使用の有無
錠剤の内服方法の検討

↓

本人、家族、ケアマネジャー、
サービス提供している多職種などへ
具体的ケアの提示、情報共有

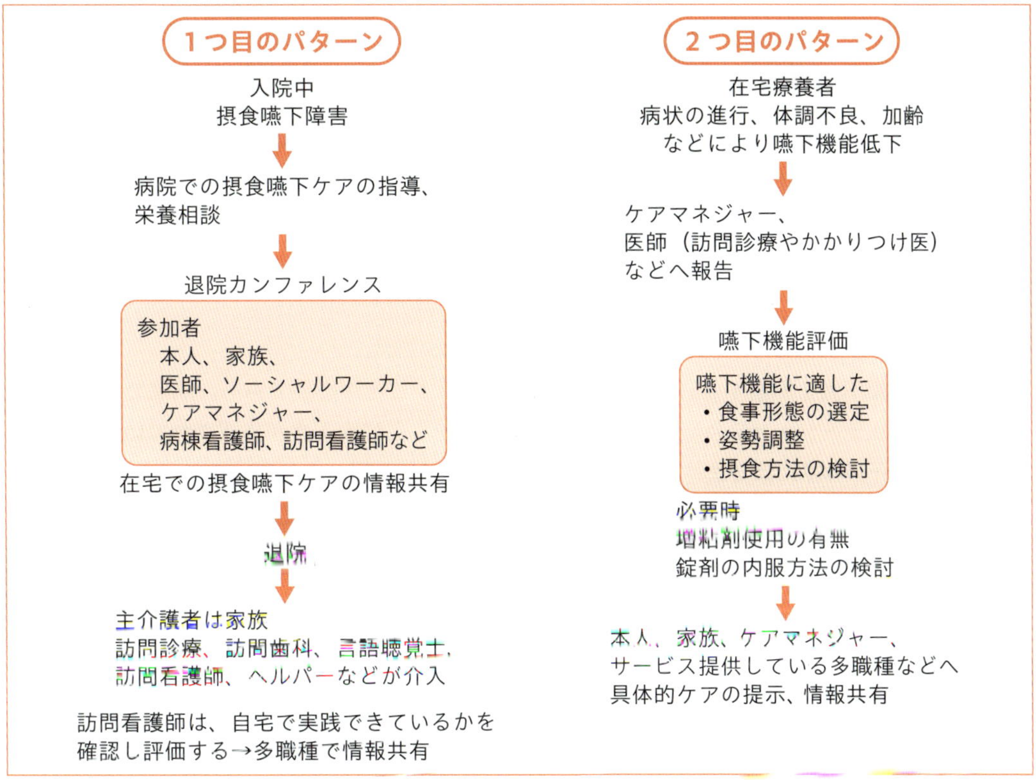

ことも少なくない。普段、食事摂取している様子や実際に食べている食事内容が見えづらく、さらに看護師など医療者が見守るなかで食事摂取するのと、日常生活のなかで食事摂取するのとでは摂食姿勢やスピード、一口量などが異なる場合もある。そのため、それを踏まえた上で、嚥下機能が低下しているために問題となることは何かを見きわめていくことが必要となる。この場合は、ケアマネジャーと訪問診療やかかりつけ医師へ情報提供するとともに、嚥下機能評価、必要であれば病院や歯科と連携し嚥下内視鏡検査を実施してもらい、食事形態の選定、姿勢調整、摂食方法の検討を行う。さらに、増粘剤使用の有無や内服薬はどのように飲むかについても具体的に検討することが必要である。

摂食嚥下に対する訪問看護の視点

　摂食嚥下障害の療養者を目の当たりにしたときに、看護師は療養者や介護者である家族に「正しい摂食姿勢」「正しい食事介助の仕方」「正しい食具の選択」「食事形態の変更」「増粘剤の使用」など、誤嚥や窒息を予防するための安全な食事摂取のためのさまざまな方法を伝えなければと感じる。訪問回数と訪問時間が限られているからこそ、次回訪問までのリスク管理として、できる限りのことを指導することは看護師として誰しもが思うことである。

　しかし、在宅においては実際にケアを行うのは療養者本人とその家族であることを忘れてはならない。その家庭の介護力の中で継続可能なことを見きわめ、最善の方法を検討していくことが重要である。まずは在宅の摂食嚥下に関する「5W1H」を確認し情報を整理していく必要があ

る [1,2]。

1) Who：誰が準備するか

在宅での食事の準備は、介護者である家族によって1日3食365日休むことなく実施されなければならない。療養者の嚥下機能に適した食事を誰が準備・調理するかを把握し支援することは在宅療養を維持する上で基盤となる。

2) What：何を（食事形態・内容）

どの段階の嚥下食を準備する必要があるか具体的に示すことが必要である。病院では『日本摂食嚥下リハビリテーション学会嚥下調整食分類2021』をもとに嚥下食が作成されていることが多いが、市販の介護食品には「ユニバーサルデザインフード」が用いられている（図2）。調理する場合と購入する場合を想定して提示するが、経済的な負担も含めて考慮することが必要である。さらに必要栄養量と水分量を提示するとともに、実際の摂取量の把握に努める。

3) When：いつ

1日何食なのか、摂取時間は何時頃なのかを設定し把握する。また、家族と一緒に摂取するのか、食事介助が必要なため療養者だけの摂取時間を設定するのかについても確認する。

4) Where：どこで

食事摂取をする場所は、自宅の居室かダイニングルームか、ベッド上かテーブルかなどについて把握する。在宅療養者によってはデイサービスやショートステイなどを利用する場合もあるため、各施設で情報共有する必要がある。

5) Why：どんな目的で

嚥下機能の改善もしくは維持目的であるのか、食べる楽しみといったQOL目的であるのか、目的によってゴール設定が変わってくるため、療養者の思いを確認する。

6) How：どのように

どれくらいの量・時間で食べているのか、自力摂取か介助が必要か、どの程度の介助量か、実際の様子を確認し、継続可能かを明確にする。

図2 嚥下調整食分類の他分類との比較

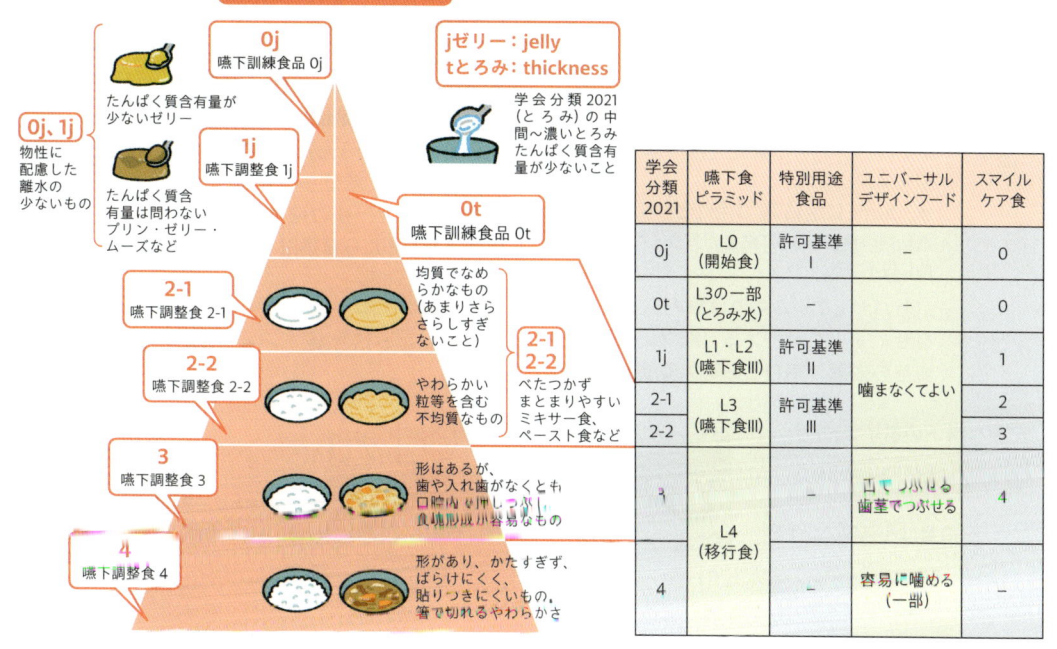

学会分類2021	嚥下食ピラミッド	特別用途食品	ユニバーサルデザインフード	スマイルケア食
0j	L0（開始食）	許可基準I	-	0
0t	L3の一部（とろみ水）	-	-	0
1j	L1・L2（嚥下食III）	許可基準II	噛まなくてよい	1
2-1	L3（嚥下食III）	許可基準III		2
2-2				3
3	L4（移行食）	-	舌でつぶせる 歯茎でつぶせる	4
4		-	容易に噛める（一部）	-

『学会分類2021（食事）早見表』『スマイルケア食の選び方』を参考に作成
ヘルシーネットワークホームページより引用
https://www.healthynetwork.co.jp/images/cms/news/jsdr2021.pdf （2024/7/30アクセス）

在宅での多職種連携

　誤嚥や窒息を予防するための安全な食事摂取において、介助者である家族を含め、看護師、ヘルパーなどが同じ姿勢調整、同じ食事介助方法を提供することがカギとなる。そこで、看護師の役割として、家族やヘルパーなど誰もが統一したケアができるよう内容を提示し情報共有することが重要となる。しかし、在宅では基本的にそれぞれの職種がサービスを提供する時間が異なるため、互いに直接会って情報交換できる場が少ない。そのためケアマネジャーを通しての連絡や、ノートなど書面での情報共有となる。

　図3、4は、実際に食事介助をするヘルパーへ情報提供した資料である。療養者によって自宅環境をはじめ、使用しているベッドや枕がそれぞれ異なるため、実際の様子から具体的に提示するとわかりやすく多職種も理解しやすくなる。さらに自宅にはさまざまな食品があふれており、療養者の嚥下機能にとってリスクとなる食事形態は多く潜んでいる。具体的に食事形態を提示することや、必要栄養量から何をどのくらい摂取すべきかも提示することで、統一したケアの提供につながるため、情報共有は具体的にすることが重要である。

　最後に忘れてはいけないことは、在宅の現場においては特に摂食嚥下に関して療養者本人が何を望んでいるか確認する必要があるということである。食べたいと思っているのは療養者本人なのか、それとも介護者である家族だけ、医療者だけが食べて欲しいと思っているのか、それにより目標設定も変化する。時折、療養者本人の思いが置き去りになっていることがあるため、何を目的に介入するのかを明確にした上で摂食嚥下療養者を支えていくことが大切である。

図3　安全な食事介助方法の情報共有の例

飲み込み時のポイント

姿勢
・ベッドUPは45度に設定。
・顎と胸の間に横指3〜4本分入るスペースになるよう枕で調整。

嚥下
・水分はコップで一口ずつ口に含み、顎を引いてゴックン。
・水300mLに増粘剤※1包でとろみ水にする。
※増粘剤の種類によって粘度が異なるため、具体的に提示する。

・パサパサしているものは飲み込みにくく、むせやすいため控える（鮭フレーク× → 海苔の佃煮、梅びしお等へ変更）。

安全な嚥下のポイント　　　　　小さいスプーン

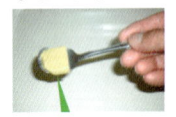

適切な姿勢

一口量は小スプーン1杯

ゴックンしてから次のひと口

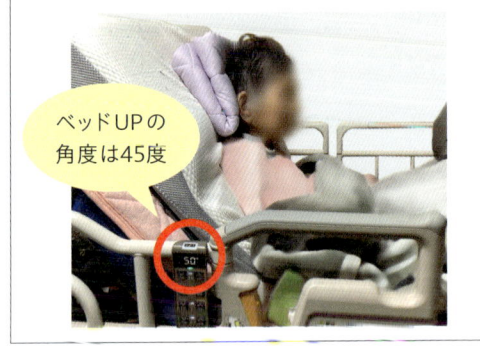

ベッドUPの角度は45度

　飲み込みが上手にできるかは、体調や覚醒状況によって左右されます。

　〇さんがしっかり起きているときに、お食事や水分をすすめていただくようお願いします。

　むせたら咳を促してください。

　のどに痰がからんだようなガラガラした声などがありましたら、咳ばらいを促してください。

　頻回なむせ、痰の増加、症状が改善しないなど何かありましたら看護師へご相談ください。

● 誤嚥が少ない姿勢　　　● 誤嚥しやすい（むせやすい）姿勢

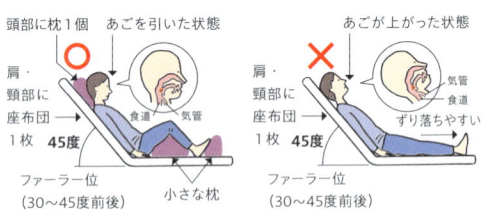

よろしくお願いいたします

訪問看護ステーション　△△
連絡先：＿＿＿＿＿＿＿＿＿

図4 ペースト食についての情報共有の例

◆食事形態

ユニバーサルデザインフードの
区分4「かまなくてよい」。
これ以外の食事は摂取しない。

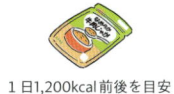

1日1,200kcal前後を目安
（1食約400kcal）

□1回30分以内を目安に食事摂取。
□覚醒不良のときは、無理に食事摂取を勧めない。
□発熱時など体調不良のときは、嚥下機能が低下
　しやすいため注意する。
□むせが続く場合は、食事摂取は中断する。

◆姿勢調整

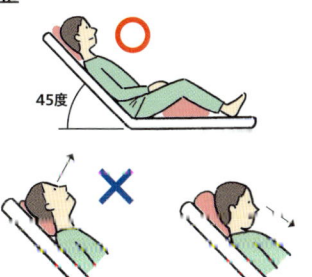

45度

◆食具　小スプーンを使用（スプーンのサイズは目安です）

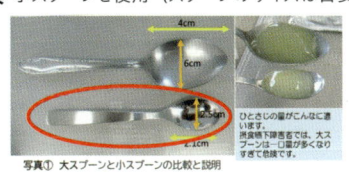

写真① 大スプーンと小スプーンの比較と説明

◆水分　とろみ水のみ可（飲水500〜1,000mL/日目標）

つるりんこの場合：水300mLに1包（1包3g）
でとろみ水を朝夕で作成

混ぜながら
増粘剤を入れる

必ずコップに
移しく飲む

摂取可能な食事形態は赤枠内です

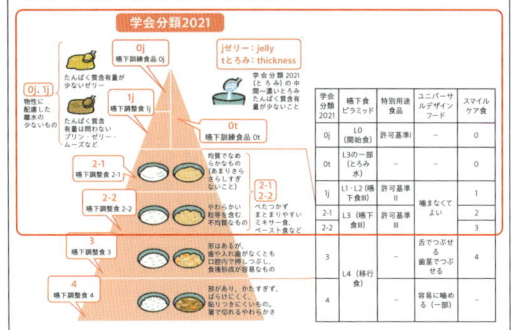

1食のメニュー例

主食	副食	
	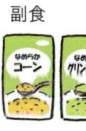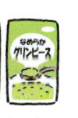	
80kcal	1パック約70〜85kcal×3	プリン1個 約90kcal

訪問看護ステーション　△△
連絡先：＿＿＿＿＿＿＿＿＿

引用文献

1　石山寿子：職種の枠を越えた先にある摂食嚥下障害者支援の連携 − QOLに貢献する支援の現実をめざして−．老年歯学 2019；34（1）：75-80．

2　山本徹，清水宗平：言語聴覚士リスク管理ハンドブック．ヒューマン・プレス，東京，2017：393-396．

参考文献

1.　白坂誉子：『食べる力』を維持するために生活を見据えた摂食嚥下障害看護．静脈経腸 2016；31（2）：705-710．

第 5 章

摂食嚥下障害の
リスク管理

誤嚥性肺炎

小利池 澄子

誤嚥性肺炎の定義

誤嚥とは、食物や唾液などが声門下に侵入することである。誤嚥性肺炎は、誤嚥が原因と考えられる肺炎である。口腔内容物や逆流した胃内容物が気道に侵入し、細菌感染や化学的刺激によって炎症を起こすことである。

肺炎は2011年以降、脳血管障害に代わって日本人の死亡原因の第3位となっている。2017年度には、肺炎から誤嚥性肺炎が独立集計され、2022年では肺炎が5位（4.7%）、誤嚥性肺炎は6位（3.6%）となった（図1）【1】。高齢者の肺炎の70%以上が誤嚥性肺炎に関連している。

誤嚥性肺炎は、特に高齢者や脳血管障害、パーキンソン病などの神経疾患や寝たきりの方に多くみられる。

『成人肺炎診療ガイドライン2024』において、誤嚥性肺炎は、「誤嚥のリスクがある宿主に生じる肺炎」と定義されている【2】（表1）。

図1　日本人の死亡原因（2022年度）

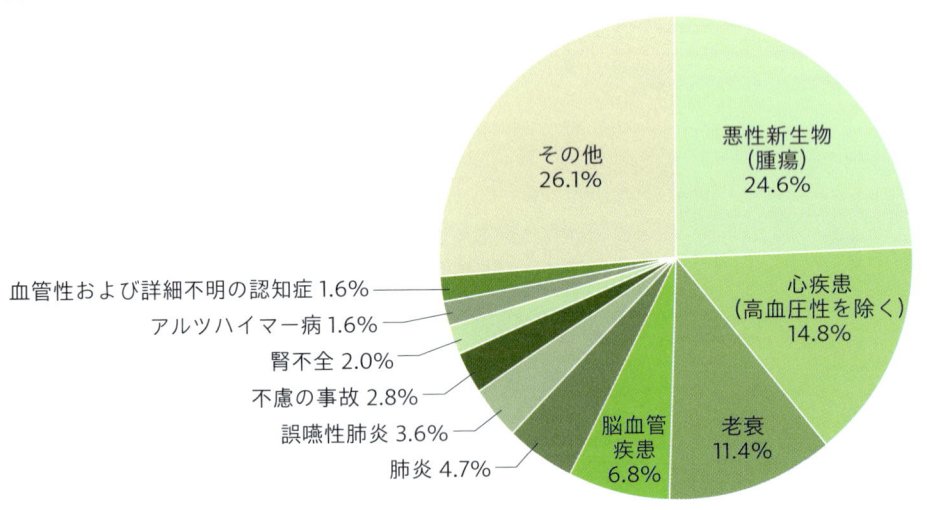

厚生労働省：令和4年（2022）人口動態統計月報年計（概数）の概況・主な死因構成割合より作成

表1 誤嚥性肺炎の臨床診断基準

肺炎の診断基準	肺炎の診断は、次の①②を満たす症例とする ①胸部X線または胸部CT上で肺胞浸潤影を認める ②37.5℃以上の発熱、CRP異常高値、末梢血白血球数9000μL以上
確実例：誤嚥の直接観察	①明らかな誤嚥が直接観察され（食物、嘔吐物等）、それに引き続き肺炎を発症した例 ②肺炎例で気道より誤嚥内容が吸引などで確認された例
ほぼ確実例：嚥下機能障害の存在	①臨床的に飲食に伴ってむせなどの嚥下機能障害を反復して認め、肺炎の診断基準①および②を満たす例 ②確実例の①または②に該当する症例で、肺炎診断基準①または②のいずれか一方のみを満たす例
疑い例：嚥下機能障害の可能性	①臨床的に誤嚥や嚥下障害の可能性をもつ基礎病態ないし疾患を有し、肺炎の診断基準①または②を満たすもの ②嚥下機能障害が、経過中に客観的な検査法によって認められた症例（嚥下誘発試験等）

日本呼吸器学会医療・介護関連肺炎（NHCAP）診療ガイドライン作成委員会編：医療・介護関連肺炎（NHCAP）診療ガイドライン. 日本呼吸器学会，東京，2011
日本呼吸器学会呼吸器感染症に関するガイドライン作成委員会編：成人院内肺炎診療ガイドライン. 日本呼吸器学会，東京，2008.
以上2文献を参考に作成

誤嚥性肺炎の原因

誤嚥性肺炎の第一の原因は、「口腔内環境」である。口腔内の清潔が十分に確保できないと、口腔内で原因となる細菌が増殖し、その菌が誤って気管から肺に入ることで誤嚥性肺炎が発症する。第二の原因は、咳反射や飲む込む機能（嚥下機能）などの「身体的機能低下」である。さらに第三の原因として、身体活動量の低下と、それに伴う食事量の減少による「栄養状態や免疫機能の低下」が挙げられる。これらの3つの要因が重なるほど、誤嚥性肺炎発症のリスクは高まる。

気道の防御反応

気管は通常は息をするために開いているが、気管の近くを飲食物等が通過する瞬間だけ喉頭蓋が高速で蓋をする。図2に示した(1)～(4)までが気道の防御反応である。

不顕性誤嚥は「むせない誤嚥」と呼ばれ、誤嚥物が声門を越えて気管内に入っても咳嗽反射が生じない状態である。誤嚥物が咳嗽で排出されずに、気管・肺に入ったままになるためバランスが崩れて肺炎のリスクが高くなる。

脳血管障害は、大脳基底核（尾状核、被殻、淡蒼球）に好発する。大脳基底核が障害されると関連する黒質でのドパミン産生・合成が低下する。ドパミン産生・合成が低下すると、サブスタンスP合成が低下する。

脳血管障害のためにサブスタンスPの合成低下が起こると、嚥下反射、咳反射の機能が低下する。食塊や唾液を誤嚥しても誤嚥物を咳嗽で排除できない（誤嚥に対する防御反応の低下）ため、誤嚥性肺炎が惹起されるのである。

図2　気道の防御反応

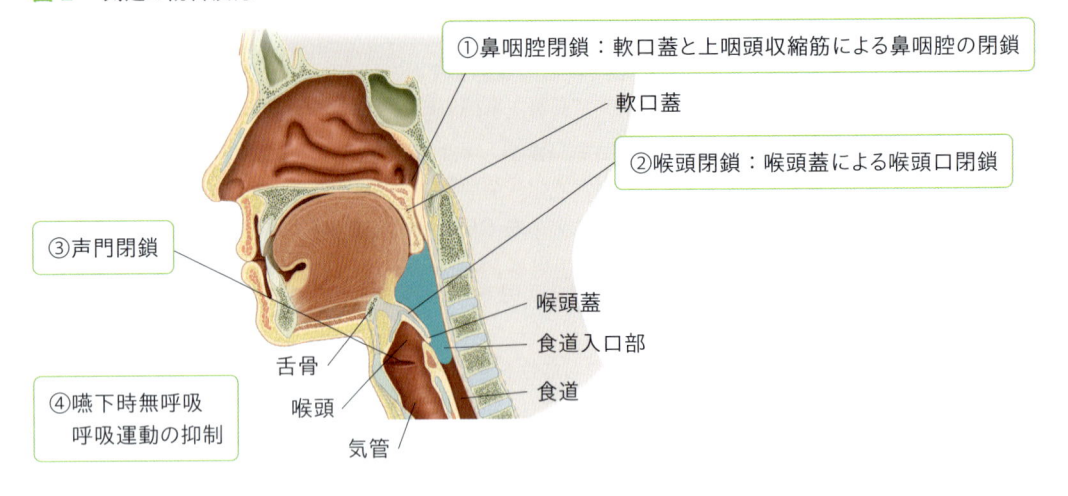

①鼻咽腔閉鎖：軟口蓋と上咽頭収縮筋による鼻咽腔の閉鎖

軟口蓋

②喉頭閉鎖：喉頭蓋による喉頭口閉鎖

③声門閉鎖

喉頭蓋
食道入口部
食道

舌骨
喉頭
気管

④嚥下時無呼吸
　呼吸運動の抑制

誤嚥性肺炎の症状

　肺炎の症状は、発熱、咳、膿のような痰が出る、などである。しかし、誤嚥性肺炎では、これらの症状がなくて、何となく元気がない、食欲がない、のどがゴロゴロと鳴る、寝ているときに急に咳き込むなどの症状がみられることが多い。そこで、誤嚥性肺炎を確認するときに見るべきポイントを表2に示す。

誤嚥性肺炎の予防

1. 口腔ケアの徹底

　食前のリハビリテーションと食後と就寝前の口腔内保清として口腔ケアを実施する。口から食べなくなると、口を動かさないことで唾液の量も少なくなり口腔内の細菌が増えるため、食べていなくても口腔ケアが必要である。歯肉へのブラッシングは知覚神経を刺激するため、摂食嚥下機能訓練にも役立つ。また、義歯は洗浄後なるべく装着する。

　口腔衛生状態のスクリーニングツールとしてのOHAT（Oral Health Assessment Tool）（p.107参照）やOAG（Eiler Oral Assessment Guide）（p.108参照）などで評価することで、口腔衛生状態を把握し口腔ケアの介入ができる。

2. 全身状態の改善と維持

❶ 免疫力の向上
　脱水予防や電解質異常の補正のために補液などによる水分管理、栄養状態改善のために経管栄養を併用する。

❷ 基礎体力の向上
　活動性が低下しやすく、廃用症候群をきたしやすいため、座位訓練、ADL訓練などで活動性を

表2　誤嚥性肺炎の確認事項

①**覚醒、認知の状況**
　声かけに対する反応、指示理解ができるか確認
②**発声、会話**
　湿性嗄声（痰がからんだような声）、気息性嗄声（息もれの多いかすれ声）、構音障害の有無・程度の確認
③**食事にかかわるエピソードの聴取**
　食形態、食事の好みの変化、食事時間、食事中・後のむせや食事前後の声質の変化の有無、体重減少の有無など
④**夜間のむせこみ、中途覚醒の有無**
⑤**嚥下障害スクリーニングテストの結果**
⑥**摂食嚥下にかかわる各器官のフィジカルアセスメント**
　口唇、舌、顎、軟口蓋運動の左右差の有無、口腔内、咽頭の知覚、口腔乾燥の有無など
⑦**注意すべき症状**
　37℃以上の発熱、咳・痰の増加（痰性状の変化、喀痰量の増加など）
⑧**肺野の副雑音聴取など胸部聴診上の異常所見**
⑨**呼吸状態の変化**
　回数・呼吸音の異常など
⑩**嚥下前後の声質の変化（湿性嗄声）**
　日常の異常声質など
⑪**炎症反応**
　CRP値、白血球の上昇など
⑫**体重減少**
　BMIや体重減少率%
⑬**患者の自覚症状、異常の訴え、易疲労感の有無**
⑭**食事摂取量の減少、食事時間の延長**
⑮**脱水症状**
　循環血液量の低下により安静時頻脈で起立性低血圧を認める

改善する。

❸ 生活リズムの改善

　入院環境でせん妄症状を併発し、睡眠薬を服用して患者は、朝食時に覚醒不良で食事摂取できないことがあるため、生活リズムの調整が必要である。

3. 呼吸機能の維持・向上、咳・喀痰喀出能力の向上

　口すぼめ呼吸は、口をすぼめてゆっくり息を吐く呼吸法で、呼吸の調整に有効である。
　深呼吸は、胸郭の十分な拡張とともに随意的にゆっくりと大きな吸気と呼気を行うものであり、摂食嚥下障害においては気道分泌物排出の促進、胸郭拡張の増大、リラクゼーションなどを目的で行う。
　排痰法は、気道内貯留した痰（分泌物）を除去する方法、体位ドレナージ、胸部軽打法、胸部振動法、胸部圧迫法、強制呼出法などの方法があり、これらを組み合わせて行うことが必要である。

4. 誤嚥をなくす、減らす方法

❶ 安全な嚥下方法を徹底する

適切な代償的嚥下法の指導、食形態の調整・姿勢・呼吸などの工夫をする。

❷ 無理はしない、させない

意識レベルが低いとき、呼吸不安定時、疲労度があるときなどは、摂食（直接）訓練は中止する（表3）。

咳き込んだ後は、しっかりと咳嗽させ、時間を取る。

❸ 食事は少量ずつ疲労を考慮する

1回の食事時間は30分程度にする。

❹ 胃食道逆流、嘔吐の予防

・食後30分以上の座位保持で過ごす。
・経管栄養施行中・後の頭側挙上、座位保持を行う。
・入眠中の頭側挙上、姿勢調整を行う。

*

これらの予防も含めて、誤嚥性肺炎に対する対応について図3にまとめた。

表3　直接訓練を中止する基準

1．頻回なむせや湿性嗄声
2．発熱（37.5℃以上）
3．痰の増加
4．炎症反応（CRPやWBC高値）
5．意識状態悪化
6．全身状態悪化

食事のときの安全なポジショニング（姿勢調整）

食塊の送り込みをしやすくし、誤嚥を軽減・防止することにより、食事が自立し、楽しみとなり、食事時間も短縮する。

図3　誤嚥性肺炎への対応

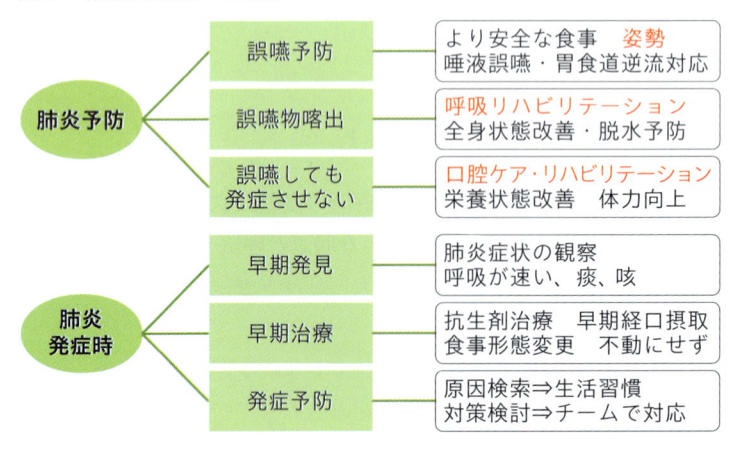

日本脳卒中学会　脳卒中ガイドライン委員会：脳卒中治療ガイドライン2015［追補2017対応］．協和企画，東京，2017．を参考に迫田綾子が作成

①体幹を安定して支持させる

身体を安定するように、全身で食事する構えをつくりだし、食欲を促して生理機能を活性化させ消化吸収を促進することが可能になる。

②嚥下障害を改善させるための代償法とする

姿勢調整により咽頭腔の位置と形態を変え食物の流れを変えて誤嚥を防ぐことができる。

③胃食道逆流を防止するリスク管理

胃からの逆流を防止するポジショニングで誤嚥を予防できる。

図 4 POTTスキルチェック

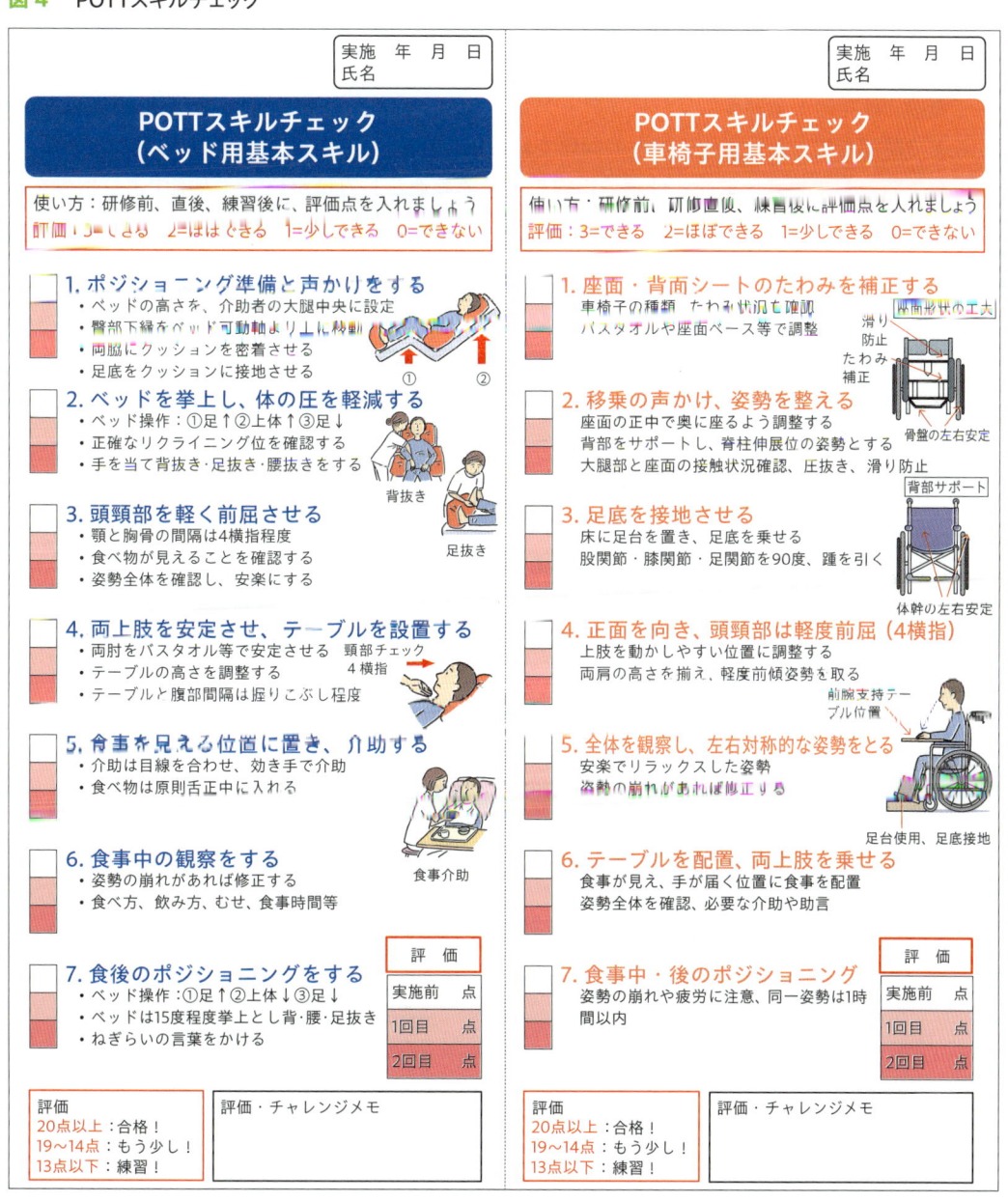

迫田綾子，北出貴則，竹市美加編：誤嚥予防，食事のためのポジショニングPOTTプログラム．医学書院，東京，2023．より引用

誤嚥性肺炎患者への実践例

■患者情報：70歳代、男性、アルコール性肝硬変、肝性脳症と腹水貯留で入院

　入院後血中アンモニアの上昇に伴ってせん妄症状が出現した。経口摂取ができず誤嚥性肺炎を併発したため、中心静脈栄養で栄養管理を行った。せん妄症状が改善するまでに2か月を要した。離床に向けて、リエゾンチームやリハビリテーションチームと協働し、日常生活動作訓練や生活リズムの調整、夜間の睡眠調整、身体損傷予防等に努めた。

　また、誤嚥性肺炎予防のために、口腔ケアや呼吸訓練・発声訓練などを実施した。廃用予防のため、ガムやグミをガーゼに包み咀嚼訓練を行った。咀嚼訓練は、患者にとって味を楽しむことから好評であり、2～3回/日実践することができた。その後、嚥下造影検査の結果、咽頭残留を認めたが、直接訓練が開始された。

　直接訓練開始1週間後にリハビリテーション目的で転院となった。せん妄症状を発生したことで時間を要した。また、娘との同居で経口摂取が確立したら自宅退院を希望していた。再発予防として患者・家族には禁酒指導や自宅での過ごし方について、入院中より指導を行っていた。

　患者の食事時のポジショニングを実践することにより誤嚥を予防するためのスキルチェックシートの1例を図4に示す【3】。

引用文献

1 厚生労働省：令和4年（2022）人口動態統計月報年計（概数）の概況：主な死因構成割合．
https://www.mhlw.go.jp/toukei/saikin/hw/jinkou/geppo/nengai22/dl/gaikyouR4.pdf
（2024/7/30アクセス）

2 日本呼吸器学会成人肺炎診療ガイドライン2024作成委員会編：成人肺炎診療ガイドライン2024．メディカルレビュー社，東京，2024．

3 迫田綾子，北出貴則，竹市美加編：誤嚥予防，食事のためのポジショニングPOTTプログラム．医学書院，東京，2023．

参考文献

1.　嚥下性肺疾患研究会世話人会編：嚥下性肺疾患の診断と治療．ファイザー，東京，2003．

窒息

檀上 明美

窒息は、咽頭喉頭から気管のいずれかの部位で異物が詰まることにより、呼吸ができなくなる状態である。完全な窒息では、ガス交換障害によって低酸素血症を生じ、身体の臓器に機能障害が引き起こされる。窒息は緊急の状況であり、速やかな応急手当が必要とされる。摂食嚥下障害がある場合、窒息のリスクは増加するため、患者の安全を確保し、適切なケアを提供するためのリスク管理と発生時の適切な対処を行うことは非常に重要である。

窒息のリスク管理

窒息しかかった事例の相談は多くある。食事のときに義歯は使用していないという家族の情報があり、さらにきれいにそろっている上下の前歯を見て大丈夫と判断して、食事を提供したところ、子芋の煮物を食べていた患者が窒息しかかったという事例があった。口腔内をよく観察してみると、上下左右の臼歯が3本ずつ欠損し咀嚼に必要な臼歯がない状態であった（図1）。

また、皮をむいた小粒のぶどうを食べさせていたところ、急に話さなくなったと思ったら顔色が悪くなったという事例もあった。吸引をしてみると、食べていたぶどうがそのまま何個も吸引され、ぶどうを誤嚥し窒息したことがわかった。この事例は、むせる様子がなく食べていたことから、むせない誤嚥である「不顕性誤嚥」による窒息であったと思われる。

成人では通常、窒息は食事中に発生する。摂食嚥下リハビリテーションを受けている患者は、摂食嚥下機能の評価とアセスメントをもとに、食事の調整や誤嚥を予防するための環境調整、および代償的嚥下法を用いた訓練など、誤嚥・窒息を念頭に置いたリスク管理がされていることが多い。そのため、訓練中に窒息が起こる可能性は少ない。

しかし、前述した事例のように、摂食嚥下機能の評価が十分されないまま食事をしている場合

図1 事例の歯の状態

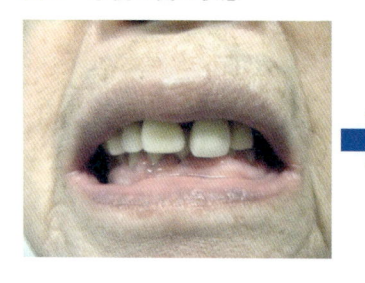 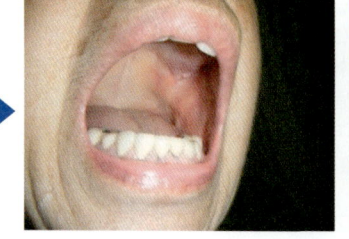 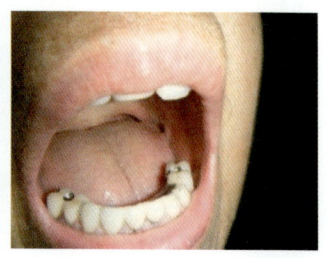

や、摂食嚥下障害があると評価されていたとしても、家族指導ができておらず家族面会時に嚥下機能に適していない持ち込み食を摂取させてしまう場合や、ベッド周辺に不用意に置かれた増粘剤を口にして窒息しかかるなど、窒息が起こる場面は多岐にわたる。

そのため、摂食嚥下障害に伴う窒息のリスク管理については、摂食嚥下障害の評価およびアセスメントを実施することでハイリスク者を選定し嚥下機能の状態把握をすること、嚥下機能に応じた適切な食事形態の選択や環境調整が必要である。そして、患者を取り巻く家族を含めた周囲の人の理解の程度を把握し、適切な情報提供や支援方法の指導など、家族指導を含めた介入方法を検討することが必要とされる。

このように、リスク管理に十分に取り組んでいても、窒息は起こるときには起こってしまう。そのときのために、適切な対処法を把握し、精通しておく必要がある。

窒息時の対処法

窒息（気道閉塞）を早期に認識し、いかに迅速に対処できるかはその後の転帰に大きくかかわる。窒息の徴候には軽度から重度までの幅があり、それぞれに対応した救助者の行動が求められる（表1）[1]。

人が窒息したときにとっさに出る母指と示指で喉をつかむ動作は、「チョークサイン」（図2）とも言われ、窒息の徴候、SOSのサインである。窒息を解除するための処置は、成人と小児（1歳以上）では同じであるが、乳児（1歳未満）の窒息解除は異なるため注意が必要である。ここでは主に成人への対処法を紹介する。

表1　異物による気道閉塞の徴候と救助者の行動

閉塞のタイプ	徴候	救助者の行動
軽度の気道閉塞	・良好な換気 ・力強い咳ができる ・咳の合間に喘鳴が起こることがある	・良好な換気が続いている限りは、咳を続けるよう傷病者に促す ・傷病者が自分で閉塞を解除する努力をしている場合は妨げずに、そばにいて状態を監視する ・軽度の気道閉塞が続く場合、または重度の気道閉塞の徴候がみられる場合は、救急対応システムに通報する
重度の気道閉塞	・母指と示指で喉をつかむ万国共通の窒息のサインを示す ・話したり叫んだりすることはできない ・換気不良または換気なし ・弱々しく、異物が吐き出せない ・咳、またはまったく咳をしない ・空気吸入時に甲高い雑音があるか、まったく雑音がない ・呼吸困難が強まる ・チアノーゼの可能性あり（青い口唇または皮膚）	・傷病者が成人または小児である場合は、「窒息していますか？」と尋ねる。傷病者がうなずくのみで話ができない場合は、重度の気道閉塞がある ・ただちに閉塞を解除するための処置をとる ・重度の気道閉塞が続き、傷病者の反応がなくなったら、CPRを開始する ・救助者が複数いる場合は、誰かに救急対応システムへの出動要請を依頼する。救助者が1人の場合は、約2分間のCPRを行った後、救急対応システムに通報する

American Heart Association：BLSプロバイダーマニュアル AHAガイドライン2020準拠．シナジー，東京，2021：85-91．より引用

図2 チョークサイン

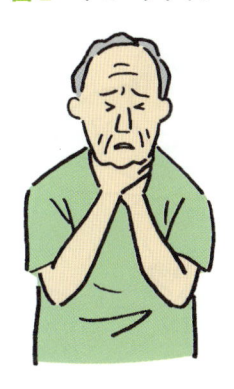

図3 背部叩打法

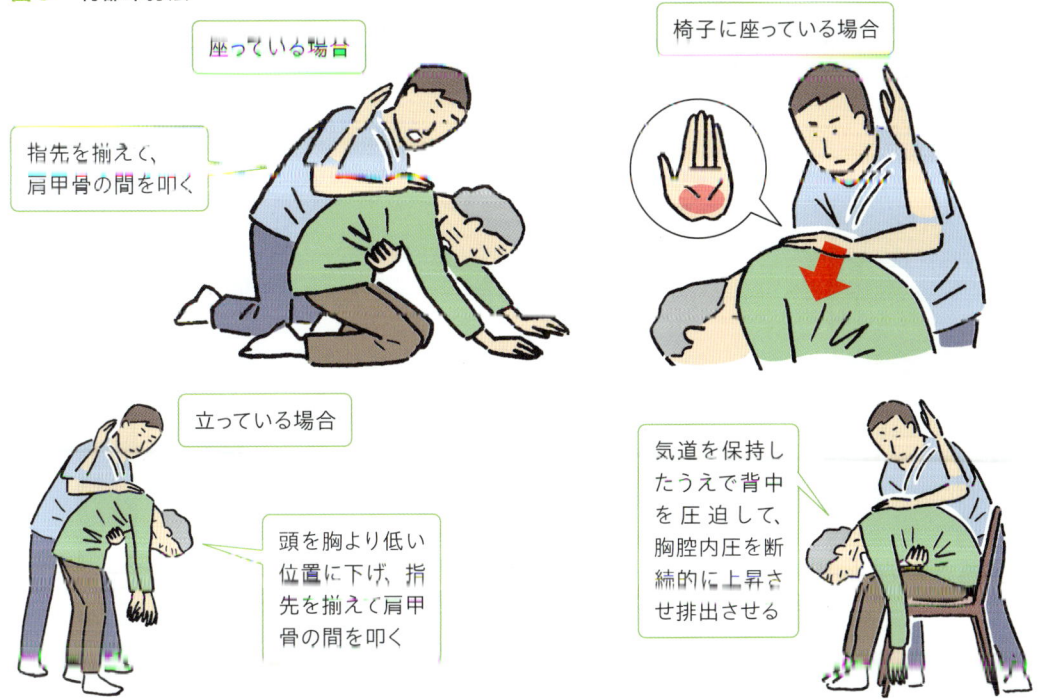

座っている場合

指先を揃えく、肩甲骨の間を叩く

椅子に座っている場合

立っている場合

頭を胸より低い位置に下げ、指先を揃えく肩甲骨の間を叩く

気道を保持したうえで背中を圧迫して、胸腔内圧を断続的に上昇させ排出させる

　窒息を解除するための一般的な方法には背部叩打法や、ハイムリック法（腹部突き上げ法）がある。

1. 背部叩打法

　介助者はやや後方から片手で胸あるいは下顎を支えて前傾姿勢の（可能な限り頭を胸より低い）体勢にする（図3）。もう一方の手掌をカップ状にし、左右の肩甲骨の間を強く叩く。支えている手をみぞおちに置いて圧迫することで胸腔内圧を上げやすくすることもできる（図4）。また、頭をできるだけ下げることで、押し出されてきた誤嚥物を出しやすくなる。

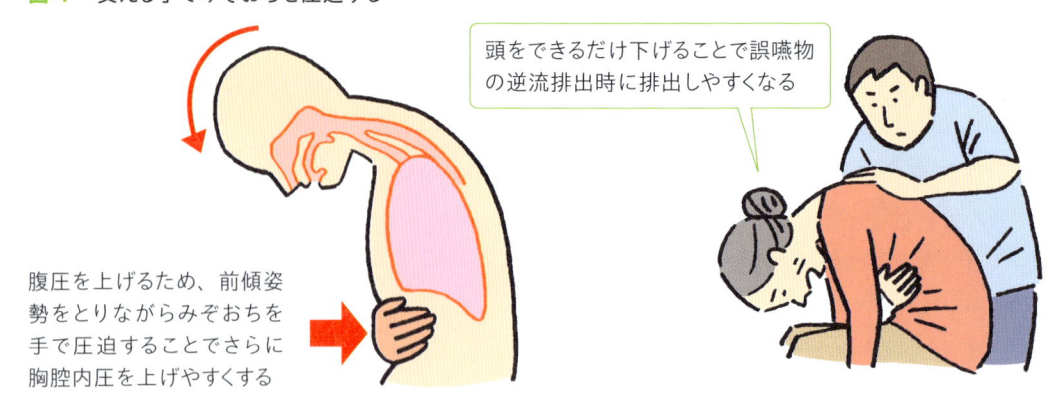

図4 支える手でみぞおちを圧迫する

頭をできるだけ下げることで誤嚥物の逆流排出時に排出しやすくなる

腹圧を上げるため、前傾姿勢をとりながらみぞおちを手で圧迫することでさらに胸腔内圧を上げやすくする

図5 ハイムリック法（腹部突き上げ法）

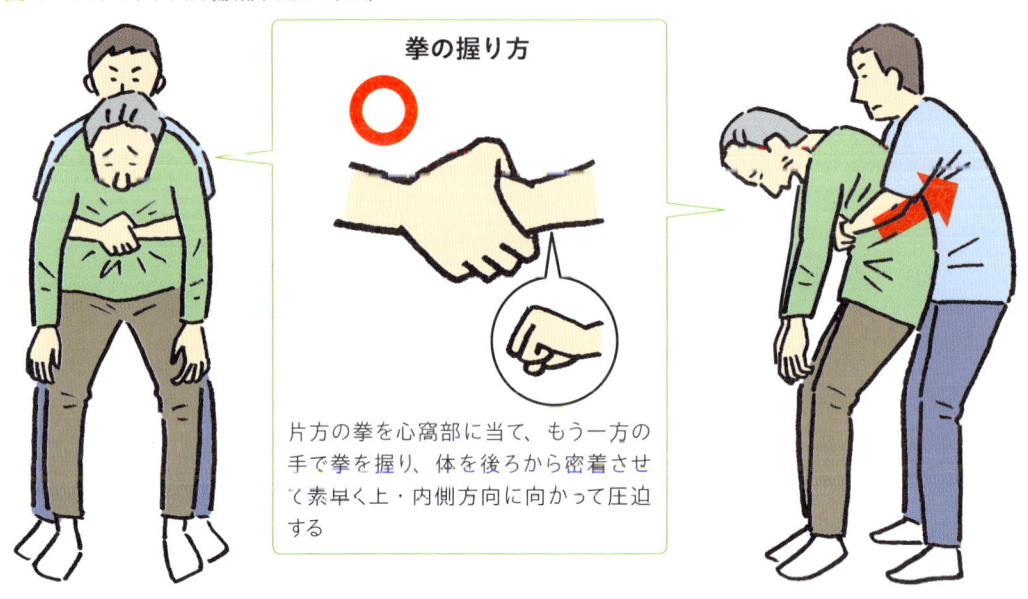

拳の握り方

片方の拳を心窩部に当て、もう一方の手で拳を握り、体を後ろから密着させて素早く上・内側方向に向かって圧迫する

2. ハイムリック法（腹部突き上げ法）

　介助者は背部に回り、両腕で上体を抱える。このとき、握り拳を上腹部（みぞおち）に置き、もう一方の手で握る。両腕で下から上へ腹部を内側に突き上げるように両手を引き、横隔膜下（みぞおちとへその間）を圧迫する。胸腔の圧をかけることにより、強い呼気を起こして吐き出させる（図5）。

　その他に、口いっぱいに食事を詰め込んでいる場合などは、まずは「掻き出す」ことが重要である。医療施設で器具が整っている場合は、喉頭鏡や特殊な鉗子（マギール鉗子）で取り除く。吸引ができる環境であれば吸引を行うが、在宅など吸引ができない環境の場合は掃除機を活用して「吸い出す」場合もある。しかし、これはあくまでも緊急時の対応であり、推奨はされない。掃除機の性能によっては吸引圧が高すぎて喉頭や気道損傷といった事故を起こす可能性があるた

めである。

　掻き出す場合は、指をかまれる可能性があるため十分な注意が必要である。いずれにしても摂食嚥下障害があることがわかっている場合は窒息を想定し、吸引などで対処できる環境作りと対処法を身につけ、迅速に対応するための訓練を行っておくことが重要である。

引用文献

1 American Heart Association：BLSプロバイダーマニュアル AHAガイドライン2020準拠．シナジー，東京，2021：85-91.

参考文献

1. 神津玲：窒息・嘔吐への対処法．日本摂食嚥下リハビリテーション学会編，摂食嚥下リハビリテーションの前提Ver.3．医歯薬出版，東京，2020：15-18.
2. 井上登太：5分以内で助けよう！　誤嚥・窒息時のアプローチ．gene，名古屋，2018.

喀痰の除去①
排痰

小野寺 智子

排痰の定義と目的

排痰とは、気道内に貯留した分泌物（痰）を除去することである[1]。痰が気道に貯留すると空気の通り道は狭くなり、気道抵抗が増し、不快感だけでなく、誤嚥や窒息などの悪影響（表1）をもたらす。排痰の目的は、痰の排出を促して気道を確保し、できるだけ悪影響を回避・改善するとともに、安楽な呼吸に導き、生活の質を維持することである。

表1 貯留した痰による悪影響

1）息切れや呼吸しづらいなどの呼吸困難
2）誤嚥や窒息、無気肺
3）肺炎などの感染症
4）ガス交換能の障害
5）咳による体力消耗や疲労、不眠

道又元裕：気管吸引・排痰法．南江堂，東京，2012：23. を参考に作成

排痰の適応

痰は絶えず産生され、一部は気道から吸収あるいは蒸発し、残りは喀出するか、無意識に飲み込んでいる。痰の貯留は、喀出や嚥下した量よりも分泌される量のほうが多く、排出が滞ったときに起こる。排痰援助の適応は、①痰の貯留により何らかの悪影響がある場合、②自力で十分あるいは効果的に喀出できない場合、である[2]。

排痰困難の原因と観察の視点

排痰が困難となる主な原因を表2に示した。この中から、注意が必要な場面、見逃してはいけないケースの特徴、観察の視点をいくつか挙げる。

表2 排痰が困難となる主な原因

1．飲み込めない：嚥下機能低下、嚥下障害、通過障害など
2．喀出できない：意識レベル低下、認知機能低下、咽喉頭の知覚低下、咳嗽反射減弱、薬剤の影響など
3．痰の分泌量増加：喫煙による刺激、急性咽頭炎、誤嚥性肺炎、ウイルス感染症による肺炎など
4．痰の粘稠度が高い：脱水、気道内の加温や加湿の不足など
5．線毛運動の低下：人工気道の存在など
6．換気の低下：加齢、低栄養や廃用症候群などにより、呼吸筋や腹筋をはじめ全身の筋肉量や筋力が低下し、呼気量、呼気流速、呼気圧が低下など

1. 飲み込めない

通過障害や嚥下機能低下が進むと、飲食物だけでなく唾液の処理さえ十分できなくなる。摂食嚥下障害の原因はさまざまであり、代表的な疾患を表3に示す【3】。嚥下障害と診断された人だけでなく、嚥下機能が低下する可能性の高い人には、痰などによる誤嚥や窒息といった命にかかわるリスクへの予防的アプローチが重要となる。

神経伝達物質であるドパミンやサブスタンスPは、嚥下反射や咳嗽反射に関与している。サブスタンスPの産生はドパミンによって促進されるため、ドパミンを産生する大脳基底核の脳血管疾患や、ドパミンが欠乏するパーキンソン病では、ドパミン合成が少なくなることでサブスタンスPが減少し、嚥下反射や咳嗽反射は低下する【4】。誤嚥してもむせにくい人では、唾液などに含まれる口腔内の常在菌を誤嚥する量が増え、これに低栄養や免疫力低下などが加わると肺炎を発症する可能性が高くなる。

併存疾患（2つ以上の慢性疾患が同時に存在する）を抱えている高齢者では、ポリファーマシー（複数の薬剤を内服することにより何らかの不利益が生じている状態）の可能性が懸念され

表3　摂食嚥下障害の原因となる代表的な疾患

A. 器質的原因	
口腔・咽頭	食道
舌炎、アフタ、歯槽膿漏 扁桃炎、扁桃周囲腫瘍 咽頭炎、喉頭炎、咽後膿瘍、憩室（Zenker） 口腔・咽頭腫瘍（良性、悪性） 口腔咽頭部の異物、術後 外からの圧迫（頸椎症、甲状腺腫、腫瘍など） その他	食道炎、潰瘍 ウェッブ（web）、憩室、リング（ring） 狭窄、異物 腫瘍（良性、悪性） 食道裂孔ヘルニア 外からの圧迫（頸椎症、腫瘍など） その他
B. 機能的原因	
口腔・咽頭	食道
脳血管障害、脳腫瘍、頭部外傷 脳腫瘍、脳炎、多発性硬化症 神経筋疾患（パーキンソン病、筋萎縮性側索硬化症など） 末梢神経炎（ギラン・バレー症候群など） 重症筋無力症、筋ジストロフィー 筋炎（各種）、代謝性疾患 薬剤の副作用 その他	脳幹部病変 アカラジア 神経疾患（パーキンソン病など） 筋炎（各種） 強皮症、SLE 薬剤の副作用 その他
C. 心理的原因	
神経性食思不振症 痴呆、拒食 心身症 うつ病、うつ状態 その他	

藤島一郎：脳卒中の摂食・嚥下障害とリハビリテーション．脳卒中の摂食・嚥下障害 第2版．医歯薬出版，東京，2007：3．より引用

表4　薬剤性嚥下障害の主な原因

1．ドパミン遮断薬による「錐体外路症状や嚥下・咳嗽反射の低下」など
2．筋弛緩作用による「筋力低下」など
3．催眠作用による「意識レベル低下」など

野原幹司：薬からの摂食嚥下臨床実践メソッド．じほう，東京，2021：87．より引用

表5　ベンゾジアゼピン系の主な睡眠薬

1．超短時間作用型：トリアゾラム（ハルシオン）
2．短時間作用型：ブロチゾラム（レンドルミン）、リルマザホン塩酸塩（リスミー）、ロルメタゼパム（ロラメット、エバミール）
3．中間作用型：エスタゾラム（ユーロジン）、ニトラゼパム（ネルボン、ベンザリン）、フルニトラゼパム（サイレース）
4．長時間作用型：クアゼパム（ドラール）、ハロキサゾラム（ソメリン）、フルラゼパム塩酸塩（ダルメート）

野原幹司：薬からの摂食嚥下臨床実践メソッド．じほう，東京，2021：77．より引用

る。多剤服用の中には、薬剤性嚥下障害の原因となる薬（表4）、摂食嚥下に影響する可能性がある薬（抗不安薬、抗てんかん薬、抗精神病薬の一部）、鎮咳薬など咳嗽反射を抑制する薬剤が含まれるケースもある。例えば、ベンゾジアゼピン系の薬剤は、抗不安作用に加えて鎮静・催眠作用もあるため睡眠薬として使用される（表5）。傾眠による影響に加え、筋弛緩作用も有するため嚥下関連筋群の運動機能を低下させる可能性がある[5]。特に高齢者では「朝食時にむせやすい、ウトウトして食事が進まない」など翌朝まで薬剤の作用が持続するケースもある。投薬により傾眠をはじめとした過剰な鎮静などを引き起こしていないか、見極めが必要となる。

2. 自力で排痰できない

　口腔は摂食嚥下（摂食や飲水）、発声（会話や構音）、呼吸（気道）、消化（唾液）など多くの役割を果たしている。嚥下と構音は、ほぼ同じ器官を使っているため、会話や発声の様子から注意が必要な人に気づくことができる。夜間に大声を出すのは問題だが、吸気や呼気が十分ある人は、呼吸や嚥下の機能が案外保たれているケースもある。

　一方、小声で話す人は吸気や呼気が不十分であったり、開鼻声（鼻にかかったような声）を認める人では、鼻咽腔の閉鎖がうまくいかず鼻から呼気が漏れたりして、排痰が困難となる場合がある。湿性嗄声（湿り気を帯びたゼロゼロした声）を認める人は、嚥下機能が低下して喉に痰が溜まっている徴候である。

3. 痰の分泌量が増加

　痰には、空気中の細菌やウィルスなどの異物が体内に取り込まれ粘液と混ざったもの、気道分泌物に炎症やうっ血などによる滲出物、肺胞内容物などが含まれる。呼吸器への刺激、アレルギーや感染による炎症などが存在すると痰の量は増加する[6]。多量の痰が喀出されるのは、気道粘膜の異常を示している。異常に対する検査や治療のほか、禁煙や本人に合った排痰方法などが必要になる。

4. 痰の粘稠度が高い

発熱による不感蒸泄の増加、痰の増量、下痢、絶食や飲水量減少、輸液などからの水分投与量が不足する状況では、脱水傾向に陥りやすい。脱水が進むと痰の粘稠度が増して排痰困難となるため、適度な水分補給が必要である。

口や鼻を介して吸い込む空気は、鼻腔、咽頭、喉頭を通過する間に加温加湿され、肺胞に達するときには、温度は約37℃、相対湿度は100%程度になる。しかし、人工気道（経口や経鼻からの気管チューブ、気管切開からの気管切開チューブを挿入中）があると口腔内や鼻腔内を空気が通らず、気管チューブの中に直接入るため、痰が乾いて固まりやすくなる。

人工呼吸器装着中に鎮静薬が投与されたり、複数の付属物につながれ体動が制限されたりする状況では、自力での排痰は難しい。

5. 線毛運動の障害

通常、痰や粘液に包まれた異物は、線毛運動により気管支や気管から口側へ送り出される。しかし、人工気道を有する人では線毛運動の働きが低下しているため、痰などは排出されにくい。

6. 換気の低下

痩せている人、体重減少が進んでいる人、活動量が低下している人では、低栄養で全身の筋肉量が減少して姿勢保持が困難になったり、廃用性の筋萎縮や筋力低下が生じたりしやすく、排痰には不利となる。

また、呼吸筋や腹筋の筋量や筋力が減少すると、喀出力が低下する可能性がある。経静脈栄養や経腸栄養を受けている人、経口摂取していても認知機能低下、食思不振、偏食、腹部膨満感、胃食道逆流などがある人では、必要栄養量が確保されているか、経時的に栄養状態を観察する必要がある。

排痰を促すケア（排痰援助）

排痰を促すには、全身状態を観察・評価し、排痰困難の原因にアプローチするのが効果的である。疾患に対する治療の他、排痰に関連する主な管理としては、水分・栄養・呼吸・循環動態の管理、嚥下訓練や呼吸理学療法などの導入を検討する。

1. 痰の粘稠度を和らげる

痰は粘稠度（粘り気）が高くなるほど、そこにとどまる力が強くなり、気管に固着して排痰しにくくなる[2]。すでに硬くなってしまった痰をやわらかくするのは容易でないため、分泌された痰の水分が奪われ乾燥しないよう気道が潤った状態にして乾燥させず、粘稠度を低くして移動しやすい状態に保つのがポイントである。

AARC（米国呼吸療法学会）のガイドラインでは、気道の加湿を目的として生理食塩水や蒸留

水をネブライザーで噴霧することに有用性はないとし、問題点を示している。霧状の水分を吸入するネブライザーの効果は、使用している間に限られ、痰の粘稠度を下げ、やわらかい状態を維持するには十分ではない[7]。痰の硬さは体液量の影響を受けるため水分出納バランスを評価して脱水を避ける、気道の加湿を保つ環境（室内の湿度調整、口呼吸時は閉口し鼻呼吸、高流量の酸素投与中は酸素を加湿、人工呼吸管理中は加温・加湿の調整または人工鼻の使用など）を整える、痰の排除を促進させる去痰剤などの投与を検討する[2]。

2. 効果的な咳嗽を促す

　随意的な咳ができるならば、咳嗽が最も侵襲の少ない排痰法である。咳嗽方法は、腹式呼吸で息を深く吸い込み、息を止め、咳をするときに腹筋を急速に収縮させ、力強く息を吐き出す[8]。
　咳ができない場合、喉頭閉鎖を伴わない強制呼出手技（FET：forced expiration technique）を行う。方法は、ゆっくり息を吸い、最大吸気位を1〜2秒保持した後、口と声門を開き、声を出さず「ハーッ」と一気に強く、早く、最後まで息を吐き出す。1回の吸気で1回、または2〜3回に区切り、強制呼気を行う。自主的に咳嗽訓練をできない人もいるため、適宜こちらから促し、声をかけながら一緒に行うなど援助が必要となるケースが多い。痛みにより咳ができない場合は、鎮痛薬の使用を検討する。
　有効な咳ができない人には、どの部分が問題（吸気量不足、呼出力低下、声門閉鎖不全など）なのか評価し、その部分を強化する。排痰方法の選択では、どこに痰が貯留しているかを評価することが重要である。痰が中枢気道に貯留しているならば「咳嗽・FET・吸引」、末梢気道に貯留する痰を移動させる目的なら「体位排痰法」を適応する[9]。

3. 体位排痰法（体位ドレナージ）

　体位排痰法とは、重力を利用し、痰が気道の末梢から中枢へ、そして口側に落ちるよう痰の溜まっている部分が最も高くなる体位をとるものである（第4章「呼吸訓練の実際」図7、p.153参照）。体位排痰法の適応は表6に示す。麻痺があり排出された痰を誤嚥するリスクの高い人は、患側を上とし、痰や唾液を健側に流入させるのが望ましい。ただし、体位により呼吸系や循環系、中枢神経系などにも影響するため、禁忌（表7）、合併症（表8）を考慮して、体位を選択する[10]。

表6　体位排痰法の適応

1. 自力では効果的に痰を喀出できない場合
2. 量が非常に多かったり、去痰困難のため分泌物が貯留しやすい、急性ないし慢性の肺疾患患者
3. 術後合併症としての無気肺
4. 意識障害
5. 咳によるエネルギー消費による体力の消耗を最小限にしたいとき
6. 肺疾患の既往のある患者や慢性肺疾患を合併した患者の、腹部や胸部手術直後の予防的なケア

町田和子：呼吸理学療法（その1）．3学会合同呼吸療法認定士 認定委員会事務局，第6回 3学会合同呼吸療法認定士 認定講習会テキスト，東京，2001：139．を元に作成

表7　体位排痰法の禁忌

- 血行動態が不安定、重症高血圧、重症不整脈や肺水腫を合併など心臓の状態の悪いとき
- 喘息重積発作、重症の肺気腫、未治療の気胸、肺血栓塞栓症、喀血など

神津玲，朝井政治：訓練法 肺理学療法．嚥下障害ポケットマニュアル 第2版，医歯薬出版，東京，2006：112．を元に作成

表8　体位排痰法の合併症

- 低酸素血症
- 気管支れん縮
- 不整脈
- 頭蓋内圧上昇
- 疼痛
- 皮下気腫
- 血圧の変動
- 肺内出血
- 外傷
- 嘔吐
- 誤嚥　など

神津玲，朝井政治：訓練法 肺理学療法．嚥下障害ポケットマニュアル 第2版，医歯薬出版，東京，2006：112．を元に作成

4. 吸引

口腔、鼻腔、気管からの吸引については次稿で紹介する。

5. その他

　スクイージングは痰の貯留している胸郭に両手を当て、呼気に合わせ胸郭を圧迫し、吸気時には圧迫を解放することにより、呼気流速を速めて痰の移動を促す方法である。ただ、手技の定義がない、効果を示す論文が少ない、論文に手技や適応の統一した見解がみられないなど、適応や効果、リスクの検討も不十分だとする見方もある[2]。

　スクイージングだけでなく軽打法（パーカッションやタッピングとも呼ばれ、お椀状にした手掌で胸壁を軽く叩く）や振動法（バイブレーションとも呼ばれ、手掌またはバイブレータで胸壁に振動を加える）などがある。しかし、胸郭に囲まれ、さらに軟骨に覆われた気管支の内部にへばりついている痰に、外から押す程度の力が有効か、徒手的な方法で外部から刺激を加えても痰を動かすほどの力や振動は与えられないとする見解もある[2]。

　これらにより、排痰を促すための優先的援助は、咳嗽の評価、気道の加湿、脱水予防、体位排痰法、吸引が挙げられる。それでも排痰が困難な場合にスクイージングなどの併用を検討する。

引用文献

1　伊藤正男，井村裕夫，高久史麿編：医学大辞典 第2版．医学書院，東京，2009：2206．

2　道又元裕：気管吸引・排痰法．南江堂，東京都，2012：6．

3　藤島一郎：脳卒中の摂食・嚥下障害とリハビリテーション．脳卒中の摂食・嚥下障害 第2版．医歯薬出版，東京，2007：3．

4　吉田哲二責任編集，伊藤裕之，堀口利之，他編：嚥下障害Q&A．医薬ジャーナル，大阪，2008：140．

5　野原幹司：薬からの摂食嚥下臨床実践メソッド．じほう，東京，2021：87-95．

6 二藤隆春：日本摂食嚥下リハビリテーション学会　医療検討委員会，摂食嚥下障害の評価【簡易版】2015：6-7.

7 南雲秀子：薬剤投与 Q15 生理食塩液のネブライザー投与、痰をやわらかくするには意味がない？．Expert Nurse 2017；33（3）：38.

8 町田和子：呼吸理学療法（その1）．3学会合同呼吸療法認定士認定委員会事務局，第6回3学会合同呼吸療法認定士認定講習会テキスト，東京，2001：142.

9 神津玲：リハビリテーション 4．肺理学療法．藤島一郎編，よくわかる嚥下障害 改訂第2版．永井書店，大阪，2007：192.

10 神津玲，朝井政治：訓練法 肺理学療法．嚥下障害ポケットマニュアル 第2版，医歯薬出版，東京，2006：112.

喀痰の除去②
気管吸引

小野寺 智子

気管吸引の概要

1. 気管吸引とは

気管吸引とは、口腔・鼻腔・咽頭・喉頭・気管などに貯留した唾液・鼻汁・痰・滲出液・血液・飲食物・吐物などの分泌物や異物を、器械を使用して体外に吸い出すことである[1]。

吸引は患者にとって身体的にも精神的にも、大きな苦痛を伴う侵襲的な医療行為である。処置にあたっては目的や適応、合併症を理解し、適切なアセスメントに基づき、安全かつ効果的で可能な限り患者への負担が少ない手技で実施することが求められる。

2. 気管吸引の目的

気管吸引の目的は、気道内の貯留物を除去することにより、①気道閉塞の予防、②増大した呼吸仕事量や呼吸困難感を軽減、③肺胞でのガス交換能を維持・改善、④肺や気管支の感染を予防、⑤誤嚥や窒息後の対処などが挙げられる[2]。

3. 気管吸引の適応

気管吸引は、自力で喀痰できず、排痰援助にもかかわらず喀出に至らず悪影響があり、吸引可能な気管分岐部より口側に痰があると判断した場合に限り実施する[2]。

主な経路は、口腔や鼻腔、人工気道である（図1）。口腔吸引は口腔内、鼻腔吸引は鼻腔内の貯留物を吸引することを言うが、口腔や鼻腔を介して咽喉頭や気管の貯留物を吸引することもある。

図1　挿管経路

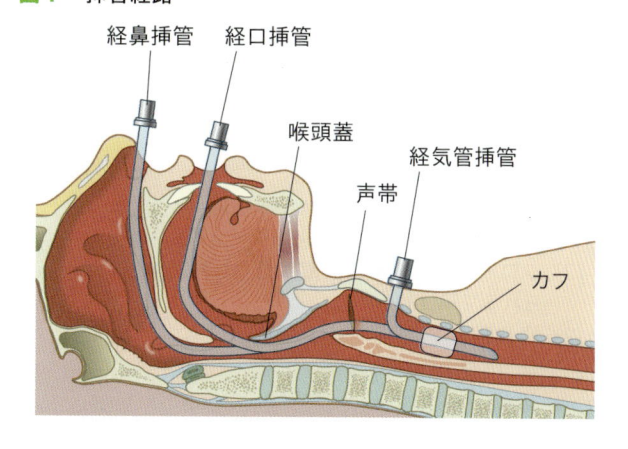

経鼻挿管　経口挿管　喉頭蓋　経気管挿管　声帯　カフ

1）口腔や鼻腔からの吸引

　健常人の唾液は約1,000〜1,500mL/日、鼻汁は約600〜1,800mL/日、痰は100mL前後/日ほど分泌される。これらの貯留であたかも「うがい」をしているような人や喉元でゴロゴロと痰が絡んでいる人は、咽頭に貯留物があると推測される。ムセがある人だけでなく、誤嚥してもむせがない（不顕性誤嚥：silent aspiration）人にも吸引は必要である。喉の奥は見えないので頸部聴診法（図2）などによる評価は欠かせない。

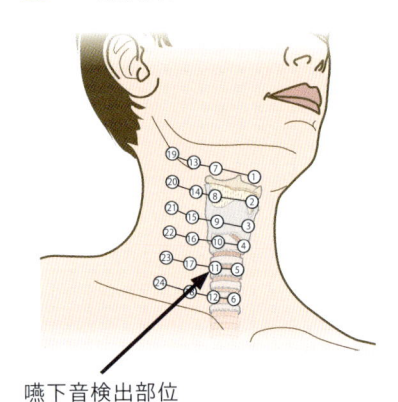

図2　頸部聴診法

嚥下音検出部位

2）人工気道からの吸引

　気管吸引は、窒息など生命に危険を及ぼす事態の対応として不可欠な処置である。日本呼吸療法医学会では、「気管吸引には絶対的な禁忌はない」としている[3]。適応は「フィジカルアセスメントを基本に、人工気道の観察と生体情報モニタなどの異常所見から、総合的に判断する」としている[3]（表1）。

表1　気管吸引の適応を判断する方法

1．患者のフィジカルアセスメントによる方法
　（1）頻呼吸、呼吸補助筋を動員した努力呼吸、陥没呼吸が見られる
　（2）胸部・気管上の聴診で副雑音を聴取する、呼吸音が減弱する
　（3）気道分泌物による咳嗽の誘発（湿性咳嗽）がある
　（4）胸部の触診でガスの移動に伴った振動を感じる
　（5）呼吸苦による頻脈、血圧上昇

2．人工気道の観察による方法
　（1）チューブ内に視覚的分泌物が確認できる
　（2）人工気道の振動・雑音（聴診）

3．人工呼吸器のモニタ／生体モニタによる方法
　（1）気道抵抗値の増大：容量制御式（volume control：VC）では気道内圧の上昇
　　　圧制御式（pressure control：PC）では換気量の低下
　（2）フロー波形で鋸歯状波形が見られる（図3）
　（3）経皮酸素飽和度（SpO$_2$）の低下や動脈血酸素分圧（PaO$_2$）の低下

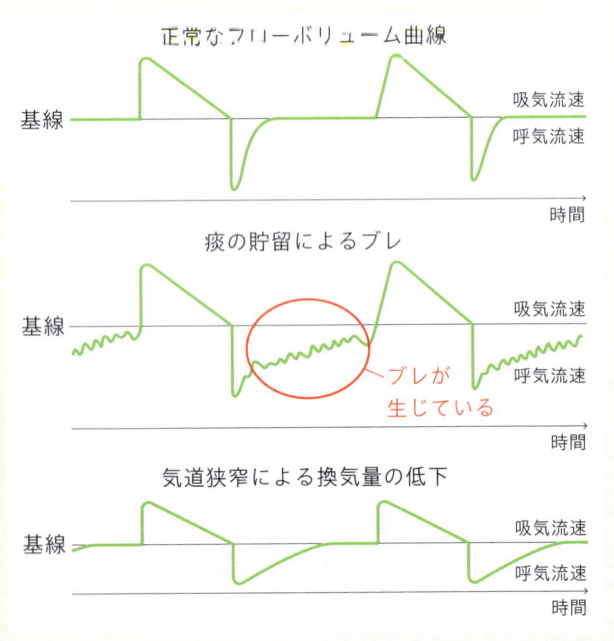

図3　人工呼吸管理中の気道内流速曲線

正常なフローボリューム曲線

基線　　吸気流速　　呼気流速　　時間

痰の貯留によるブレ

基線　　吸気流速　　呼気流速　　ブレが生じている　　時間

気道狭窄による換気量の低下

基線　　吸気流速　　呼気流速　　時間

吸引部位の解剖

　口腔から咽頭後壁までの距離は、成人では約13cm（±2cm）である。気管吸引カテーテルを挿入する深さは、体格に合わせて調節する。舌根部や咽頭粘膜を気管吸引カテーテルで刺激すると、絞扼（催吐）反射（図4）が起こることがある。

　鼻尖から咽頭までの距離は、成人では約15cm（±2cm）である。鼻孔から約1〜2cmの周辺には、キーゼルバッハ部位（図5）と呼ばれる場所がある。ここは毛細血管が集中しており、粘膜は非常に薄く、外からの機械的刺激で鼻出血を起こしやすい。気管吸引カテーテルは下鼻道に沿わせて進めると（図6）、挿入しやすい。

　気管吸引の場合、気管吸引カテーテルを挿入する深さは、気管チューブ（以下、チューブ）より数センチ深く、気管分岐部の手前までに調節するのが理想的である（図7）。気管吸引カテーテルを挿入する長さは、チューブ全体の長さに加え、胸部X線写真でチューブの先端から気管分岐部までの距離を確認し、あらかじめ計算しておくと安全である（図8）。気管吸引カテーテルが気管分岐部に当たった場合、1cm引き抜いてから陰圧をかける。

図4　絞扼（催吐）反射を誘発する部位（舌根、咽頭後壁）

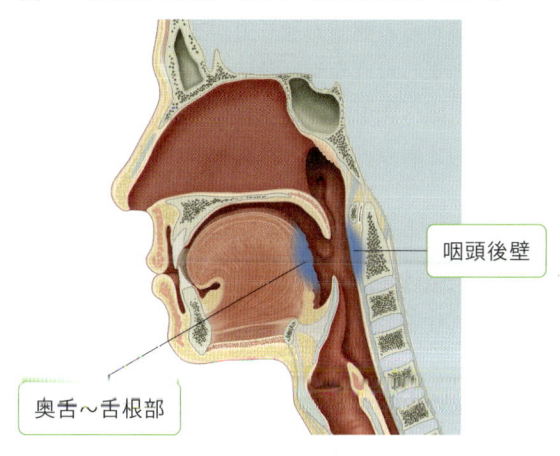

図5　出血しやすいキーゼルバッハ部位

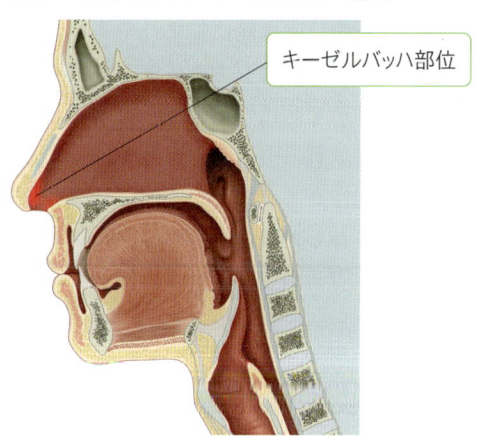

図6　気管吸引カテーテルの進め方

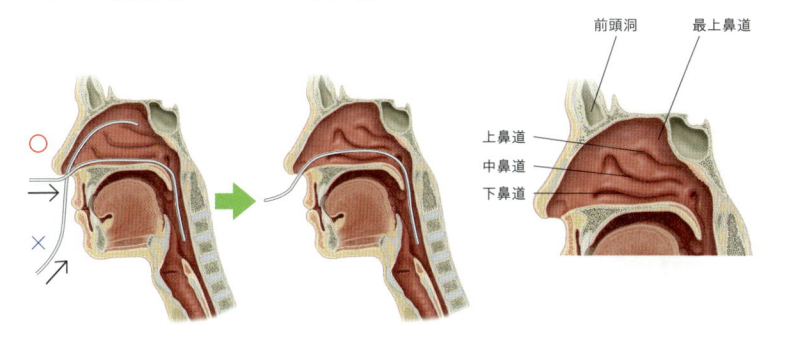

下鼻道に沿わせて気管吸引カテーテルを進める。挿入の角度・長さに注意する

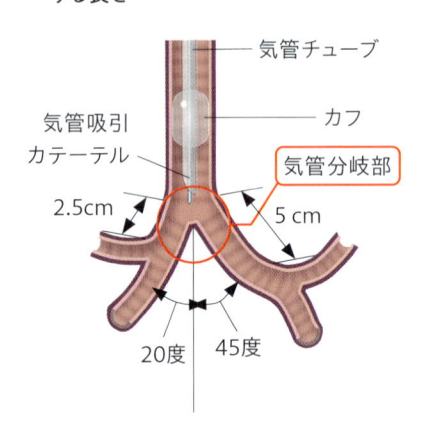

図7 人工気道から気管吸引カテーテルを挿入する長さ

- 気管チューブ
- カフ
- 気管吸引カテーテル
- 気管分岐部
- 2.5cm
- 5 cm
- 20度
- 45度

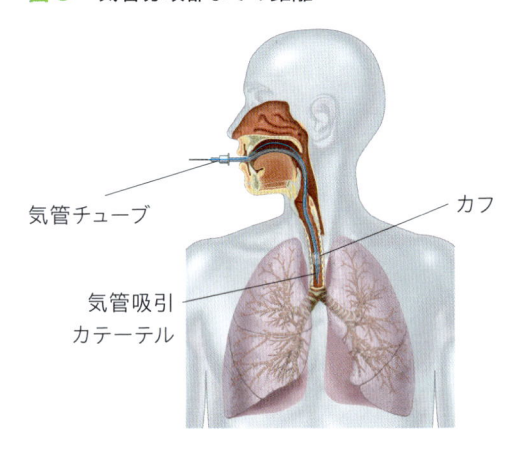

図8 気管分岐部までの距離

- 気管チューブ
- カフ
- 気管吸引カテーテル

吸引の主なポイントと注意点

　口腔から咽頭まで気管吸引カテーテルを挿入する際に、嘔吐反射を誘発しないように注意する。食後または経腸栄養剤の投与中や直後の吸引はできる限り控える。

　咽頭残留物は麻痺側に集まりやすい。健側に頸部回旋すると健側の通り道が狭くなり、患側を広げることで気管吸引カテーテルを患側へ誘導する。必ずしも麻痺側に貯留するとは限らないため、頸部聴診で咽頭残留の場所を確認し、貯留物の反対側へ顔を向けるとよい。

　鼻腔から気管吸引カテーテルを挿入する操作は盲目的であり、鼻出血や咽喉頭のびらんや出血を招く可能性があるので、安易に行うべきでない。

　口鼻腔を介した気管吸引の場合、気管吸引カテーテルを上下に動かしながら吸引する現場を見かける。気管吸引カテーテルの無理な挿入や度重なる刺激は、喉頭粘膜の損傷による喉頭浮腫や声帯損傷の危険を伴う。気管吸引カテーテルは出し入れせず、愛護的に挿入し、ゆっくり引き抜く。

　口腔や上気道（鼻腔、咽頭、喉頭）には多くの常在菌が存在しているが、下気道（気管、気管支、細気管支）は無菌状態に保たれている（図9）。口鼻腔を介した気管吸引の手技は、人為的に細菌を下気道へ運び、感染リスクを高める行為である。リスクを考慮しても、口鼻腔を介した

図9 上気道と下気道

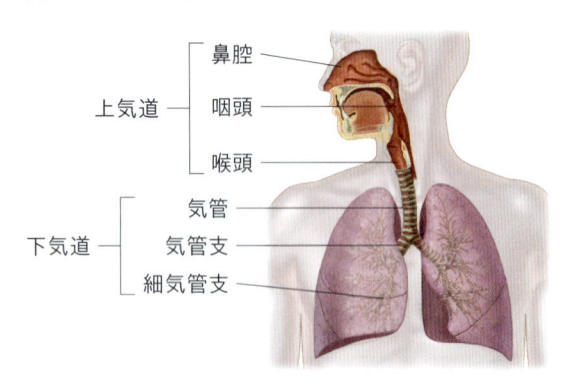

- 上気道 ─ 鼻腔 / 咽頭 / 喉頭
- 下気道 ─ 気管 / 気管支 / 細気管支

気管吸引が優先されると判断した場合に限り実施する。

　吸引は咳嗽力を評価する機会にもなる。挿入した気管吸引カテーテルの長さから、どこに貯留物があるか推測でき、口腔内や喉元まで喀出する力がある、咽頭に残留があってもむせない、気管内に停滞しているなどの情報が得られる。また、分泌物の性状を観察することにより、唾液ならば嚥下訓練や誤嚥予防の援助、痰ならば排痰援助につなげることができる。

吸引の評価

　吸引前には視診、触診、聴診によるフィジカルアセスメント、バイタルサインの他、全身状態を観察（表1）する。その結果に基づき、適応ありと判断した場合は、できる限り侵襲が小さい方法を選択し、無理な行為は避ける。気管吸引が必要な主な場面は表2【2】を、注意を要する状態は表3を参照されたい【3】。また、吸引中や吸引後にも全身状態の観察や必要に応じてモニタリングによる監視を行い、異常の早期発見、早期対応に備える。吸引後には効果判定のための観察とアセスメント（表4）【3】を実施する。

表2　気管吸引が必要な場面

1．気道閉塞を予防する
2．誤嚥や窒息が起きている
3．気道抵抗がある
4．肺炎や無気肺が存在する
5．ガス交換の障害が起きている

表3　気管吸引で注意を要する状態

1．頻脈、徐脈
2．心機能低下などの循環不全
3．重度低酸素血症
4．気管支攣縮
5．気道出血性疾患などの呼吸不全
6．頭蓋内圧亢進など

表4　気管吸引の効果判定のための項目

1．理学所見
　（1）視診：呼吸数、呼吸様式、胸郭の動き、皮膚の色、表情
　（2）触診：振動や胸郭の拡張性
　（3）聴診：副雑音の有無、左右差
2．血行動態：心拍数、脈拍数、血圧、心電図
3．ガス交換所見：経皮酸素飽和度、動脈血ガス分析の値
4．気管内分泌物：色、量、粘性、におい、出血の有無の確認
5．主観的不快感：疼痛、呼吸困難感の訴え
6．咳嗽力
7．人工呼吸器使用時
　（1）肺メカニクス所見として気道抵抗
　（2）量設定モード使用時：最高気道内圧の低下、最高気道内圧とプラトー圧の差の減少
　（3）圧設定モード使用時：換気量の増加
　（4）フローボリュームカーブの波形："鋸歯状の波形"の消失

吸引に伴う合併症

　主な合併症として、口腔吸引では催吐反射や嘔吐反射の誘発、鼻腔吸引では鼻出血、口鼻腔を介した咽喉頭や気管の吸引では粘膜損傷によるびらんや出血などが挙げられる。気管吸引では、呼吸器系、循環器系、中枢神経系、自律神経系、カテーテルによる侵襲などが挙げられる（表5）[3]。

　合併症や異常を認めた場合、ただちに吸引操作を止め、人を呼び、全身状態の観察とアセスメントを行う。緊急事態に備え、医師や看護師への連絡体制を整えておく、救急カートを整備する、急変時対応のトレーニングをする教育環境が不可欠である。

表5　気管吸引による合併症

1．呼吸器系への影響：頻呼吸、呼吸パターンの変動、肺容量の減少、気道抵抗の増加、低酸素血症など
2．循環器系への影響：頻脈、徐脈、血圧の上昇や低下、不整脈の発生など
3．中枢神経系への影響：頭蓋内圧の上昇、脳灌流圧の低下など
4．自律神経系への影響：交感神経活動の亢進、副交感神経活動の亢進など
5．吸引カテーテルによる侵襲：気管支粘膜の損傷、気道出血、咳嗽の誘発、苦痛など
6．その他：感染症、無気肺、気胸など

引用文献

1　和田攻，南裕子，小峰光博総編集：看護大事典 第2版．医学書院，東京，2010：713-714．
2　道又元裕：気管吸引・排痰法．南江堂，東京，2012：23．
3　日本呼吸療法医学会 気道吸引ガイドライン改訂ワーキンググループ：気管吸引ガイドライン 2023〔改訂第3版〕（成人で人工気道を有する患者のための）．呼吸療法 2023；41（1）：1-47．https://square.umin.ac.jp/jrcm/pdf/41-1/kikanguideline2023.pdf（2024/7/30アクセス）

気管切開の管理

青山 寿昭

　気管切開の適応は、気道の狭窄・閉塞、下気道の分泌物の喀出困難、長期の人工呼吸器装着時などである。気管切開は、日常生活では、嚥下機能をはじめ言語的コミュニケーション、入浴、排便コントロールなどに影響する。そして、挿入される気管カニューレ（気管切開チューブ）*は生命に直結するトラブルにならないよう十分な管理が必要である。

気管カニューレの種類

　気管カニューレにはさまざまな種類があり、機能に合わせて使い分けされる。種類は、内管の有無、側孔の有無、カフの有無、吸引ラインの有無で分類できる（表1、図1）。内管のある複管タイプのカニューレは、内管を洗浄することで分泌物による汚染の除去や閉塞を防止できる。側孔は、内管を外しバルブで気管孔を閉鎖すると発声が可能になる。カフは、気道を密閉し、人工呼吸器による陽圧換気を可能にする。吸引ラインは、カフ上部に貯留した分泌物を定期的に吸引し、流れ込みによる肺炎を予防する（図2）。

表1　気管カニューレの種類

単管・複管	カニューレ内腔の汚染や閉塞に対応
側孔（有・無）	発声を可能にする
カフ（有・無）	陽圧換気を可能にする
吸引ライン（有・無）	カフ上部に貯留した分泌物の吸引を可能にする

＊「気管カニューレ」は「気管切開チューブ」と同義である。

図1　カニューレの種類

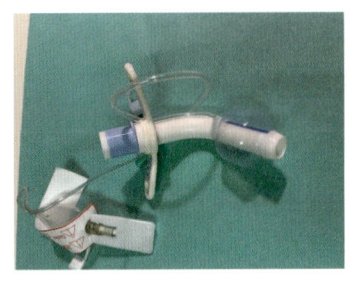 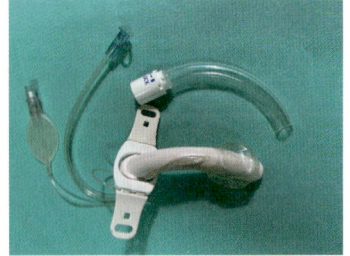 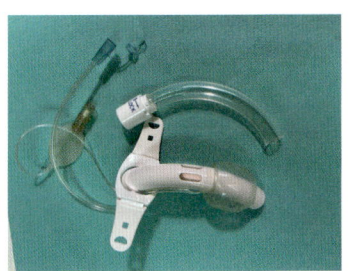

カフ付き単管カニューレ　　カフ付き複管カニューレ（側孔なし）　カフ付き複管カニューレ（側孔あり）

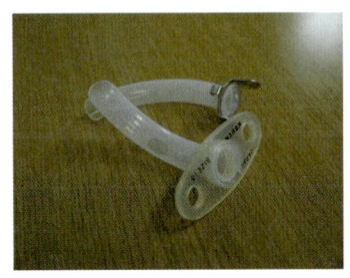 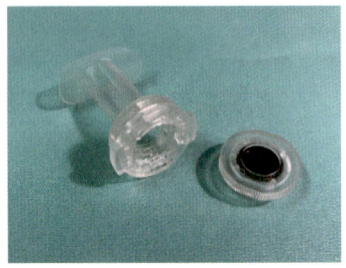

カフなし複管カニューレ　　ボタン型カニューレ

図2　気管カニューレの構造

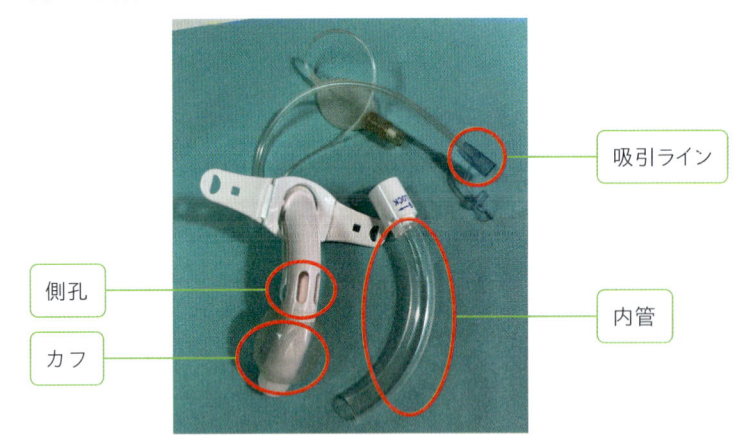

吸引ライン

側孔

カフ

内管

気管カニューレの管理

　気管カニューレの逸脱や迷入は、患者生命に直結する[1]。また、気管吸引の手技や気管カニューレのカフの管理も十分に注意する必要がある。

1. 気管カニューレの逸脱

　気管カニューレの逸脱の原因として、固定の緩み、頸部の浮腫、気道浮腫、過剰な咳、体動、病的肥満などが挙げられる。気管切開術後は頸部の浮腫や気管孔が安定していないため、気管カ

ニューレが逸脱すると再挿入が困難になりやすい。気管孔が安定するまで7日程度とされており、気管カニューレを慎重に管理する必要がある。術後はカニューレが抜去されないように施設ごとにルールが設定されるべきであり、紐やバンドを使用して固定している施設が多い。気管カニューレ固定の紐やバンドは1横指程度の余裕で解けないように結び、術後は浮腫の増減により、頸部の周囲長が変化するため定期的に確認する必要がある。また、術直後の気管カニューレの固定では、気管カニューレと皮膚を縫合することも推奨されている（図3）[1]。

図3　気管カニューレと皮膚の縫合

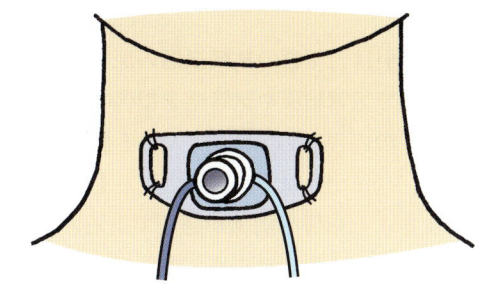

4点で縫合。

2. 気管カニューレの抜去

　気管カニューレが抜去されてしまった場合、自発呼吸の有無を確認し、直ちに医師に連絡する必要がある。自発呼吸がある場合は、気管孔が閉鎖していなければ気管孔から酸素投与、気管孔の閉鎖およびSpO_2低下の場合は、気管孔をガーゼなどで閉鎖して酸素マスクで酸素投与を行う。自発呼吸がない場合、気管孔をガーゼなどで閉鎖し、バッグバルブマスクで換気する必要がある。ただし、上気道に高度の狭窄がある場合、気管孔が閉鎖していると換気が困難であり、施設でマニュアルやルールを作成し、緊急時に備える必要がある（図4）[2]。

図4　気管カニューレ事故抜去時のアルゴリズム

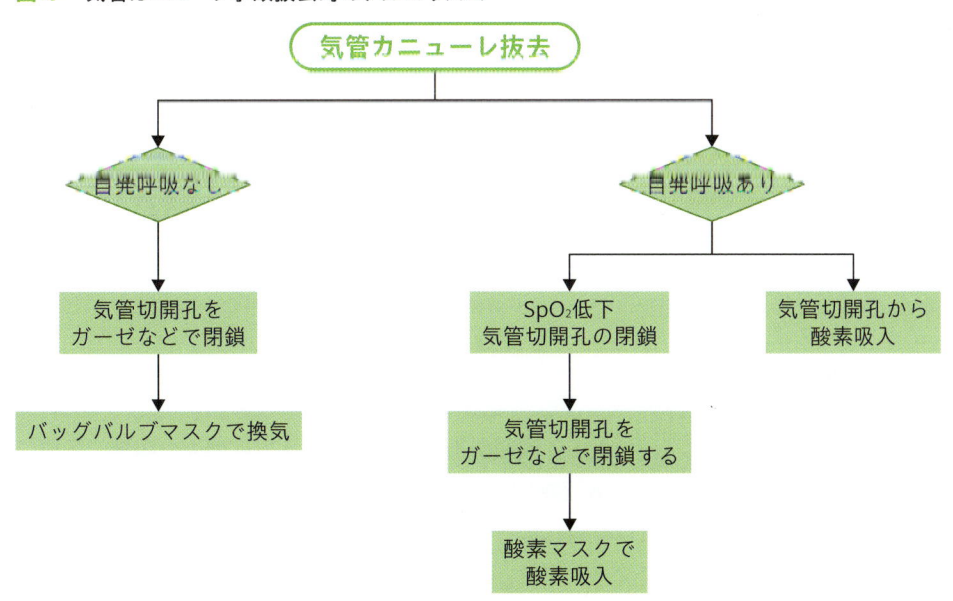

気管吸引

気管吸引は、気管の粘膜損傷の原因となりうるため、慎重に行う必要がある。気管吸引チューブの先端で気管粘膜や気管壁を損傷するリスクが高いため、使用する気管吸引チューブは気管カニューレの内径1/2以下、挿入する長さは気管分岐部に達しない程度（7〜10cm）（表2）、吸引圧は150mmHg以下が推奨される【3】。人工呼吸器を離脱している場合、可能な限り自力で喀出できるよう指導や訓練が必要である。また、気管切開後は上気道を介さない呼吸であるため、分泌物が粘稠になりやすく、人工鼻、加湿酸素、超音波ネブライザーなど加湿を意識する必要がある。

気管吸引チューブの挿入時に抵抗がある場合は、気管カニューレの逸脱、気管壁への接触（気管カニューレの角度が悪い）、カニューレの狭窄などの可能性もあるため、内管を洗浄してカニューレ内の狭窄がなければ医師に報告する必要がある。

表2　吸引チューブの太さの目安

気管カニューレの太さ	6 mm	7 mm	8 mm 以上
気管吸引チューブの太さ	8 Fr 以下	10Fr 以下	12Fr 以下

*気管吸引チューブで気管粘膜を損傷する可能性があるため、気管吸引チューブは最小限の太さのものを使用することが望ましい。14Frを使用する場合は特に十分注意が必要である。

青山寿昭：病棟管理上の注意点．日本気管食道科学会編，外科的気道確保マニュアル 第2版．メテオ，東京，2023：64-67．より引用

カフの管理

気管カニューレのカフは圧が高すぎると気管粘膜の毛細血管の血流を阻害し、気管粘膜の潰瘍や壊死につながる。カフは人工呼吸器の陽圧換気をするために使用することから、カフ圧は20〜25mmHgが適切である。人工呼吸器を離脱し、分泌物を管理できるようになればカフのないカニューレに変更できるか検討すべきである。

定期的なカフ上部の分泌物の吸引により、カフ上部の分泌物が肺へ流れ込む量を減らすことができる。また、カフチェック、側孔付き気管カニューレの内管洗浄時は事前にカフ上部の吸引を行う必要がある。

摂食嚥下機能への影響

摂食嚥下機能への影響は、声門下圧の低下、喉頭挙上の阻害、食道入口部開大の阻害、喉頭の感覚低下、気管カニューレの刺激による分泌物増加が考えられる（図5）。嚥下時には声門が閉鎖し誤嚥を防止し、喉頭侵入した場合は呼気によって侵入物を誤嚥しないようにしている。気管切開によって声門下が大気圧と同じになった場合、排除できずに喉頭侵入した食塊がそのまま流れ込んで誤嚥につながる。また、気管カニューレによる嚥下時の喉頭挙上の阻害、カニューレのカフ圧が高すぎる場合の食道入口部圧排は食塊通過の阻害につながる。

図5 気管切開の摂食嚥下機能への影響

気管切開前

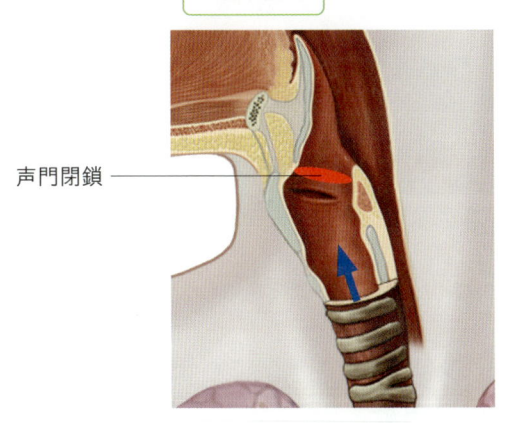

声門閉鎖

気管切開による声門下圧低下

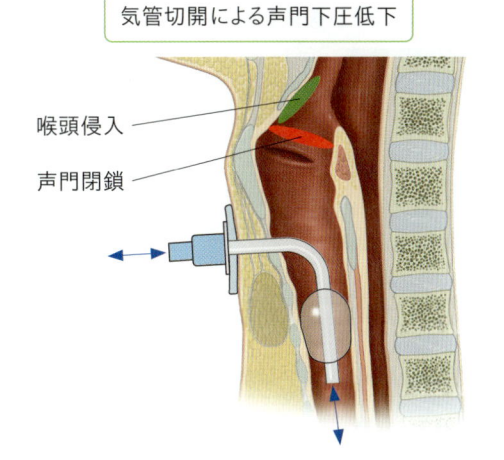

喉頭侵入

声門閉鎖

気管切開が嚥下機能へ影響を及ぼしていることを十分理解し、経口摂取へ向けた評価を行う必要がある。また、気管切開は嚥下機能を低下させる要因であるため、気管切開孔を閉鎖する検討も重要である。

摂食嚥下機能評価

気管切開のある患者は、一般的なスクリーニングテストや評価に加えて、着色水テストが可能である【4,5】。例えば、改訂水飲みテストに使用する水をメチレンブルーなどで着色し、嚥下した後にカフ上部の吸引や気管孔からの分泌物が着色されているかで誤嚥の有無を判断することができる（フードテストでも同様に可能）。

気管切開孔の閉鎖

気管カニューレを抜去するためには、呼吸状態の安定、気道の確保、分泌物の喀出、カニューレに閉鎖バルブを装着していることなどが条件として挙げられる。気管カニューレを抜去すると呼吸困難になる可能性があるため、カニューレ抜去前に、カニューレに一方弁や閉鎖弁を装着して、呼吸状態を確認する必要がある。カニューレに閉鎖弁を装着した時間を段階的に増やし、24時間以上の装着を目安に抜去を検討する（図6）。

図 6　気管切開孔閉鎖へ向けたカニューレの変更

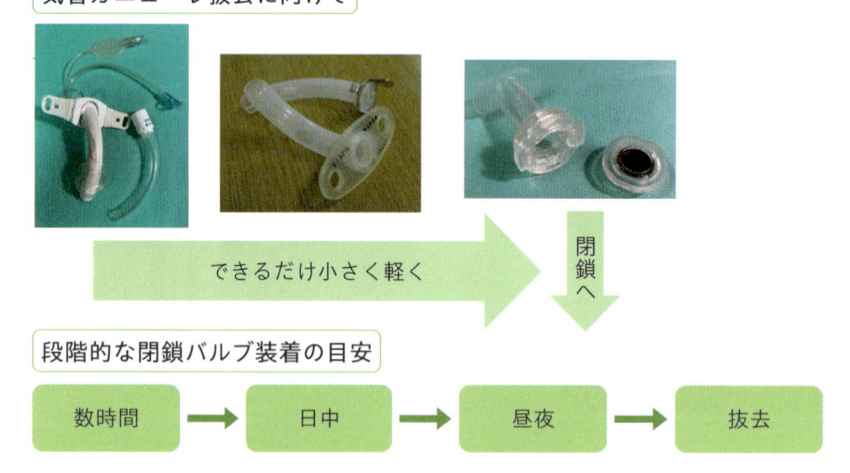

気管カニューレ抜去に向けて

できるだけ小さく軽く　→　閉鎖へ

段階的な閉鎖バルブ装着の目安

数時間　→　日中　→　昼夜　→　抜去

引用文献

1 日本医療安全調査機構：医療事故の再発防止に向けた提言 第4号．気管切開術後早期の気管切開チューブ逸脱・迷入に係る死亡事例の分析．2018.

2 青山寿昭：病棟管理上の注意点．日本気管食道科学会編，外科的気道確保マニュアル 第2版．メテオ，東京，2023：64-67.

3 Lewith H, Athanassoglou V：Update on management of tracheostomy. BJA Educ 2019；19（11）：370-376.

4 　Garuti G, Reverberi C, Lusuardi M, et al：Swallowing disorders in tracheostomised patients：a multidisciplinary/multiprofessional approach in decannulation protocols. Multidiscip Respir Med 2014；9（1）：36.

5 有岡享子，石田瞭，江草正彦：気管切開患者における摂食・嚥下機能のスクリーニングテストの検討．日本摂食嚥下リハビリテーション学会誌 2009；13（3）：225-230.

参考文献

1. Alsunaid S, Holden VK, O'Meara LB, et al：Wound care management：tracheostomy and gastrostomy. J Thorac Dis 2021；13（8）：5297-5313.

2. 青山寿昭：気管切開の看護．青山寿昭，花井信広編著，頭頸部がんマスターガイド．メディカ出版，大阪，2021：38-44.

栄養管理

都築 智美

急速に高齢化が進むわが国では、老年症候群の予防や高齢者への包括的な介入が喫緊の課題となっている。とりわけ、摂食嚥下障害とサルコペニアやフレイル、低栄養との関連は深い。さらに、脱水、誤嚥性肺炎などのリスクが増加すると、摂食嚥下障害者の予後不良をまねくといわれている。本稿では、摂食嚥下障害のリスク管理として、サルコペニアやフレイルとの関連、低栄養のリスクを踏まえた栄養管理について述べる。

サルコペニアとは

サルコペニアは、加齢を主な要因として筋肉や筋肉量、身体機能低下に特徴づけられる症候群で、65歳以上の高齢者の 1 ～29％に該当するといわれている【**1**】。加齢に限らず低栄養や活動不足なども要因となる。低栄養でサルコペニアになると、活力や筋力、身体機能が低下する。それによって活動量が減り、さらなる食欲低下をもたらすという悪循環が生まれる（**図1**）。特に加齢により、運動不足を含むライフスタイルの変化や、摂食嚥下障害の発症により、エネルギーやタンパク質が十分に摂取できなくなる状況では注意が必要である。診断にはAsian Working for Sarcopenia（AWGS）2019の基準を用いることが推奨されている（**図2**）【**2**】。また、サルコペニアが原因で摂食嚥下障害を引き起こす場合もあるため、どちらにおいても早期の発見と介入が必要であり、悪循環を断ちきることが重要である。

図1 サルコペニアに関連する悪循環

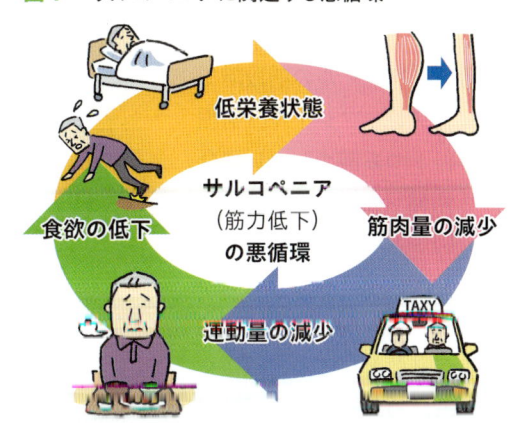

低栄養状態 / サルコペニア（筋力低下）の悪循環 / 筋肉量の減少 / 運動量の減少 / 食欲の低下

フレイルとは

フレイルとは、加齢に伴う予備能力の低下のため、ストレスに対する回復力が低下した状態で、気力や体力が弱まっている状態をいう。サルコペニアより広い範囲を含む概念で、「身体的な問題」のほかにも「認知機能の衰え（精神・心理的問題）」「独居や経済的困窮などの社会的な問題」からなり、要介護状態の前段階に位置づけられる。

図 2　AWGS2019のサルコペニア基準

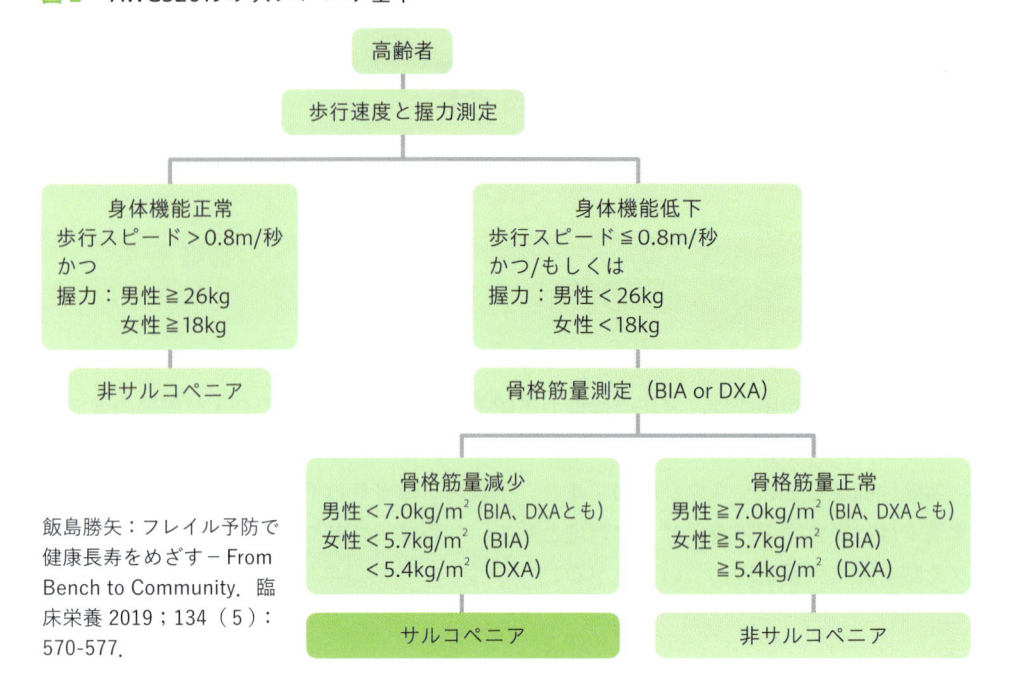

高齢者

歩行速度と握力測定

身体機能正常
歩行スピード＞0.8m/秒
かつ
握力：男性≧26kg
　　　女性≧18kg

非サルコペニア

身体機能低下
歩行スピード≦0.8m/秒
かつ/もしくは
握力：男性＜26kg
　　　女性＜18kg

骨格筋量測定（BIA or DXA）

骨格筋量減少
男性＜7.0kg/m² （BIA、DXAとも）
女性＜5.7kg/m² （BIA）
　　　＜5.4kg/m² （DXA）

サルコペニア

骨格筋量正常
男性≧7.0kg/m² （BIA、DXAとも）
女性≧5.7kg/m² （BIA）
　　　≧5.4kg/m² （DXA）

非サルコペニア

飯島勝矢：フレイル予防で健康長寿をめざす－From Bench to Community．臨床栄養 2019；134（5）：570-577．

　フレイルの判定基準を表1に示す。1つか2つ該当する場合は、フレイルの前段階である「プレ・フレイル（前虚弱）」、1つも該当しない場合は「剛健（健康）」と判断する（図3）。簡易的にチェックができるチェックリストがあるが（表2）【3】、本来介護が必要となるかどうかを調べるためのもので、明確なフレイルのチェックリストではない。ただし、25点満点中8点以上であると、フレイルの可能性が高いといわれるため目安とできる（表2）。フレイルとサルコペニア、低栄養は、特に高齢者の栄養管理を考える上では切り離せないため、その関連性を図に示す（図4）。

表 1　フレイルの判定基準

項目	評価基準
体重の減少	半年で2kg以上の意図しない体重減少
筋力の低下	握力：男性＜28kg、女性＜18kg
疲労感	ここ2週間理由もなく疲れたような感じがする
歩行速度の低下	歩く速さが1秒あたり1mを下回る
身体活動	①軽い運動・体操 ②定期的な運動・スポーツ 上記の2ついずれも週1回未満の場合

Satake S, Arai H：The revised Japanese version of the cardiovascular health study criteria (revised J-CHS criteria). Geriatr Gerontol Int 2020；20（10）：992-993．より引用

図 3　フレイルのイメージ

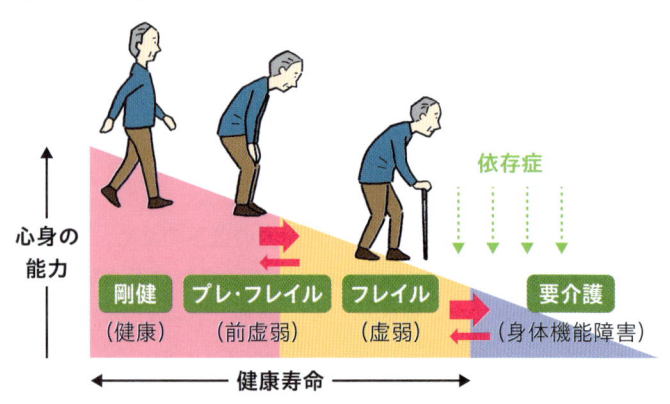

心身の能力

依存症

剛健（健康）　プレ・フレイル（前虚弱）　フレイル（虚弱）　要介護（身体機能障害）

健康寿命

表2 基本チェックリスト(厚生労働省)

No.	質問項目	回答（いずれかに○をお付け下さい）		
1	バスや電車で1人で外出していますか	0.はい	1.いいえ	
2	日用品の買い物をしていますか	0.はい	1.いいえ	
3	預貯金の出し入れをしていますか	0.はい	1.いいえ	
4	友人の家を訪ねていますか	0.はい	1.いいえ	
5	家族や友人の相談にのっていますか	0.はい	1.いいえ	
6	階段を手すりや壁をつたわらずに昇っていますか	0.はい	1.いいえ	運動
7	椅子に座った状態から何もつかまらずにたちあがっていますか	0.はい	1.いいえ	
8	15分くらい続けて歩いていますか	0.はい	1.いいえ	
9	この1年間に転んだことがありますか	1.はい	0.いいえ	
10	転倒に対する不安は大きいですか	1.はい	0.いいえ	
11	6か月間で2～3kg以上の体重減少がありましたか	1.はい	0.いいえ	栄養
12	身長　　cm　　体重　　kg（BMI＝　　）(注)			
13	半年前に比べて固いものが食べにくくなりましたか	1.はい	0.いいえ	口腔
14	お茶や汁物等でむせることがありますか	1.はい	0.いいえ	
15	口の渇きが気になりますか	1.はい	0.いいえ	
16	週に1回以上は外出していますか	0.はい	1.いいえ	閉じこもり
17	昨年と比べて外出の回数が減っていますか	1.はい	0.いいえ	
18	周りの人から「いつも同じことを聞く」などの物忘れがあるといわれますか	1.はい	0.いいえ	認知
19	自分で電話番号を調べて、電話をかけることをしていますか	0.はい	1.いいえ	
20	今日が何月何日かわからない時がありますか	1.はい	0.いいえ	
21	（ここ2週間）毎日の生活に充実感がない	1.はい	0.いいえ	うつ
22	（ここ2週間）これまで楽しんでやれていたことが楽しめなくなった	1.はい	0.いいえ	
23	（ここ2週間）以前は楽にできていたことが今ではおっくうに感じられる	1.はい	0.いいえ	
24	（ここ2週間）自分が役に立つ人間だと思えない	1.はい	0.いいえ	
25	（ここ2週間）わけもなく疲れたような感じがする	1.はい	0.いいえ	

（注）BMI（＝体重(kg)÷身長(m)÷身長(m)）が18.5未満の場合に該当とする。

図4 フレイル、サルコペニア、低栄養の関連性のイメージ図

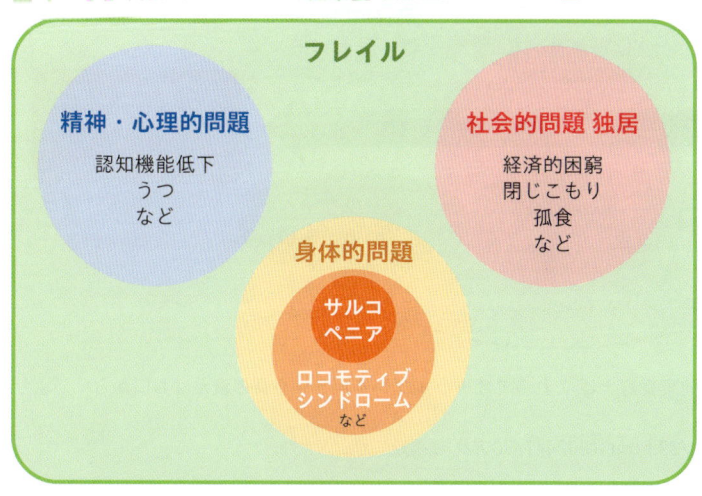

オーラルフレイル

　オーラルフレイル（口のフレイル（虚弱））という口の機能低下に注目した概念について理解することも重要である。食欲が出ない、むせやすい、食べこぼしが増えた、軟らかいものを好む、滑舌が悪くなった、歯が抜けたままなど、口に関する衰えがこれにあたる。

　歯周病などをきっかけに歯が抜けた場合、それまで噛めていたものが噛めなくなる。食べやすいものを選択し、自然に軟らかいものだけを食べるようになる。その結果、噛むための筋肉を使わなくなり、噛む機能が低下する。さらには、噛む機能が低下するのでより軟らかいものしか食べられなくなる（図5）。また、それを放置すると、前述したフレイルやサルコペニア、低栄養等のリスクにつながるという悪循環になる。

　オーラルフレイルは、早期に介入をすることで機能低下を緩やかにし、回復につなぐこともできる。セルフチェック表などを利用し、摂食嚥下障害との関連を意識しながら、歯科医師、歯科衛生士と連携して予防的な介入をすることが重要である。

低栄養とは

　低栄養とは、健康な体を維持するための栄養が不足する状態である。エネルギー量の不足だけではなく、十分な量のタンパク質やアミノ酸が摂取できない状況が続くと容易に低栄養となり、徐々に日常生活動作（activities of daily living：ADL）が低下する。痩せの人（BMI＜18.5kg/m^2）、および低栄養傾向の人（BMI≦20kg/m^2）の割合は、65歳以上で16.7％、80歳以上では約3割であったとされている[2]。

　また、在宅療養者の摂食状態、栄養状態の調査では、MNA-SFで低栄養とされた高齢者は35％以上といわれており、この2つを合わせると7割近くが栄養状態に何らかの問題を抱えているという結果になる。

図5　オーラルフレイルのイメージ図

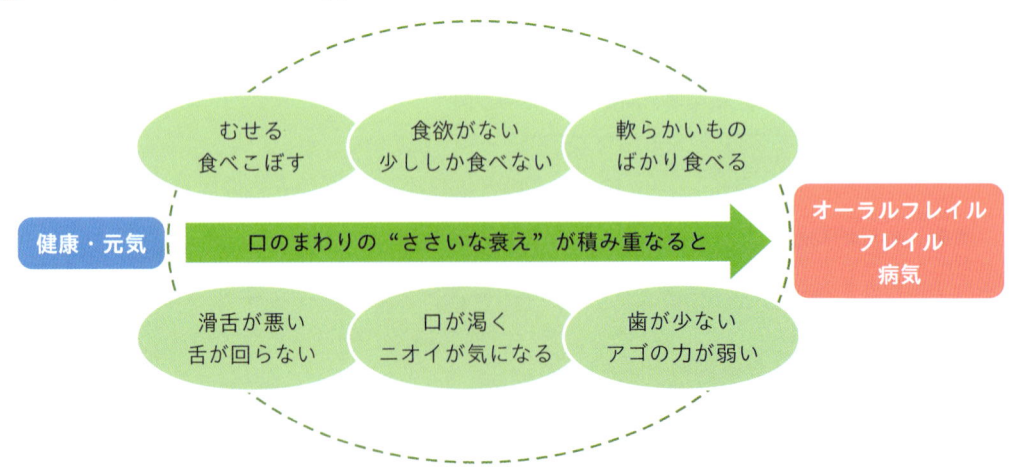

国立長寿医療センターホームページ：健康長寿ナビ これってオーラルフレイル？－心身の衰えはお口から－．より引用
https://www.ncgg.go.jp/hospital/navi/39.html （2024/7/30アクセス）

そして、摂食嚥下障害の重大なリスクに窒息や誤嚥性肺炎があるが、なかでも誤嚥性肺炎の多くは低栄養の状態で、重度低栄養は誤嚥性肺炎の生命予後不良因子であることが多い。したがって、高齢者や摂食嚥下障害がある患者には、栄養状態を適正に評価して、栄養管理を実践していく必要がある。

低栄養の診断は、Global Leadership Initiative on Malnutrition（GLIM）基準で診断することができる。この基準で低栄養のリスクを同定したのち、「現症」と「病因」という2側面を評価して低栄養を診断していく【4】（図6）。看護師は入院および在宅移行など、摂食嚥下障害の対象が環境変化を起こすタイミングで接することが多い。そのつど、低栄養のリスクを念頭に置いてかかわる必要がある。

低栄養のリスク評価は多くあるが、高齢者向けツールであるMini Nutritional Assessment Short Form（MNA-SF）、成人向けツールであるMalnutrition Universal Screening Tool（MUST）、急性期病院向けツールであるNutritional Risk Screening2002（NRS-2002）などがよく知られている。医師、看護師、管理栄養士、セラピストなど、さまざまな職種や医療チームが低栄養のリスクを抽出して診断に結びつけていく、ことになる。

図6　GLIMを用いた低栄養診断法

スクリーニング
低栄養リスクあり
- NRS-2002 ≧ 3
- または MNA-SF ≦11
- または MUST ≧ 1
- 等、信頼性 / 妥当性検証済みツール

かつ

現症
1つ以上
- 体重減少　＞5％ / 半年
  - または＞10% / 期間問わず
- BMI底値　＜18.5kg/m^2（70歳未満）
  - ＜20.0kg/m^2（70歳以上）
- 骨格筋量減少
  - サルコペニア診断基準に準ずる

かつ

病因
1つ以上
- 食事摂取量不足 / 消化吸収不良
  - 50%不足 / 1週間以上
  - 長期的不足 / 2週間以上
  - または慢性的な胃腸障害
- 疾患の影響
  - 急性疾患や外傷
  - または慢性疾患
  - または慢性炎症

低栄養スクリーニングツールで低栄養リスクありと同定され、現症カテゴリー3項目のうち1項目以上、病因カテゴリー2項目のうち1項目以上に異常を認めた場合、低栄養と診断する。

高畠英昭：誤嚥性肺炎の包括的アプローチ．医歯薬出版，東京，2021：85．より引用

栄養管理

摂食嚥下障害では、いかに口から食べられるようにするか、という目的をもってかかわるため、十分なエネルギーや栄養素の投与を軸とした適切な栄養管理を実施することは、その後の治療効果の促進や安全につながる。

摂食嚥下リハビリテーションと栄養管理を同時に提供する体制の１つとして、栄養サポートチーム（nutrition support team：NST）という組織横断的に活動をする医療チームがある。現在多くの病院や施設で体制が構築されており、摂食嚥下障害患者に対する栄養管理の取り組みが普及してきている。NST活動のフローチャートを図7に示す。

その中で、看護師は、摂食嚥下障害患者の栄養管理全般的にかかわる。

栄養管理は、①栄養評価、②栄養のアセスメント、プランニング、③栄養療法の実施、④栄養療法の定期評価、⑤栄養アセスメント、プランニングの修正の繰り返しである。退院後など生活環境に変化があれば、その経過を伝え、栄養管理方法を次につなぐ役割がある。この過程には、看護の専門的な視点と、対象者の生活への視点が重要である。

栄養スクリーニングには主観的包括的評価（Subjective Global Assessment：SGA）があり、これは病歴や食物摂取状況、消化器症状などに加え、身長、体重測定をはじめとする簡単な身体計測によって得られるものである。

図7　NST活動のフローチャート

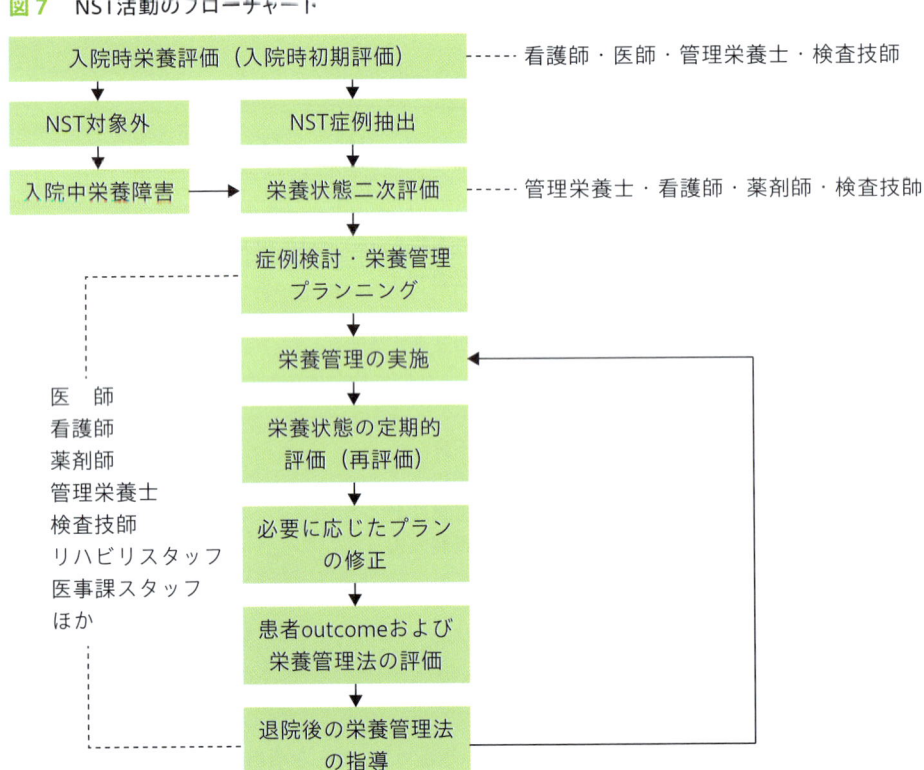

東口高志：第5章 摂食・嚥下障害と栄養．才藤栄一，向井美惠監修，鎌倉やよい，熊倉勇美，藤島一郎，他編，摂食・嚥下リハビリテーション 第2版．医歯薬出版，東京，2007：240．より引用

前述したように、低栄養スクリーニングの中でもMini Nutritional Assessment Short Form（MNA-SF）は広く使用されている高齢者向けツールである。このツールは、65歳以上の高齢者を対象としており、簡便で短時間のアセスメントが可能である。スコア化されているという面では多職種で共通の理解が図りやすい。

また、認知症の有無など高齢者の特徴に着目して評価をする点も、より高齢者を確実にとらえることができることにつながるといわれている。前述したように、評価ツールはいくつかの種類から選択できるため、それぞれの施設の機能や年齢に適したものを使用することが大切である。

次に、これらの栄養評価ツールに加え、客観的栄養評価（Objective Data Assessment：ODA）で包括的にアセスメントをする。血液検査から、プレアルブミン値やトランスフェリンなどの推移をみること、電解質や炎症の指標を把握し、病態をアセスメントすることが求められる。看護師は、それらの情報を多職種に提供する役割がある。特に病院では、看護師が24時間患者のそばにいるため、低栄養や脱水の徴候を客観的なデータと看護の専門的な目でとらえ、NSTなどの医療チームに共有できる形にする。

看護の視点で、顔色や全身、爪や結膜の血流の状態、褥瘡の有無、疲れやすさ、動悸、息切れなどのフィジカルアセスメントが特に重要になる。低栄養や脱水の徴候は、口腔内や腋下の乾燥、意識状態などにも表れるため注意深く観察し、異常の早期発見に努めることが重要になる。

栄養管理方法の選択と実際

摂食嚥下障害があって、特に低栄養や誤嚥性肺炎を発症している状態では、経口摂取による栄養補給が困難な場合がある。経口からだけでは摂取量を十分に確保できないときは、静脈栄養や経管栄養などを併用して、必要な栄養量を確保しながら感染症の治療や摂食嚥下リハビリテーションを実施していく。栄養内容の決定方法を表3 に示す【5】。

栄養投与経路の選択には、静脈栄養、経腸栄養、経口投与があり、栄養管理の適正選択指針に従って、栄養管理方法をすることが推奨されている（図8 ）【6】。可能な限り栄養管理方法には経口、経腸栄養で行うことや、不必要な欠食期間を長くつくらないことが重要であり、対象となる患者にとって、より生理的な投与方法をチームで検討して決定していくことになる。

摂食嚥下障害者には、さまざまな病態や背景があるが、安易に経口摂取を止めてしまうのではなく、全身状態や栄養状態などをタイムリーにチームで検討し、本人や家族の意見や希望を聞きながら慎重に栄養管理をしていく。そのことがその先のリハビリテーションへの意欲や生きる希望につながることを念頭におきたい。

表3 栄養管理内容の決定方法

1．水分投与量	1日投与量=尿+不感蒸泄+糞便中水分量−代謝水≒35mL/kg体重
2．エネルギー投与量 （kcal/日）	基礎エネルギー消費量（BEE）×activity factor×stress factor 　BEE：Harris-Benedictの式より算出 　　男性：66+（13.7×体重kg）+（5.0×身長cm）−（6.8×年齢） 　　女性：655+（9.6×体重kg）+（1.7×身長cm）−（4.7×年齢）
3．タンパク質（アミノ酸） 投与量（g/日）	1日投与量=体重×stress factor
4．脂肪投与量（g/日）	1日投与量=総エネルギー投与量の20〜50%（0.5〜1.0g/kg体重）
5．糖質投与量（g/日）	1日投与量=総エネルギー投与量−アミノ酸投与量−脂肪投与量

activity factor=1.0〜1.8（安静→1.0、歩行可能→1.2、労働→1.3〜1.8）
stress factor=1.0〜2.0（重症度・術後病期・状態に応じて設定する）

東口高志：第5章 摂食・嚥下障害と栄養．才藤栄一，向井美恵監修，鎌倉やよい，熊倉勇美，藤島一郎，他編，摂食・嚥下リハビリテーション第2版．医歯薬出版，東京，2007：242．より引用

図8 栄養補給のための投与ルートのアルゴリズム

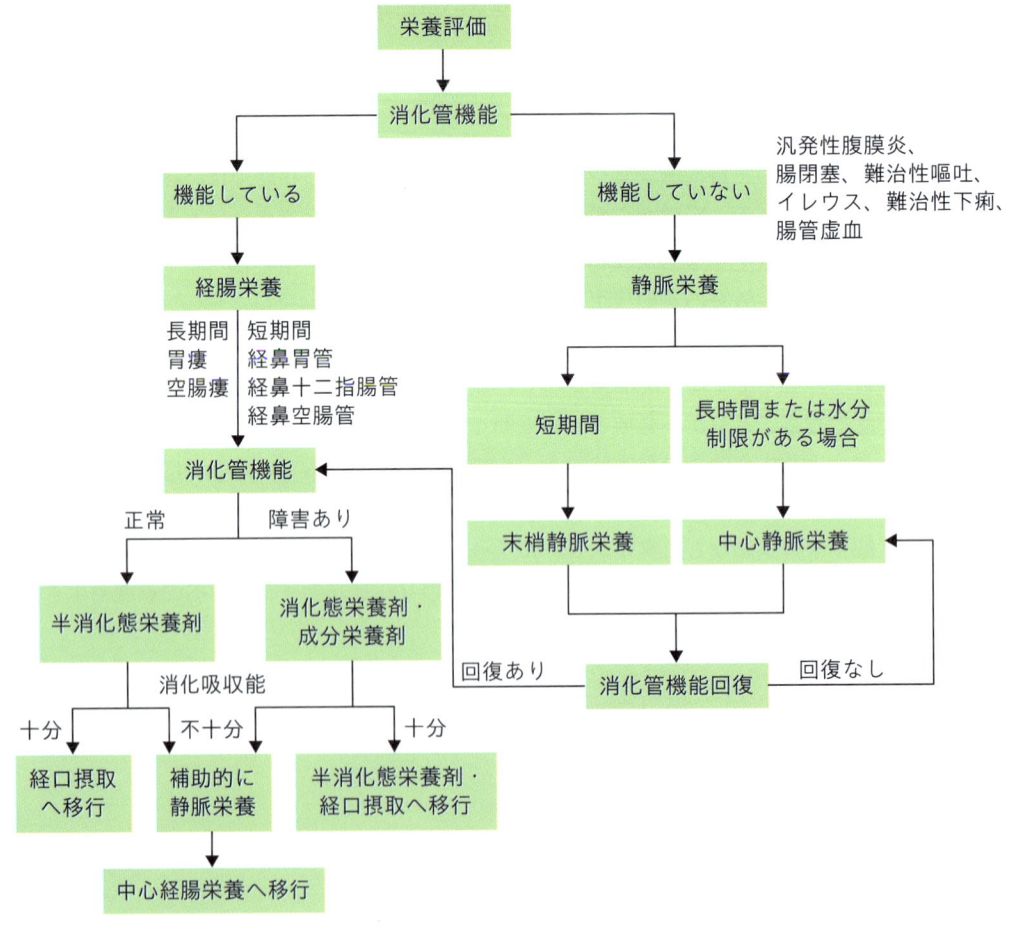

ASPEN Board of Directors and the Clinical Guideline Task Force：Guidelines for the use of parenteral and enteral nutrition in adult and pediatric patients. JPEN J Parenter Enteral Nutr 2002；26（1 Suppl）：1 SA-138SA.より引用

引用文献

1. サルコペニア診療ガイドライン作成委員会編：サルコペニア診療ガイドライン2017年版，ライフサイエンス出版，東京，2017．

2. Chen LK, Liu LK, Woo J, et al：Sarcopenia in Asia: consensus report of the Asian Working Group for Sarcopenia. J Am Med Dir Assoc 2014；15（2）：95-101．

3. 厚生労働省：基本チェックリスト．https://www.mhlw.go.jp/topics/2009/05/dl/tp0501-1f_0005.pdf（2024/3/22アクセス）

4. 高畠英昭：誤嚥性肺炎の包括的アプローチ．医歯薬出版，東京，2021．

5. 東口高志：第5章 摂食・嚥下障害と栄養．才藤栄一，向井美惠監修，鎌倉やよい，熊倉勇美，藤島一郎，他編，摂食・嚥下リハビリテーション第2版．医歯薬出版，東京，2007．

6. ASPEN Board of Directors and the Clinical Guideline Task Force：Guidelines for the use of parenteral and enteral nutrition in adult and pediatric patients. JPEN J Parenter Enteral Nutr 2002；26（1 Suppl）：1SA-138SA．

参考文献

1. 厚生労働省；国民の身体の状況や栄養素等の摂取量を調査した国民健康・栄養調査（厚生労働省，平成27年）．

2. 飯島勝矢：フレイル予防で健康長寿をめざす – From Bench to Community．臨床栄養 2019；134（5）：570-577．

3. 国立長寿医療センター：これってオーラルフレイル？－心身の衰えはお口から．https://www.ncgg.go.jp/hospital/navi/39.html（2024/7/30アクセス）

第 6 章

疾患・状態別
摂食嚥下障害看護

脳血管障害①
球麻痺

前田 純子

　「口から食べる」という行為は、生命維持に必要な栄養を取り入れるだけでなく、味を楽しむ、食事の場面を通じてコミュニケーションを図るなど、私たちの生活において大きな意味を持ち、QOLの向上にもかかわる大切な行為である。

　嚥下障害を生じる疾患は、脳血管障害や神経難病、頭頸部癌、加齢による変化など、多岐にわたる。その中で、脳血管障害や神経難病などにより延髄にある嚥下中枢が障害され、運動障害を起こした状態を「球麻痺」という。球麻痺では、正常な嚥下反射が消失または低下し、自分の唾液すら飲むことができなくなる。ここでは、球麻痺で生じる嚥下障害の看護について、解剖と画像から症状を関連づけながら解説していく。

延髄の解剖と正常な嚥下反射

1. 延髄の解剖

　延髄は脳幹の一番下に位置し（図1）、心臓や血管運動、呼吸、嚥下など生命維持に重要な役割をもつ中枢部にある。12脳神経のうち「舌咽神経」「迷走神経」「副神経」「舌下神経」の神経核を有し、舌下神経および舌咽・迷走神経の運動核としての「疑核」、感覚に関係する構造として味覚や舌奥1/3・扁桃・咽頭後壁の触覚と温痛覚をつかさどる「孤束核」、平衡感覚をつかさどる「前庭神経核」などがある（図2）。

図1　脳幹の解剖

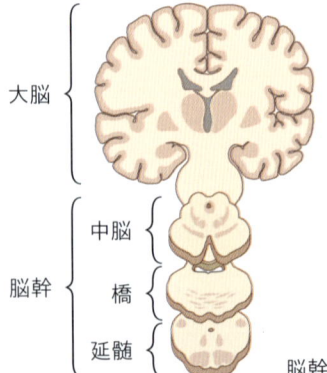

脳幹は大脳半球の下に位置し、上から中脳、橋、延髄の順に並ぶ。

図2 延髄の解剖（MRIと同じ向き）

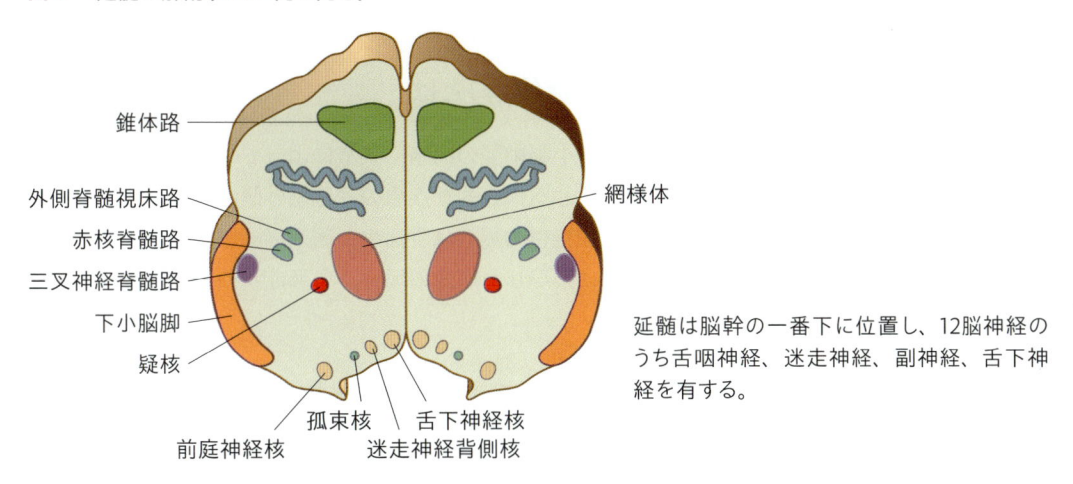

- 錐体路
- 外側脊髄視床路
- 赤核脊髄路
- 三叉神経脊髄路
- 下小脳脚
- 疑核
- 前庭神経核
- 孤束核
- 舌下神経核
- 迷走神経背側核
- 網様体

延髄は脳幹の一番下に位置し、12脳神経のうち舌咽神経、迷走神経、副神経、舌下神経を有する。

図3 正常な嚥下反射のメカニズム

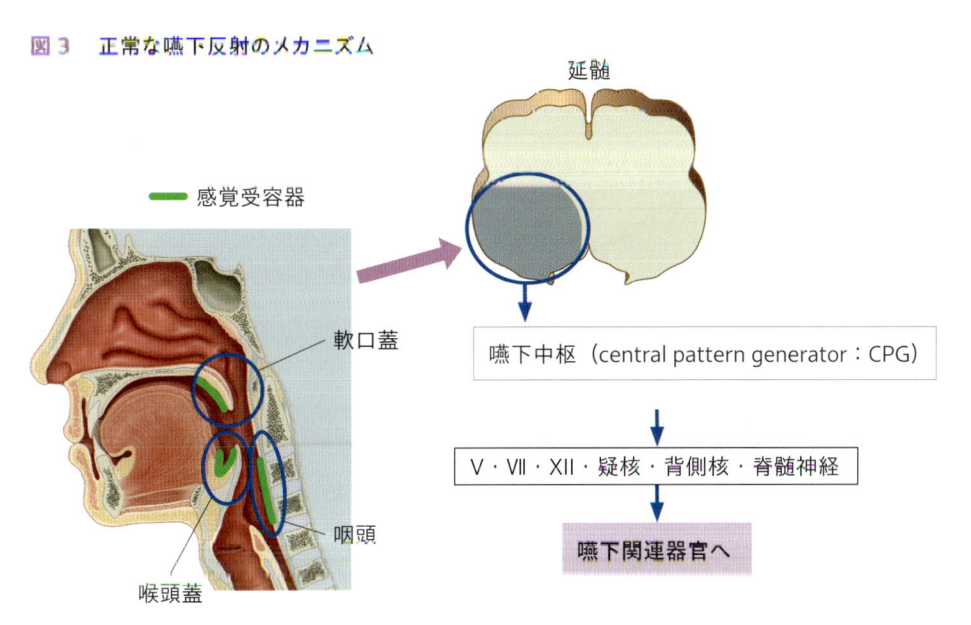

延髄

―― 感覚受容器

- 軟口蓋
- 咽頭
- 喉頭蓋

嚥下中枢（central pattern generator：CPG）

↓

Ⅴ・Ⅶ・Ⅻ・疑核・背側核・脊髄神経

↓

嚥下関連器官へ

2. 正常な嚥下反射とは

　延髄といえば、最初にイメージされるのは「呼吸の中枢」であるが、食物を飲み込むために最も重要な「嚥下の中枢」も延髄にある。嚥下中枢は、延髄の中の「孤束核」と「延髄網様体」にある介在神経で構成されており、孤束核と延髄網様体は延髄の中でも外側に位置している（図2）。

　口から取り込まれた食物は、口腔内を通って咽頭に達する。咽頭や軟口蓋、喉頭蓋などには感覚受容器があり、それらの感覚を支配する脳神経は三叉神経、舌咽神経、迷走神経である。食物が咽頭に達したという情報は、上位脳（運動野など）の情報と合わせて延髄にある嚥下中枢へと伝わり、その情報が一定の基準を超えると嚥下反射プログラムが起動する。嚥下反射プログラムが起動されると、その出力は嚥下運動に関与する筋群を支配する神経核へと伝わり、それぞれの筋肉が協調して動くことによって嚥下運動が起こる。この一連の運動に要する時間はわずか0.5秒と言われている（図3）。

1. 延髄外側症候群（ワレンベルグ症候群）とは

延髄外側を支配する椎骨動脈、または後下小脳動脈の閉塞や狭窄によって、延髄外側への血流が低下し脳梗塞を発症するのが、球麻痺を生じる代表的な疾患の「延髄外側症候群（ワレンベルグ症候群）」である（図4）。脳幹部病変で重症例の場合は生命の危険が高く、呼吸管理を含めて厳重な全身管理を必要とするが、延髄外側に限局した病変の場合、失調症状や感覚障害はあっても四肢の麻痺はみられない。

2. 延髄外側症候群（ワレンベルグ症候群）の主な症状

延髄外側症候群では、突然の頭痛・嘔吐症状、軟口蓋・喉頭・咽頭麻痺、病巣と同側の顔面の温痛覚障害、病巣と反対側の体幹・上下肢の温痛覚障害、小脳失調、ホルネル症候群などを示す（図5）。嚥下障害としては「球麻痺」を呈する。

図4 延髄外側症候群（ワレンベルグ症候群）の障害部位

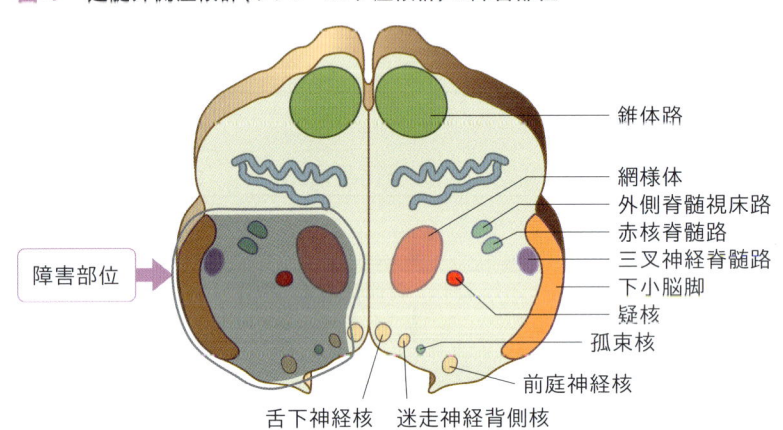

図5 延髄外側症候群（ワレンベルグ症候群）の主な症状

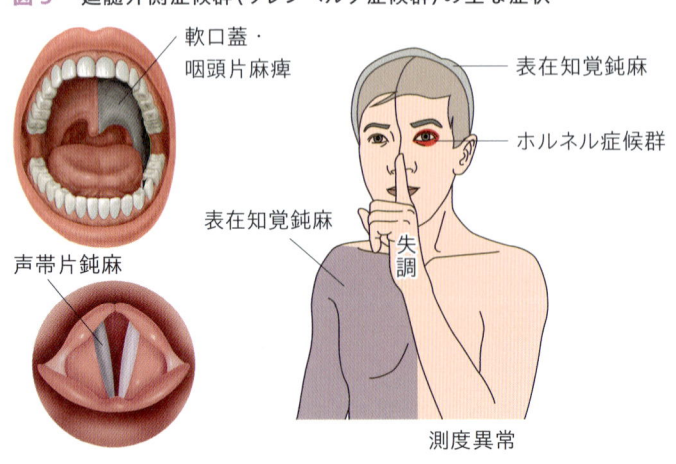

平山恵造：神経症候学．文光堂，東京，1971：1002．より一部改変

1）球麻痺の主な症状

主な症状は、延髄から出る脳神経の障害による運動麻痺であり、病変と同側の舌や軟口蓋、咽頭の筋肉が弛緩性麻痺となる。嚥下5期のうち主に咽頭期の障害を呈し、嚥下関連器官の運動に左右差があることが特徴である（表1）。また、延髄にある嚥下中枢が直接損傷することにより嚥下反射プログラムが起動せず、正常な嚥下反射が起こらない、または弱い。重度の場合は唾液も嚥下することができない状態となる（図6）。

球麻痺は、嚥下器官個々の障害と左右差などの詳細な評価が必要であるため、フィジカルアセスメントの他に嚥下内視鏡（VE）や嚥下造影（VF）も合わせて総合的に評価を行う必要がある。

表1 球麻痺の特徴

1. 嚥下反射の減弱、または消失
2. 咽喉頭運動の左右差
3. 咽頭絞扼反射の低下
4. 軟口蓋麻痺による鼻咽腔閉鎖不全（開鼻声）
5. 声帯麻痺による嗄声
6. 食道入口部開大不全

2）カーテン徴候

通常「あー」と発声すると咽頭後壁と軟口蓋、口蓋垂は上に垂直に上がる。球麻痺によって病巣側の上咽頭収縮筋麻痺が生じた場合、「あー」と発声したときに麻痺側の咽頭後壁が健側に引っ張られてしまい、あたかもカーテンを引いたように見える。これを「カーテン徴候」という（図7）。

3）開鼻声

球麻痺では、軟口蓋の麻痺によって、発音時に鼻咽腔がしっかり閉まらず空気が鼻のほうへ漏れてしまう。これを「鼻咽腔閉鎖機能不全」という。発生時に鼻から空気が抜けてしまうため、

図6 球麻痺のメカニズム

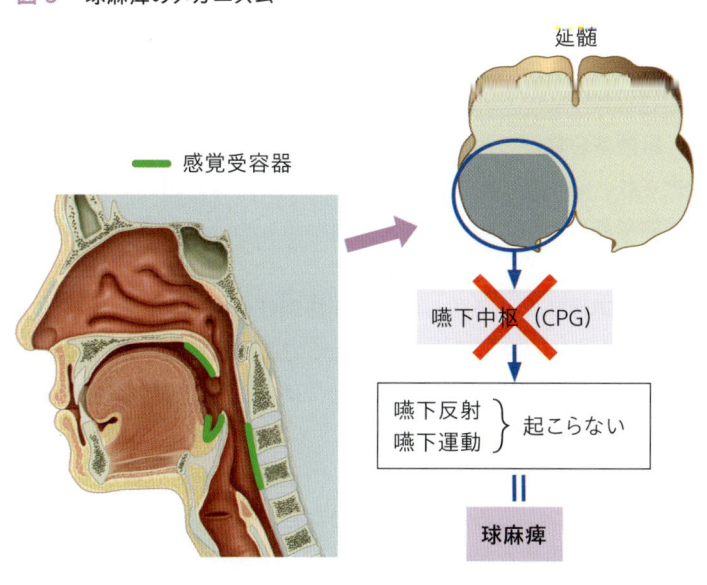

延髄

感覚受容器

嚥下中枢（CPG）

嚥下反射
嚥下運動 } 起こらない

＝

球麻痺

図 7　カーテン徴候（正常時とカーテン徴候時の口蓋垂、軟口蓋、咽頭後壁の動き）

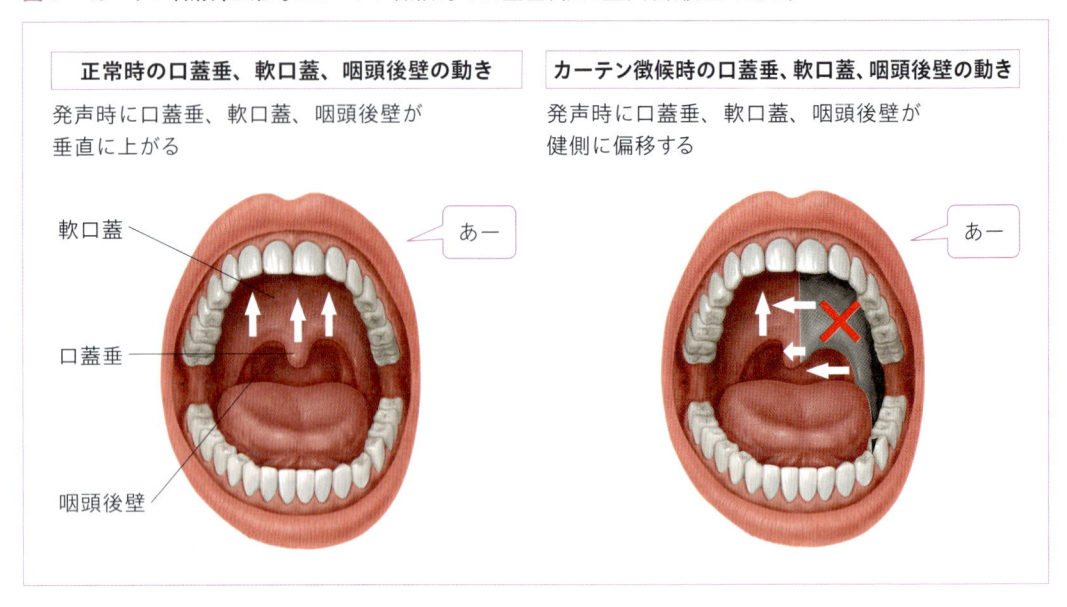

バ行・パ行はマ行に近い音に歪み、ダ行・タ行はナ行に近い音に歪む。例えば、「バスと電車で行きます」は「マスとネンシャねいきます」というように聞こえてしまう。このように空気が抜けてフガフガしたような声を「開鼻声」という。

4）嗄声

発声時には喉頭にある左右の声帯が振動することによって声を出すことができる。嗄声は反回神経麻痺や声帯の炎症、浮腫など、声帯自体の問題や神経障害によって起こる。延髄外側症候群では声帯麻痺により声帯が閉じないことで嗄声を生じる。

これらの症状が見られた場合には、延髄外側症候群を疑う。

急性期の治療と看護

延髄外側症候群に対する治療は、脳梗塞急性期の治療に準じて行われる。アテローム血栓性の場合は抗血小板剤による治療が選択され、心原性の場合は抗凝固薬による治療が選択される。脳血管障害を発症する背景には、糖尿病や高血圧などの基礎疾患を有していることが多く、基礎疾患に対する治療も並行して行われる。

球麻痺による嚥下障害に対しては、誤嚥性肺炎を予防しながら間接訓練を中心としたリハビリテーションを実施する（表 2）。病院受診時には嚥下障害を認めなくても、翌日以降に症状が進行する場合があるため、画像所見上延髄外側に脳梗塞を認めた場合には、症状の進行による変化を予測してアセスメントする必要がある。

球麻痺により嚥下反射が消失した際には、誤嚥性肺炎予防のための口腔ケアや吸引はもちろん、手の届く場所にティッシュやガーグルベイスン、ごみ箱を設置するなど、飲めない唾液を患者自身が常に出せるような環境調整も、看護師の重要な役割である。

表2 球麻痺に効果的な間接訓練例

主な間接訓練と効果	特記事項
①開口訓練 舌骨上筋群の強化	舌骨上筋群とは… • 下顎を動かし開口・閉口する • 収縮することで舌骨を上前方に引き上げる • 上前方に引き上がった舌骨が喉頭を持ち上げる • 喉頭蓋が倒れ、喉頭口を閉鎖する • 食道入口部が開大し、食物が通る （体力や筋力低下がありシャキアエクササイズが実施困難な症例に行う）
②アイスマッサージ 嚥下反射の誘発 冷・味覚刺激で感覚入力の強化	• 持続的な効果はなく、即時効果しかない • マッサージ後すぐに嚥下を促す • 本人の好きな味でアイス棒作成可能 • ジュースの場合は100%果汁のものを使用 （100%でないと味がわかりにくく味覚刺激が弱い）
③息こらえ嚥下 嚥下中の誤嚥防止	• 声門をしっかり閉じることで嚥下中の誤嚥を防ぐ • 喉頭蓋の閉じが弱くても声門が閉じていれば、気管への誤嚥が予防できる • 息を吸い、息を止め、飲み込み、息を吐く

急性期後の治療と看護

　脳梗塞急性期後の治療は、主に再発予防を目的とした内服治療とリハビリテーションが中心となる。嚥下障害が数か月経過しても回復しない重症例では、間接訓練の他にバルーン法による訓練を行う場合がある。バルーン法は、輪状咽頭筋弛緩不全により上部食道括約筋が開大せず食塊通過に困難を生じている患者が適応となる。

引用文献

1 才藤栄一，向井美惠監修，鎌倉やよい，熊倉勇美，藤島一郎，他編：摂食・嚥下リハビリテーション 第2版．医歯薬出版，東京，2013．

2 藤島一郎編著：よくわかる嚥下障害 改訂第3版，永井書店，大阪，2012，

3 藤島一郎：嚥下障害と誤嚥・咽頭残留の病態及びその対処法．日本バイオレオロジー学会誌（B & R）2006；20（2）：2-9．

4 日本摂食嚥下リハビリテーション学会：医療検討委員会作成マニュアル，摂食嚥下障害の評価（簡易版）2015．
https://www.jsdr.or.jp/wp-content/uploads/file/doc/assessment2015-announce.pdf
（2024/7/30アクセス）

脳血管障害②
偽性球麻痺

加藤 節子

偽性球麻痺の概要

摂食嚥下障害が現れる病態はさまざまだが、脳血管障害における嚥下障害には、脳幹部（嚥下の中枢）の病変が原因となる「球麻痺」と、左右の大脳を含め、多発性脳病変が原因となる「偽性球麻痺」が代表的である。偽性球麻痺は、延髄の病変によるものではないため、嚥下機能そのものは保たれているものの、球麻痺と似た症状が出現するため、「偽性あるいは仮性」という名がついている[1]。

1. 偽性球麻痺の原因となる疾患とは

偽性球麻痺は、皮質延髄路が一側性に障害を受けても原則的に起こらないとされており、両側性に障害を受けて初めて発症する[2]。

偽性球麻痺の主な原因は「両側性の脳梗塞」、「脳出血」、「多発性ラクナ梗塞」、「進行性核上性麻痺」、「脳腫瘍」、「脳炎」、「多発性硬化症」、「筋萎縮性側索硬化症」、「頭部外傷」、「脳性麻痺」等、大脳半球や皮質延髄路、あるいは両者が侵される疾患によって引き起こされる。

2. 偽性球麻痺の病変部位とは

偽性球麻痺の病変部位は、「両側大脳」「中脳」「橋」である（図1）[3]。病理学的には、両側の皮質延髄路のどこかで障害された場合に起こると考えられている。障害部位により3つの病変があり、①皮質・皮質下型、②大脳基底核・内包型、③脳幹型（橋小脳型）の3つに分類される。それぞれの症状の特徴は表1に示す。

図1　偽性球麻痺の発症部位

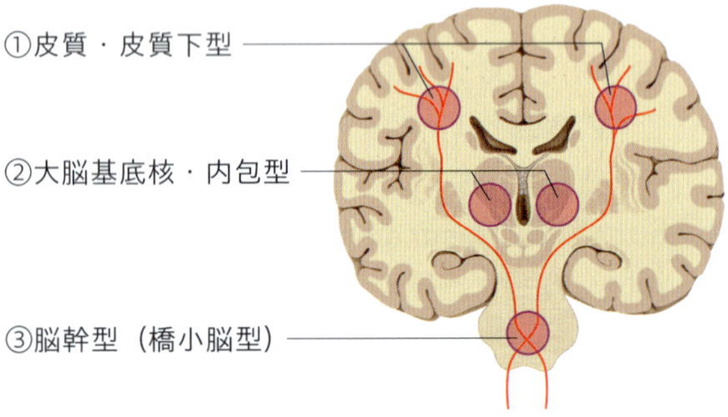

①皮質・皮質下型

②大脳基底核・内包型

③脳幹型（橋小脳型）

藤島一郎監修，谷口洋，渥美聡，山脇正永，他編：疾患別に診る嚥下障害. 医歯薬出版，東京，2012：7. を参考に作成

表1　偽性球麻痺の症状の特徴

①皮質・皮質下型	②大脳基底核・内包型	③脳幹型（橋小脳型）
舌・咬筋・顔面下半分に運動麻痺がみられ、構音障害と嚥下障害を認める。四肢麻痺は極軽度。失語症や易怒傾向など高次脳機能障害を認める	構音障害や嚥下障害を認める。表情は乏しく、強制泣き笑いやパーキンソン症候（筋緊張亢進、無動、振戦、小刻み歩行）等が見られる	橋、小脳に障害があるため球麻痺に近い症状が見られる。舌や咽頭の麻痺が強く現れ、流動物の摂取も困難となる

偽性球麻痺の嚥下障害

1. 特徴

　偽性球麻痺は、運動ニューロンは温存されているため、嚥下に関与する筋群に麻痺や萎縮は見られない。しかし、咀嚼・嚥下に関する一連の動きを制御するプログラムが障害されており、咀嚼・嚥下に関連（舌・顎・頬）する動きがばらばらになり、協調性に欠けるためスムーズな動きにならない[4]。そのため、「ずっと噛んでいて飲み込めない」といった症状が出現し、食物を口腔～咽頭・食道へスムーズに移送できず、嚥下のタイミングを図ることができない（図2）。

　また、嚥下に関与する協調運動の低下により、筋力の低下を呈するため、食事中に見られる症状として、「口唇での食物の取り込みが悪い」、「食物が口からぼろぼろこぼれる」、「咀嚼と食塊形成が不十分」、「食塊を奥舌に送り込めない」、などがある[5]。

　偽性球麻痺は球麻痺とは異なり、嚥下機能自体は保たれているが、嚥下の際、舌の挙上運動のリズムも取れない。そのため嚥下のタイミングがつかめず、食物や唾液を長時間口腔内に保持しながら嚥下反射が起きるため、むせを誘発することがある。一方、長い時間食物や唾液を口腔内に保持しており、奥舌の挙上時間が長く、咽頭期が保たれる患者も多い（図3）。

図2　飲み込めず、ずっと噛んでいる状態

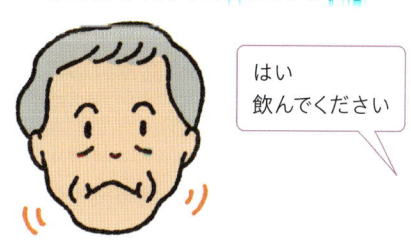

はい
飲んでください

「飲んで」と言っても飲めない。

図3　口腔内に食べ物を溜め込んでいる状態

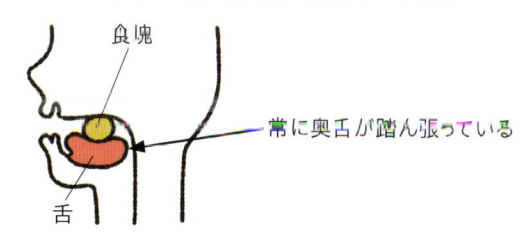

食塊

常に奥舌が踏ん張っている

舌

舌の奥がずっと上がっているのが長く続いている。

2. 主な症状

　偽性球麻痺の主な症状は、「口腔・準備期」の障害によるものである。臨床では、①ずっと噛んでいる、②口腔内に食物を長く溜め込む、③それらにより喉頭侵入や誤嚥を引き起こす、などの症状がある。偽性球麻痺の患者は、これらの3つの症状により、食事時間が延長する。

3. 嚥下障害以外の症状

　偽性球麻痺では重症度にもよるが、摂食嚥下障害に加えて、「両側片麻痺」「感覚障害」「構音障害」「口唇閉鎖障害」「流涎」「感情失禁」「上肢機能障害」などの症状が複合的に見られることが多い。そのため、摂食嚥下障害への対応とあわせて、ADL全般にわたるリハビリテーションが必要となる【6】。

偽性球麻痺の食事摂取

　臨床現場では、「口の中に溜め込んで飲み込まない」「食事に1時間以上かかる」といった声をよく聞く。偽性球麻痺では、嚥下障害とともに構音障害がある。そのため、日頃の会話や食事において舌を効率的に動かす機会が激減し、舌の筋力低下を呈し、食事の際の食塊形成〜送り込みに時間を要する。その結果、食事時間が延長し、食事後半には疲労に伴いむせることが多くなり、食事が中断されることもよくある（図4）。

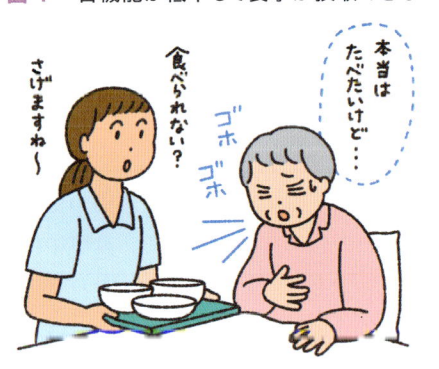

図4　舌機能が低下して食事が摂取できない

1. 偽性球麻痺の患者と食事姿勢の関係

　偽性球麻痺を呈している人は咀嚼・嚥下関連（頬・顎・舌）の動きがばらばらとなり、食物を送り込めず、口腔内に溜め込む。このような特徴がある偽性球麻痺であっても、食事の姿勢は90度座位（図5）が多いため、より口腔内に食物を溜め込みやすくなる。そのため、食事時間の延長やむせを誘発し、食事量が確保できない状態が姿勢によってさらに助長される。

　座位姿勢では、舌尖が下方、奥舌が上となる（図6）。人は食べ物を口から取り込んだ後、食べ物を舌先から左右の臼歯に移動させ、食塊形成しながら咽頭まで送り込まなければならない。しかし、偽性球麻痺の人は舌の送り込み機能の障害により、食物を咽頭へ送り込むことが難しく、食物や唾液を口腔内にとどめてしまう。特に円

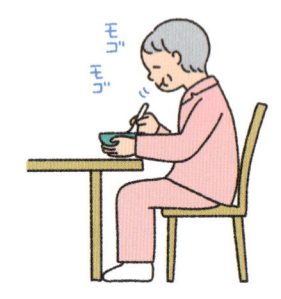

図5　90度座位姿勢での食事

偽性球麻痺の人にとって90度座位姿勢は食物をため込みやすい姿勢となりうるため、食事時間が1時間近く要する場合は嚥下機能を評価した上で、姿勢を見直すことが重要。

図6　座位姿勢の舌の状態

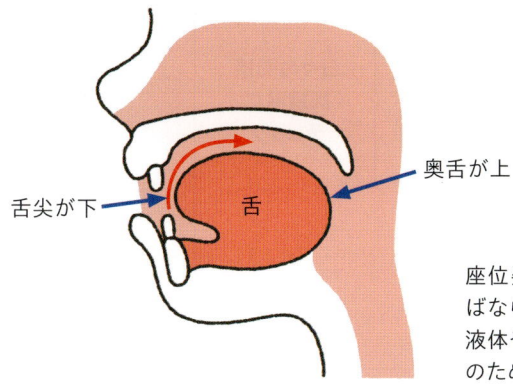

舌尖が下

奥舌が上

舌

座位姿勢だと舌尖が下、奥舌が上のため坂道を登らなければならず舌機能が低下している。偽性球麻痺の人にとっては液体や食物を奥舌へ送り込むのには難しい姿勢と言える。そのため偽性球麻痺の人の姿勢調整はとても大切である。

背や亀背の人は座位では顔が下方に向くため、食べ物や水分、唾液が口外へ流れ出てしまう。

2. 摂食嚥下障害の人にとって食事は訓練の1つ

　摂食嚥下障害の人にとって食事は「訓練」の1つである。食事10割摂取では「摂食・咀嚼・嚥下の訓練」は100％の訓練量とすると、5割摂取では50％、3割では30％の訓練となり（図7）、少ない訓練量が積み重なると、嚥下関連における筋力の低下や食事量が確保できず、低栄養を招く。そのため、直接訓練を開始するための条件を満たしたうえで実施する（表2）【7】。また、直接訓練をスタートさせる際にはVF、VEでの評価が必要な場合もあるが、侵襲がなくベッドサイドで簡便に包括的に評価ができるKTBC（KTバランスチャート）を用いてもよい。

図7　訓練負荷のイメージ

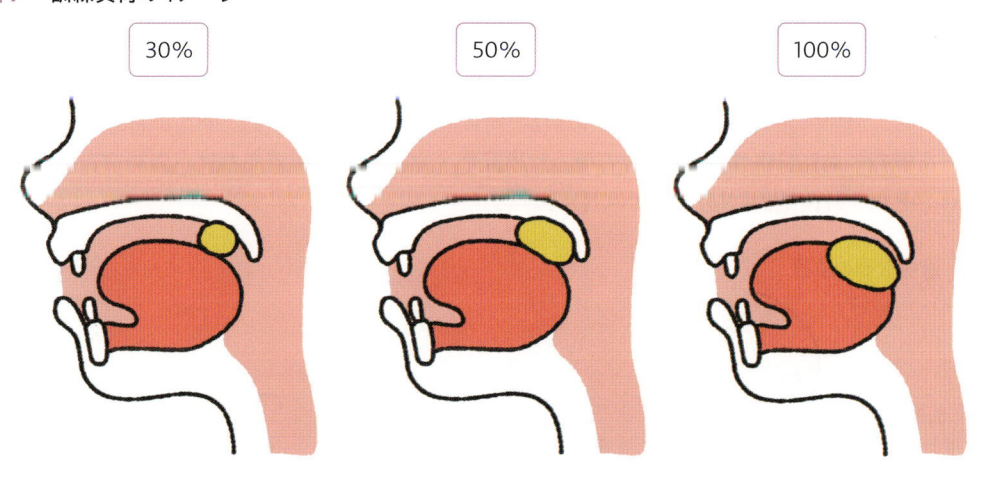

30%　　　50%　　　100%

食事を多く摂取すればその分、舌・頬の筋力を使うため、舌・頬の筋力がつく。少ない量では筋力は低下する。

表2　直接訓練を開始するための絶対条件

1.	バイタルサインが安定している（特に発熱と呼吸状態に注意）	YES・NO	日々の間接訓練前にチェック
2.	リスク管理がしっかりとなされている（例：パルスオキシメータ、吸引器の設置など、不測の事態に対応できる準備）	YES・NO	
3.	意識障害がない（覚醒していること、JCS1桁）	YES・NO	
4.	脳血管障害の進行がない	YES・NO	日々の直接訓練前にチェック
5.	嚥下反射を認める（例：自然な唾液嚥下の確認。例えば会話中や口腔ケア時の嚥下反射の確認など）	YES・NO	
6.	十分な咳ができる（随意性または反射性）	YES・NO	

塚本芳久：急性期嚥下障害へのアプローチ．臨床リハ1995；4（8）：721-724．
近藤克則，二木立：急性期脳卒中患者に対する段階的嚥下訓練．総合リハ 1998；16（1）：19-25．
以上2文献を参考に作成

偽性球麻痺の患者ケア：間接訓練と直接訓練

1. 間接訓練

間接訓練前にも誤嚥に配慮した口腔ケアを実施する。

咳嗽訓練、挺舌、舌ストレッチ、舌抵抗訓練、構音訓練、顔面麻痺などを併発した際は麻痺部のマッサージ等を行う（第4章「間接訓練の実際」p.118～127参照）。

2. 直接訓練

口腔ケア、必要な間接訓練後、スライスゼリーなど丸飲みできる形態から始める。タンパク質を含まないゼリー（0j）を選択する（タンパク質含有の食材は誤嚥の際、肺に流れ込んだタンパク質の細菌繁殖が炎症を起こす可能性がある）。姿勢は30度頸部前屈位（下顎と前胸部の間は拳1個分か4横指）より始め（図8）、その後、食事姿勢・食形態・可能であれば自力摂取など機能に合わせてそれぞれ段階的にUPしていく【8】。

図8　適切な顎の位置

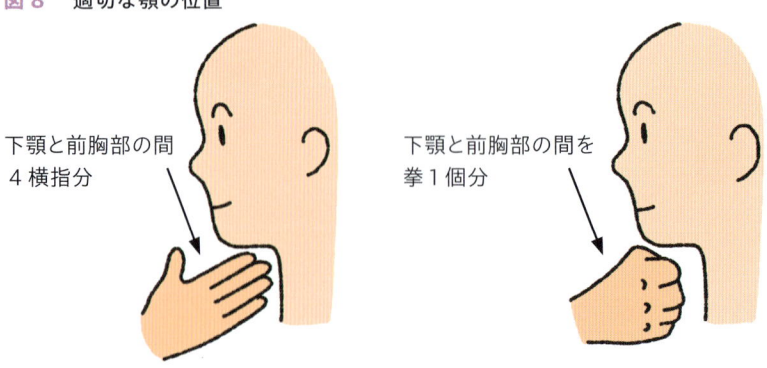

下顎と前胸部の間4横指分

下顎と前胸部の間を拳1個分

食事摂取方法：食事姿勢と食事形態

　偽性球麻痺の方は、「送り込み」や「食塊形成」が困難である。そのため、「姿勢調整」と「食事形態」が重要となる。

1. 食事姿勢の調整

1）舌の送り込み機能低下

　食事姿勢の調整は、低下した舌の送り込み機能を「姿勢で代償」することが目的である。加えて「誤嚥予防」の目的も含め、初めは姿勢30度、頸部前屈位で評価する（図9）。注意したいことは、姿勢を下げると顎が上がるため（図10）、姿勢を下げる際も常に頸部前屈位を遵守する。

　一方、顎を下げ過ぎると食道の入口を狭めて嚥下がしづらいため（図11）、前胸部と下顎の間を拳1個分か4横指の間隔を目安にし、スライスゼリーで嚥下を促し、まずは咽頭の評価と機能回復にあたる。

図9　30度頸部前屈位の姿勢

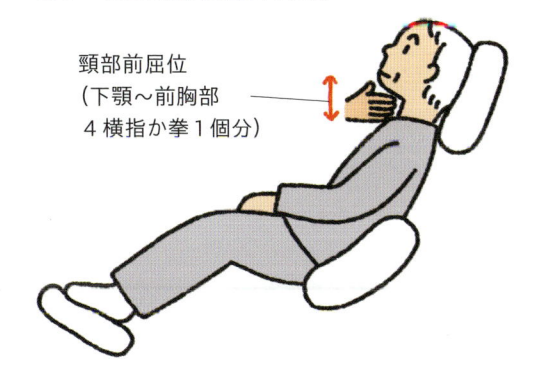

頸部前屈位
（下顎〜前胸部
4横指か拳1個分）

図10　姿勢を下げると顎が上がるため注意

・顎が上がらないように注意する
・4横指か拳1個分が適当

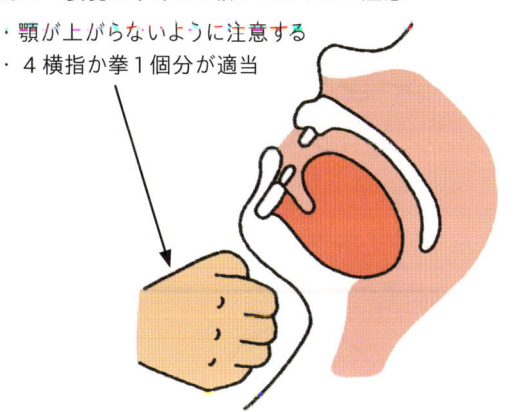

姿勢を下げても必ず、顎の位置はしっかりと4横指か拳1個分遵守する。

図11　顎の引きすぎ

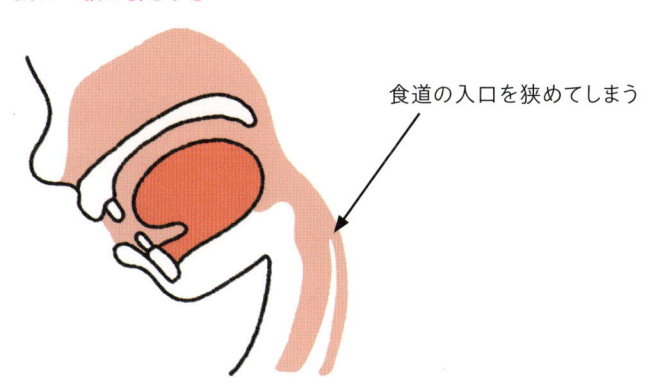

食道の入口を狭めてしまう

顎を引きすぎると食道の入口を狭めてかえって飲みにくくなるので注意する。

2）観察ポイント

食事のときの観察のポイントを以下に示す。

❶ 嚥下にどのくらいの時間を要したか

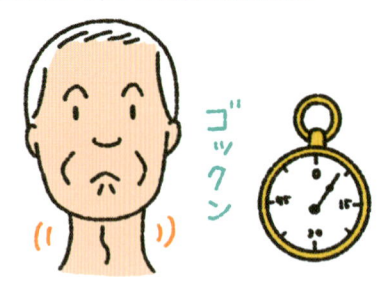

❷ 嚥下後、むせがあるか

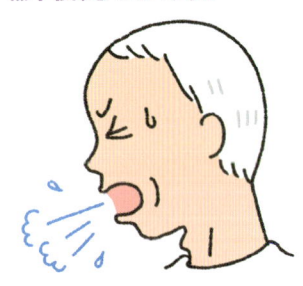

❸ むせるタイミングはいつか（嚥下前・嚥下中・嚥下後）

飲み込む前　　　　　飲み込んですぐ　　　　飲み込んだ後しばらくしてから

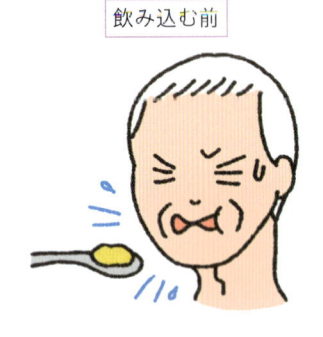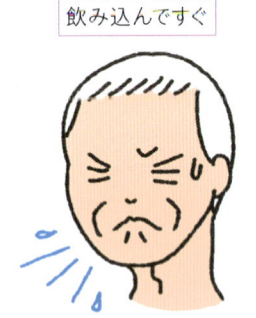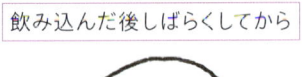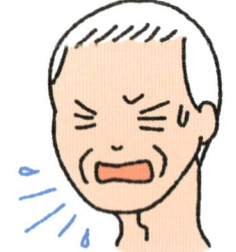

❹ 不顕性誤嚥の可能性はないか

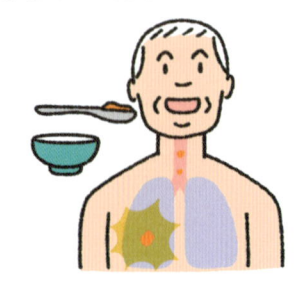

❺ 嚥下の際に唇と顎は閉じているか

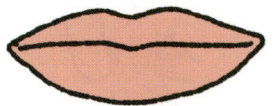

嚥下の瞬間に唇と顎が閉じていればよい。

嚥下の瞬間に唇が開いている、あるいは唇が閉じていても顎が閉じていない。あるいは両方とも閉じていないと危ない（舌が口蓋についていない）。

❻ 嚥下後、口腔内にゼリーが貯留していないか

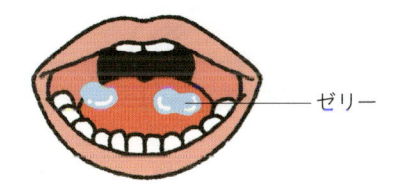

ゼリー

3）姿勢30度から45度へのステップアップ

　姿勢30度でゼリー全量摂取に、例えば30分要していたものが15分でむせなく食べられるようになってきた等の場合は、舌の筋力の向上や舌・頬・顎の協調運動・嚥下機能が改善傾向であると考えられる。そこで、ステップアップとして、姿勢を45度に上げ摂取の評価を行う（図13）。

　その際の注意点は、姿勢が上がると気管が前方になることである（図14）。「むせの出現」「SpO₂値低下の持続」「呼吸回数の増加」など誤嚥の徴候が見られた場合、下顎が上がっていないか、姿勢の崩れがないかを確認・修正し、それでも変わらない場合は、30度での摂取を継続し、その後再評価を繰り返していく。

図13　姿勢45度で摂取の評価

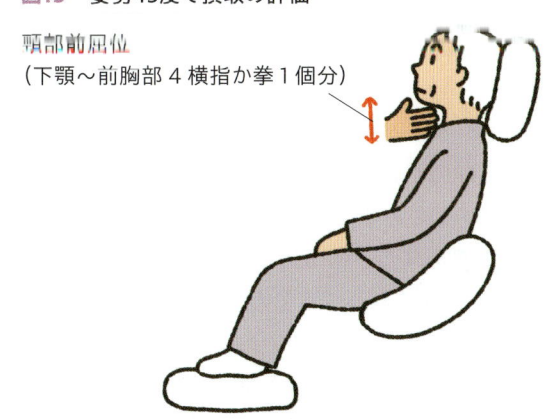

頸部前屈位
（下顎〜前胸部4横指か拳1個分）

「むせの出現」「SpO₂値低下の持続」「呼吸回数の増加」
など誤嚥の徴候が見られないか確認する。

図14　姿勢45度での注意点

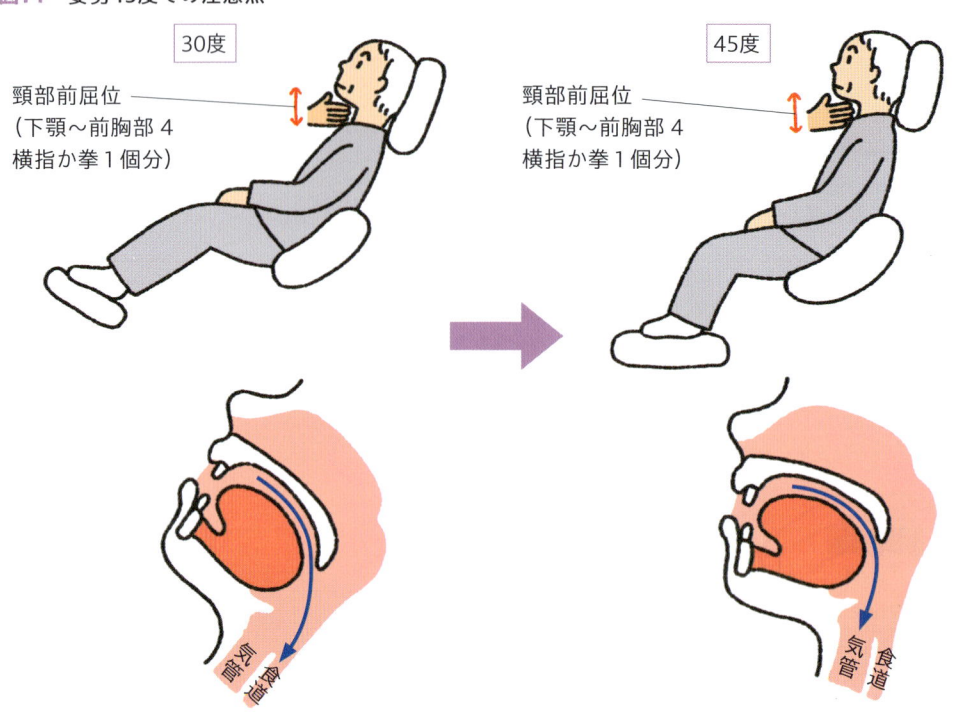

後ろに倒せば倒すほど気管が上になり食道が下になるため、食物は咽頭後壁を伝って気管に入りにくい。前傾姿勢になればなるほど気管が前に来るため、誤嚥しやすい。そのため、45度にしても、必ず頸部前屈位を遵守する。

3）徐々に上体を挙上する

　45度まで姿勢を上げてゼリー摂取を試み、誤嚥・不顕性誤嚥の徴候が見られなければ、45度→60度→90度と上体を挙上していく。誤嚥の徴候なく摂取時間を要さず摂取できるか確認し、その人の機能に合った姿勢を決めていく。

■注意点

　むせた原因が、「姿勢」でむせたのか、「食物」でむせたのか判断できないため、姿勢と食物形態を同時に変更しない。

　意識レベルによって無理に摂取は進めないが、意識レベルが悪いからと放置せず、まずは口腔ケアを行い、口腔ケアやスプーンを口唇に触れた際に開口が見られたり、スプーンを入れた際に舌の動きがあれば、上記の姿勢を遵守し、経口トライをしてみる。

　舌の動きがない場合、スプーンで舌を下方に押して刺激する、あるいは小スプーンでK-pointを刺激し（図15）、咀嚼〜嚥下を促すなど、口腔内へ刺激を入れることで舌の動きが見られたら、ゼリーより経口トライをする。それらの刺激を行っても、開口したままであったり、舌が動かないようであれば、口腔ケアを励行し、意識レベルのよいときに再度経口トライを行い、最後に吸引で食残が引けないか確認する。

図15　K-point（K-ポイント）

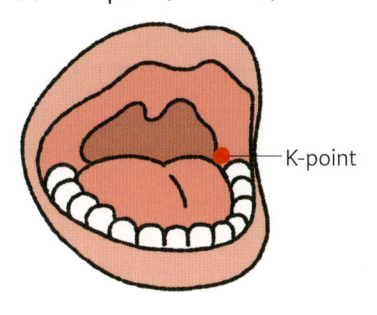 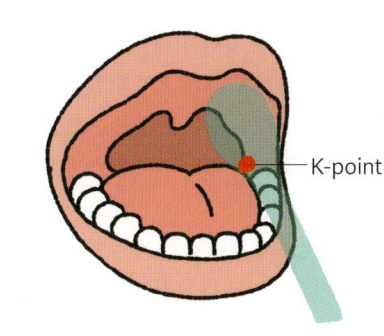

—K-point

—K-point

咀嚼したら
スプーンを引き抜く

スプーンのボール部分でK-pointを刺激し咀嚼運動が出たら引き抜く（K-ポイントは開口と咀嚼の動きを促すことが期待できる）。偽性球麻痺の人に有効な異常反射のポイントである。

食形態の調整

1. スプーンを使ったゼリーの摂取

　食形態は、スライスゼリーから始め、問題なく摂取できれば次の段階へ進む。一口量は必ずしも「量が少ないほうがよい・小さいスプーンがよい」わけではない。量が少ないと感覚刺激が乏しく、舌の動きが見られないため、普通のスプーン量が適量のことも多い。スプーンの形状も重要である。くぼみの深さや口当たり、取り込みやすさ、薄さなどである。舌に刺激を入れたいときは「リードスプーン」、ペーシング障害の際は「Kスプーン」や「K＋スプーン」、自力摂取を促すためには「KTスプーン」など、用途に合わせて適切なスプーンを使用する（図16）。

図16　適切なスプーンを選ぶ

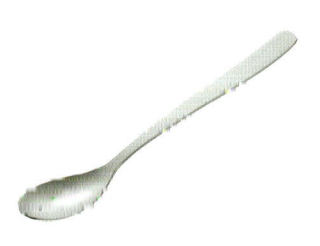 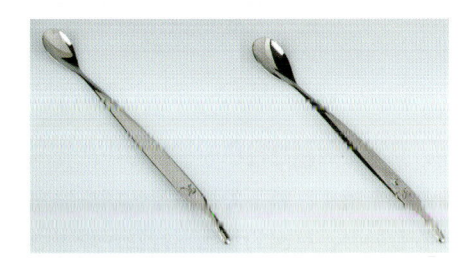 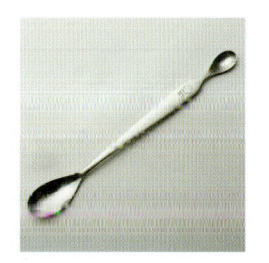

Emリードスプーン
（ラックヘルスケア株式会社）

Kスプーン、K＋スプーン
（株式会社青芳）

KTスプーン
（株式会社WinWin）

2. 食形態の進め方

　食形態は「蛋白質を含まないスライスゼリー（学会分類コード0j）」で誤嚥の徴候なく摂取可能なら「山盛りのゼリー（コード0j）」で量を増やし、誤嚥の徴候なく摂取できたら「高カロリーゼリー（1j）」、次のステップは「ペースト食（2-1）」で付着性のあるものが摂取できるか確認する。
　次は、「粒ありペースト（2-2）」で感覚入力し、咀嚼しても咽頭にごろつきがない場合は「咀嚼食（3・4）」、摂取できれば「常食」へと移行する。注意点として、咀嚼が必要な食事を摂取す

る際、姿勢30度では、咀嚼が不十分な食材が早期に咽頭に侵入することで窒息を招く可能性が高いため、姿勢は60度以上を保つことを遵守する。

咀嚼を促すことは、人が食べる喜びを得る上で重要である。ペースト食では舌や顎の上下の動きしか発動しない。重度の舌下神経障害や舌摘出後、残歯の影響等により、咀嚼することが困難な場合もあるが、咀嚼する機能が備わっているにもかかわらず、咀嚼を促す食材を提供していないこともある。

吸引をしていなければ唾液が飲める機能は備わっているため、まず口腔内で溶けるスナック菓子や乳児用のせんべいなどで、①「顎の回旋運動」、②「舌頬の左右上下の動き」、③「口唇の非対称的な動き」（図17）等の咀嚼運動が出現するかを必ず正面より確認し、誤嚥せず飲めているようであれば、「咀嚼機能あり」と判断できる。飲み込んだ後、上顎に食物が付いていないかチェックする（上顎に付着した食物が層になって重なると、窒息のリスクとなるため必ず観察する）。

食形態を上げることで、食べる意欲が引き出される人も多い。咀嚼が必要な食事は、口全体の動きがよりダイナミックになる。人は、噛んで歯ごたえを楽しみたい、多くの触感を楽しみたいのである。

図17　咀嚼運動を見る運動（※必ず正面から観察する）

①顎の回旋運動

②舌頬の左右上下の動き

③口唇の非対称的な動き

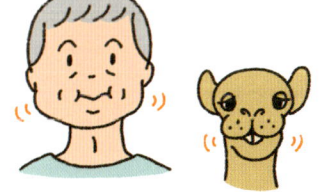

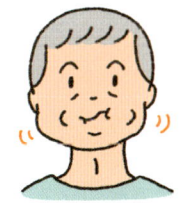

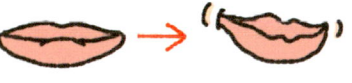

飲む唇の形　　　　噛む唇の形

顎が左右に回旋している
（ラクダのような顎の動きがあるか）

嚥下失行

嚥下失行とは、舌や咬筋の動きに問題はないが、口の中に食べ物を頬張ってしまい飲み込めないなどの症状が認められることを指す。嚥下失行の責任病巣は左縁上回とされており、その症状は、嚥下反射は保たれているものの、意図的な嚥下行為が障害されている[9]。

1. 口顔面失行、嚥下失行の患者例

偽性球麻痺の患者の特徴である「口の中の食物や水分の溜め込み」は、口顔面失行や嚥下失行の患者にたびたび起こる。

食物が口腔内に入ると、「単調な顎の上下運動」や「稚拙ではあるが咀嚼様の運動」が起こる。中には「しっかりとした咀嚼運動」がそれぞれ認められ、その後、嚥下は見られるものの口腔内に食物が舌上に残っている。臨床ではこのような状態を目の前にし、「食べたそうなのに食べられない」「嚥下はできるのに、口の中にずっと溜め込んでいる」といった症状に困惑するスタッフも多い。

その他、「開口したまま嚥下する」「口唇は閉じているが顎が閉じていない状態で飲み込む」等の症状もよく見かける。その結果、「飲み込むことができない」と判断され、ペースト食や極きざみ食（2−1〜3レベル）を選択することが多い。

しかし、嚥下失行の人は、「舌・頬・顎の動きがさまよっている」ため、刺激のある感覚入力が功を奏することがしばしばある。嚥下反射は良好なため、咀嚼中に誤嚥することが少ない。そのため、まずは口腔内に溜め込んでも溶けるタイプのソフトせんべいなどで咀嚼運動（顎の回旋運動、舌の前後・左右などの動き、頬の動き、嚥下後口腔内、特に口蓋への食べ物の付着がない）が見られるかを評価するとよい。咀嚼が発動されると、リズミカルな咀嚼運動により舌の能動的な動きが見られ、そのことにより食物の送り込み動作が発動されやすくなり、溜め込みが減少することがある。

▎2. 評価方法

評価方法は、まずソフトせんべいやスナック菓子など口腔内で溶けるもので安全に評価し、咀嚼時は、①顎の回旋運動があるか、②舌はリズミカルに左右上下前後に動くか、③口唇は非対称に動くか、④咀嚼時唾液の咽頭への流れ込みはないか、⑤咀嚼嚥下終了後、食塊が口蓋や口腔前庭に付着していないか、①〜⑤を正面より観察し、確認する（図18）。咀嚼の際に痰や唾液の貯留などによりゴロゴロしていないことが大前提となる。

ただし、咀嚼を伴うため、姿勢は窒息予防のため60度以上を保つことが必要である（咀嚼が不十分な食物が咽頭に転がり窒息することを防ぐ）。上記①〜⑤が認められた場合、食事形態のレベルを上げることも考慮する。

図18　摂食後、特に見落としがちな口蓋に食物の付着がないか確認

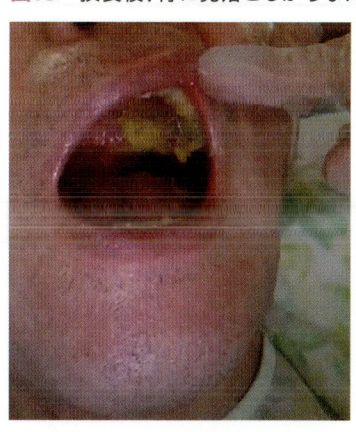

舌の巧緻的な動きが出ていないと口蓋に舌が届かず、嚥下後口蓋に食物が付着していることがある。観察不足により付着物が積み重なると、誤嚥・窒息につながるため、嚥下後、しっかりと口腔内の観察を行い、除去しながら経口摂取を繰り返し、付着しなくなるよう機能回復に努める。

引用文献

1 才藤栄一，植田耕一郎監修，出江紳一，鎌倉やよい，熊倉勇美，他編：摂食嚥下リハビリテーション第3版．医歯薬出版，東京，2016：18.

2 藤島一郎監修，片桐伯真，北住映二，藤本保志，他編：疾患別に診る嚥下障害．医歯薬出版，東京，2012：14.

3 藤島一郎監修，片桐伯真，北住映二，藤本保志，他編：疾患別に診る嚥下障害．医歯薬出版，東京，2012：7.

4 藤島一郎編著：よくわかる嚥下障害 第3版．永井書店，大阪，2012：27.

5 藤島一郎監修，片桐伯真，北住映二，藤本保志，他編：疾患別に診る嚥下障害．医歯薬出版，東京，2012：6.

6 向井美惠，鎌倉やよい編：摂食・嚥下障害ベストナーシング．Gakken，東京，2012：22.

7 三鬼達人編著：今日からできる！改訂版摂食嚥下・口腔ケア．照林社，東京，2019：13.

8 小山珠美：口から食べる幸せをサポートする包括的スキル．医学書院，東京，2017：47.

9 藤島一郎監修：疾患別に診る嚥下障害．医歯薬出版，東京，2012：25.

パーキンソン病の摂食嚥下障害

大和田 恵美

パーキンソン病とは

　パーキンソン病は、神経難病で国が定める特定疾患の１つである。パーキンソン病は、脳の中心部にある中脳にある黒質のドパミン細胞の変性により、ドパミンという筋肉を動かす指令をコントロールする物質が減少し、自由に身体を動かすことができなくなる進行性変性疾患である。

　パーキンソン病の４大症状として、①安静時振戦、②筋強剛（筋固縮）、③無動・寡動、④姿勢反射障害がある。近年では運動症状のみならず、精神症状などの非運動症状も注目されている。わが国の有病率は、10万人に100～180人（1,000人に1～1.8人）と推定されている。発症年齢は50～65歳に多いが、高齢になるほど発病率が増加する。40歳以下で発症するものは若年性パーキンソン病と呼ばれる。この中には遺伝子異常が明らかにされた症例も含まれる。

パーキンソン病の症状

　運動症状として、初発症状は振戦が最も多く、症状は一側に見られる。次に動作の拙劣さが続くことが多い。中には痛みで発症する症例もあり、五十肩だと思って治療していたがよくならず、そのうち振戦が出現して診断がつくことも稀ではない。

　動作は全般的に遅く拙劣となり、椅子からの起立時やベッド上での体位変換時に目立つことが多い。表情は変化に乏しく（仮面様顔貌）、言葉は単調で低くなり、何げない自然な動作が減少する。

　歩行は前傾前屈姿勢で、前後にも横方向にも歩幅が狭く、歩行速度は遅くなる。進行例では、歩行時に足が地面に張り付いて離れなくなり、いわゆる「すくみ足」が見られる。歩き出すときや方向転換するとき、狭い場所を通過するときに障害が目立つ。

　パーキンソン病では、上記の運動症状に加えて、意欲の低下、認知機能障害、衝動抑制障害、幻視、幻覚、妄想などの多彩な非運動症状を認める。

　この他、睡眠障害（昼間の過眠、REM睡眠行動異常など）、自律神経障害（便秘、頻尿、発汗異常、起立性低血圧、食事性低血圧）、嗅覚の低下、痛みやしびれ、浮腫などさまざまな症状を伴う場合がある。難病医療費助成制度に関しては、Hoehn-Yahr重症度分類StageⅢ以上で、生活機能障害度Ⅱ度以上（表1）の患者が対象となる。

表1　パーキンソン病のHoehn-Yahr重症度分類と生活機能障害度分類（厚生労働省）

	Hoehn-Yahrの重症度分類		生活機能障害度分類
Stage I	片側のみの障害 機能低下はあっても軽微	I度	日常生活、通院にはほとんど介助を要さない
Stage II	両側性または体幹の障害がみられ、日常生活が不便になる		
Stage III	小刻み歩行、すくみ足がみられ、姿勢反応障害がある。日常生活に支障が出るが介助なしで過ごせる	II度	日常生活、通院に介助を要する
Stage IV	日常生活動作の障害は高度であるが、歩行は介助を必要としない		
Stage V	車椅子が必要となる ベッドで寝ていることが多くなる	III度	日常生活に全面的な介助を要し、歩行・起立が不能

パーキンソン病の治療

　病勢の進行そのものを止める治療法は現在までのところ開発されていない。すべての治療は対症療法であり、症状の程度によって適切な薬物療法や手術療法を選択する。

1. 薬物療法

　現在大きく分けて8グループの治療薬（表2）が使われている。それぞれに特徴があり、必要に応じて組み合わせて服薬する。パーキンソン病治療の基本薬はL-dopaとドパミンアゴニストである。早期にはどちらも有効であるが、若年性パーキンソン病はL-dopaによる運動合併症（不随意運動［ジスキネジア］やWearing off[注]）が起こりやすいため、ドパミンアゴニストで治療開始することがある。

　一方、高齢者（1つの目安として70～75歳以上）や認知症を合併している患者は、ドパミンアゴニストによって幻覚・妄想が誘発されやすいため、L-dopaで治療開始することが推奨されている。症状の出現の程度、治療効果、副作用などに応じて薬剤の選択を考慮する必要がある。

2. 手術療法

　手術療法として、脳深部刺激療法（Deep brain stimulation：DBS）が普及している。DBSは脳の視床下部や淡蒼球内節に埋め込んだ電極で電気刺激をすることで、症状を抑える治療法である。オンとオフで症状や日常生活の落差が大きい患者（図1）が適応例である。

　DBSの効果は個人差があり、この個人差を決める要因が薬に対する反応性と年齢といわれている。DBSの効果として咽頭期の障害は改善しないが、Wearing off[注]や不随意運動（ジスキネジア）が改善することで、摂食動作や食物の送り込みが改善し、摂食・嚥下障害に対して有効な場合もある。術後の管理としては電気刺激量の調整や定期的な電池交換が必要になる。

注）Wearing off：L-dopaの長期服用に伴う副作用の1つで、L-dopaの有効時間が1～2時間に短縮し、次の服用までに効果が切れ、症状の悪化が見られる現象。

表2 主なパーキンソン病治療薬の分類と効果

分類		作用	代表的な薬剤
L-dopa（ドパミン作用薬）		ドパミンを補う	レボドパ・カルビドパ水和物（メネシット、ネオドパストン）、レボドパ・ベンセラジド塩酸塩（マドパー、イーシー・ドパール）、ホスレボドパ・ホスカルビドパ水和物配合剤（ヴィアレブ）、レボドパ（ドパストン、デュオドーパ）、など
ドパミンアゴニスト（受容体刺激薬）	麦角系	ドパミンの受容能力を上げる	ブロモクリプチンメシル酸塩（パーロデル）、ペルゴリドメシル酸塩（ペルマックス）、カベルゴリン（カバサール）
	非麦角系		プラミペキソール塩酸塩水和物（ビ・シフロール）、ロピニロール塩酸塩（レキップ、ハルロピテープ）、プラミペキソール塩酸塩水和物（ミラペックス）、ロチゴチン（ニュープロパッチ）、アポモルヒネ塩酸塩（アポカイン）
ドパミン代謝阻害薬	MAO-B阻害薬	ドパミンの分解を阻害	セレギリン塩酸塩（エフピー）、ラサギリンメシル酸塩（アジレクト）、サフィナミドメシル酸塩（エクフィナ）
	COMT阻害薬		エンタカポン（コムタン）、オピカポン（オンジェンティス）
抗コリン薬		アセチルコリン経路を弱めてバランスをとる	トリヘキシフェニジル塩酸塩（アーテン）、乳酸ビペリデン（アキネトン）
ノルアドレナリン作動性神経機能改善薬		ノルアドレナリン系経路を足す	ドロキシドパ（ドプス）
レボドパ賦活薬		ドパミンの合成を促進	ゾニサミド（トレリーフ）
精神活動改善薬		ドパミンの分泌を促進	シンメトレル（アマンタジン塩酸塩）
アデノシンA$_2$A受容体拮抗薬		GABA神経の過剰興奮を抑えバランスを取る	イストラデフィリン（ノウリアスト）

図1 DBSの適応例

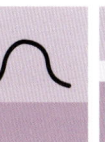
初期の様子
（3回/日の内服で普通に近い生活）

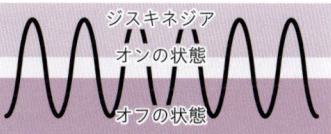
進行期の様子
（薬が効くとジスキネジア、切れると動けない）

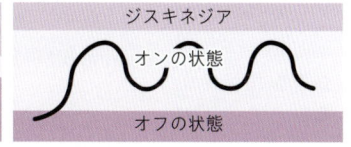
DBS後の様子
（薬を減らしてジスキネジアも減少）

パーキンソン病の摂食嚥下障害の特徴

摂食嚥下運動のプロセスに関するすべての時期において障害を呈する。

先行期では、認知障害やうつ症状による食物認知や食思の低下、座位姿勢保持や頸下がりといった摂食姿勢保持困難、上肢の振戦・強剛などにより摂食動作を困難にする。

準備期・口腔期では、舌運動や咀嚼運動の障害、顎の強剛、流涎、口渇などにより食塊形成や送り込みを困難にする。

咽頭期では、嚥下反射惹起遅延、誤嚥、咽頭蠕動の減弱、喉頭挙上の減弱、喉頭蓋谷や梨状窩凹への飲食物等の貯留といった症状が見られる。

食道期では、上部食道括約筋の機能不全、食道運動の減弱、胃食道逆流などが見られる。

パーキンソン病の摂食嚥下障害は、Hoehn-Yahr重症度など身体的運動障害の程度とは必ずしも関連せず、身体機能は保たれているにもかかわらず重度の嚥下障害を呈する症例もあるため、定期的な評価と患者に合った対応が必要となる。不顕性誤嚥が多いこともパーキンソン病の特徴として挙げられる。むせていなくても、常に湿性嗄声がある、微熱が続くといった症状を見逃さずに観察することが重要であるといえる。

また、抗パーキンソン病薬の副作用（表3）が摂食嚥下障害に影響していることもある。具体例としては、舌や口唇の不随意運動（ジスキネジア）により食事の口腔内への取り込みや送り込みへの影響、口腔乾燥による食塊形成不全、薬が効いていないOFF時に摂食嚥下に関する動作の悪化といった影響が考えられる。

表3　抗パーキンソン病薬(L-dopa)の副作用

		症状	主な対策
	消化器症状	・悪心、嘔吐 ・食欲不振	・服薬を食直後にする ・食前に制吐薬を服用
ドパミン過剰によるもの	不随意運動（ジスキネジア）	・舞踏運動 ・口部ジスキネジア	・L-dopaの量を調整 ・少量頻回投与にする
	精神症状	・幻視 ・せん妄	・L-dopaを減量
	循環器症状	・不整脈 ・起立性低血圧	・低血圧治療薬を併用
長期服用に伴うもの	wearing off 現象	・薬効持続時間が短縮し、症状に日内変動が起こる ・ジスキネジアが生じる	・L-dopaを分割投与 ・他の抗パーキンソン病薬を併用
	on-off 現象	・急激に症状が良くなったり、悪くなったりする	・L-dopaを分割投与 ・他の抗パーキンソン病薬を併用
中断・感染などによるもの	悪性症候群	・高熱 ・意識障害 ・筋強剛 ・ミオグロビン尿	・L-dopaの投与再開 ・十分量の輸液 ・ダントロレンナトリウムの投与 ・体の冷却

摂食嚥下障害への対応

1. 原疾患の治療

　パーキンソン病は、特に内服コントロールが重要な疾患である。そのため、確実に内服できているかどうかを評価することが重要である。確実に内服していることを確認した上で、薬の種類や量、内服時間の調整が必要となる。

　特に、内服時間の調整をするために、薬の効果時間や副作用等の症状観察は重要であり、患者自身が症状観察日誌（表4）に記録することもあるが、患者に代わって記録を残すことも看護師の重要な役割といえる。

　入院中であれば、実際の患者の症状を観察し、さらに患者の記載する症状観察日誌を参考に、医師・看護師・薬剤師が薬剤コントロールについて相談しながら調整することも有効である。

　症状の日内変動の記録はWearing off現象に対する服薬コントロールの指標にもなる。症状観察日誌は、製薬会社のホームページ等で紹介されているものもあるため、上手に活用することをお勧めする。

2. リスク管理

　自律神経系の障害が強い場合は、食事性低血圧により食事途中に意識消失し窒息につながる事例もあるため、吸引器の準備など窒息に備えた対応が必要である。

　悪性症候群は向精神薬によって引き起こされるとされていたが、抗パーキンソン病薬の使用・中断・減量でも発症することがあるといわれている。また、使用法に問題がなくても脱水症状、感染症、Wearing off現象などにより悪性症候群を起こすケースがあるため、パーキンソン病患者が発熱した場合、悪性症候群の可能性も検討する必要がある。自己判断で薬を増量したり、中

表4　パーキンソン病症状観察日誌（記入例）

時間	4時	5時	6時	7時	8時	9時	10時	11時	12時	13時	14時	15時
ジスキネジア												
わるいジスキネジア				○						○		
気にならない	○	○		○								
動きの程度												
動きやすい					○	○			○			
動きにくい			○	○			○			○	○	
動けない		○						○				○
生活												
睡眠	→											→
食事			○						○			
内服			○					○				

断したりしないよう指導することも重要である。

　完全に誤嚥を防ぐことは難しいが、パーキンソン病患者は不顕性誤嚥が多いことを念頭に置き、免疫力を上げるなどして肺炎予防することは有効である。そのためにも、栄養管理や口腔ケアの徹底といった予防行動が重要である。パーキンソン病患者は自律神経障害から便秘になりやすく、酸化マグネシウムを内服していることが多い。

　摂食嚥下障害から内服薬が口腔内や咽頭に残存するケースがある。口腔内が黒くなっている患者（図2）は、薬の効果が減弱している場合もあるため、レボドパ配合剤と酸化マグネシウムを内服するタイミングを分けるなどの対応策を検討する必要がある。

　また、簡易懸濁し（図3）与薬する場合も、同様にレボドパ配合剤と酸化マグネシウムを分けて投与する必要がある。

　嚥下反射惹起遅延がある場合、とろみ調整剤を使用することは一般的であり、パーキンソン病患者の多くは飲料に使用するケースが多い。筆者が以前勤務していた病院でパーキンソン病患者の摘便を実施した際、糞便中に未崩壊の酸化マグネシウムが複数錠混入していたことがある。近年の研究では、とろみ調整剤が酸化マグネシウムの崩壊と溶出に影響を及ぼす[1]とされている。とろみ調整剤が薬効へ影響を及ぼす可能性があることを考慮した服薬支援策を講じなければならない[2]。

図2　口腔内が黒くなっている患者

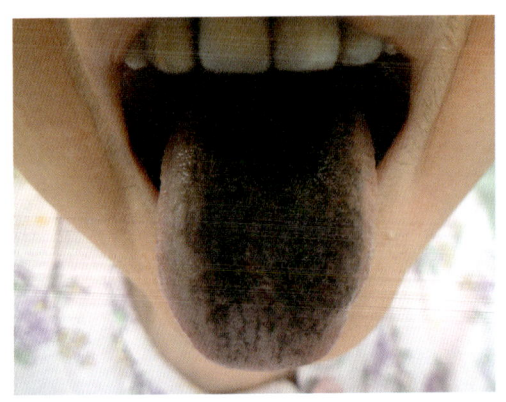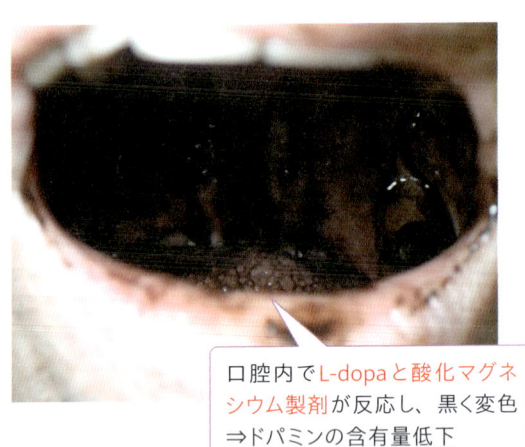

口腔内でL-dopaと酸化マグネシウム製剤が反応し、黒く変色⇒ドパミンの含有量低下

図3　マドパー配合錠＋酸化マグネシウムの簡易懸濁

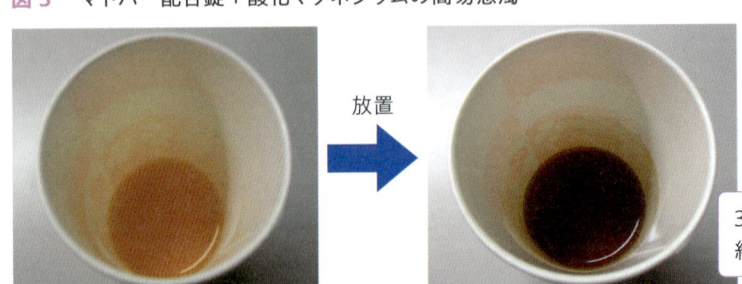

放置

30分後にはレボドパ含量が約70％に低下する

3. リハビリテーション

リハビリテーションは、薬物療法と並ぶ治療の両輪になる。パーキンソン病は進行性の疾患であり、体の動きが徐々に悪くなるため体を動かすこと自体がおっくうになりやすい。運動量が減少することで筋力が低下し、関節も固くなり、さらに体力が落ちるといった負のスパイラルに陥る。転倒により骨折が起こるとADLの低下に加え、疼痛コントロールや治療による姿勢の制限を強いられる。その結果、慣れない姿勢で食事をすることになり、誤嚥のリスクが高まる。そのため、転倒を契機に嚥下機能の悪化が顕著化することも少なくない。

パーキンソン病は気分の落ち込みや認知機能の低下を認めることがあるため、リハビリテーションをすることで、気分や認知機能によい影響を与えることもある。リハビリテーションを行ううえで気をつけることは、①体が動かしやすいONの時間に行うようにする、②できるだけ毎日継続する、③体調に合わせて運動量を調整する、④強い痛みを伴うような運動は避け、痛みがあるときは主治医と相談する、などが挙げられる。

歩行訓練や筋力訓練といった全身運動を行うことは機能を維持するうえで重要であり、日々の生活にリハビリテーションを取り入れることが大切である。例えば、歩行時に体のバランスがとりにくい場合は手すりや歩行補助杖や歩行車など、患者に合った福祉用具の利用を勧める。病室のベッドサイドなど狭い場所でのすくみ足に対しては、患者の歩幅に合わせて床にテープを貼り、テープをまたぐように声かけをすると踏み出しがスムーズにできる。

また、セラピストによる専門的なリハビリテーションも効果的であるが、安全に食べ続けるためには、転倒や誤嚥性肺炎の予防を行いながら日々の生活を支えることが重要である。食べる動作を少しでも円滑にするために、まずは患者に合った摂食姿勢を整えることが大切である。姿勢を整えるうえで重要なのは、パーキンソン病の特徴でもある首下がりによる気道確保の体位にならないよう調整し、できる限り座面など接地面を大きくとることである。

食べる前の準備運動は有効であるため、頸部の左右回旋や前後・左右の屈曲といったストレッチに加え、肩の上下運動や肩を回すなど肩周囲のストレッチは摂食動作をしやすくする。口腔内の食物移送をスムーズにするため、「パタカラ」の発声や挺舌と舌を素早く引っ込める舌運動もよい。また、誤嚥した際の咳嗽力も肺炎を左右する要因になる。喀出力を上げるためには呼気力や声門閉鎖が重要であり、そのために深呼吸、ブローイング、ハッフィング、プッシングエクササイズなどが有効である。飲み込むタイミングが合わず、飲み込む動作にすくみ出る患者もおり、そういった患者には飲み込むタイミングをとりやすいようなかけ声や合いの手などをかけることも有効な場合がある。

まとめ

パーキンソン病は進行性疾患であるため、いずれ食べられない日がくることを念頭に置く必要がある。誤嚥性肺炎を繰り返すことで、段階的に摂食嚥下機能が低下することが多い。摂食嚥下障害の特徴を捉え、その時々で患者の持てる能力を最大限発揮できるよう支援することが、長期的に患者が安全に食べ続けられることにつながる。

十分な栄養摂取も重要であり、患者の機能に合った食事形態の調整や栄養補助食品の活用も有効である。

薬のコントロールやリスク管理やリハビリテーションを行うことで、患者の摂食嚥下機能を維持していくことが重要であるといえる。そのためにも、看護師は日々の患者の様子をしっかり観察し、多職種と情報共有することが大切である。

引用文献

1　富田隆，後藤英和，吉村勇哉，他：とろみ調整食品が酸化マグネシウム錠の崩壊と溶出に及ぼす影響．薬学雑誌 2015；135（6）：835-840.

2　磯野千春，糸数万紀，田村友美，他：嚥下障害患者における内服時のとろみ剤の使用実態および服薬ゼリーの認知度．言語聴覚研究 2022；19（4）：375-384.

参考文献

1.　厚生労働省：6 パーキンソン病 概要，診断基準．
　　https://www.mhlw.go.jp/file/06-Seisakujouhou-10900000-Kenkoukyoku/0000089954.pdf
　　（2024/7/30アクセス）

2.　日本神経学会監修：パーキンソン病診療ガイドライン2018．医学書院，東京，2018.

3.　野﨑園子，市原典子編著：DVDで学ぶ神経内科の摂食嚥下障害．医歯薬出版，東京，2014.

4.　才藤栄一，植田耕一郎監修，出江紳一，鎌倉やよい，熊倉勇美，他編：摂食嚥下リハビリテーション 第3版．医歯薬出版，東京，2021.

高次脳機能障害

小澤 公人

はじめに

超高齢社会の到来により平均寿命と健康寿命の差が広がり、支援・介護が必要な高齢者は増加している。特に、口から食べられない高齢者が増加しているにもかかわらず、「高齢だから」「肺炎になるから」という理由で、口から食べることに対して十分な支援を提供できない現状が増加している。

特に、高次脳機能障害により意思疎通が困難になって誤嚥・窒息のリスクが高くなり、「食事介助に人手と時間がかかる」「どう対処したらよいのかわからない」などの理由から、安全を優先して経口摂取より経管栄養を選択してしまう状況が散在する。

本稿では、高次脳機能障害を有する患者に対して看護師が行うアセスメントから介入の実際について述べる。

高次脳機能障害とは

厚生労働省の定義によると、高次脳機能障害は「事故や病気によって脳が損傷し、病気は治癒固定したものの社会に適応できない記憶や注意、遂行機能などの障害があること」とされている。原因疾患は、脳血管障害や脳外傷などであり、アルツハイマー病などの進行性疾患は含まれない。

「高次脳機能障害」は、言語・記憶・理解・判断・注意・学習などが障害された状態であり、日常生活を営む上で大きな障害となる。特徴的な症状としては、失語・失行・注意障害・半側空間無視・病態失認・身体失認・遂行機能障害・脳血管性認知症などが挙げられる。

臨床場面での代表的な症状では、左大脳半球損傷として「失語・失行」があり、右大脳半球損傷として「半側空間無視・注意障害」などが混在している。障害部位が同じであっても症例によって症状が異なっていることが多い（図1）【1】。

高次脳機能障害が生活に与える影響

ICF（国際生活機能分類）は、健康状態を「心身機能・身体構造」「活動」「参加」の3つを含む生活機能を基本として、障害をプラスの側面からも注目するように視点を転換した。それに、「環境因子」と「個人因子」の観点が加わったことが特徴である（図2）。

先に述べた失語・失行・注意障害・半側空間無視・病態失認・身体失認・遂行機能障害・脳血

図1 脳の障害部位と症状

前頭葉（左もしくは両側性）
認知障害（注意障害・記憶障害）
行動障害（自発性低下など）
運動性失語
病態失認

左側頭葉
　感覚性失語
　記憶障害
　攻撃性

右側頭葉
　韻律障害（抑揚がなくなる）
　音楽能力の低下

左頭頂葉

手指失認	観念運動失行	
左右失認	観念失行	
失算	構成障害	
失書	両側性身体失認	

右頭頂葉

左半側空間無視	地誌的失認
病態失認	着衣失認
身体失認	構成障害

後頭葉
　相貌失認
　視覚失認
　純粋失認

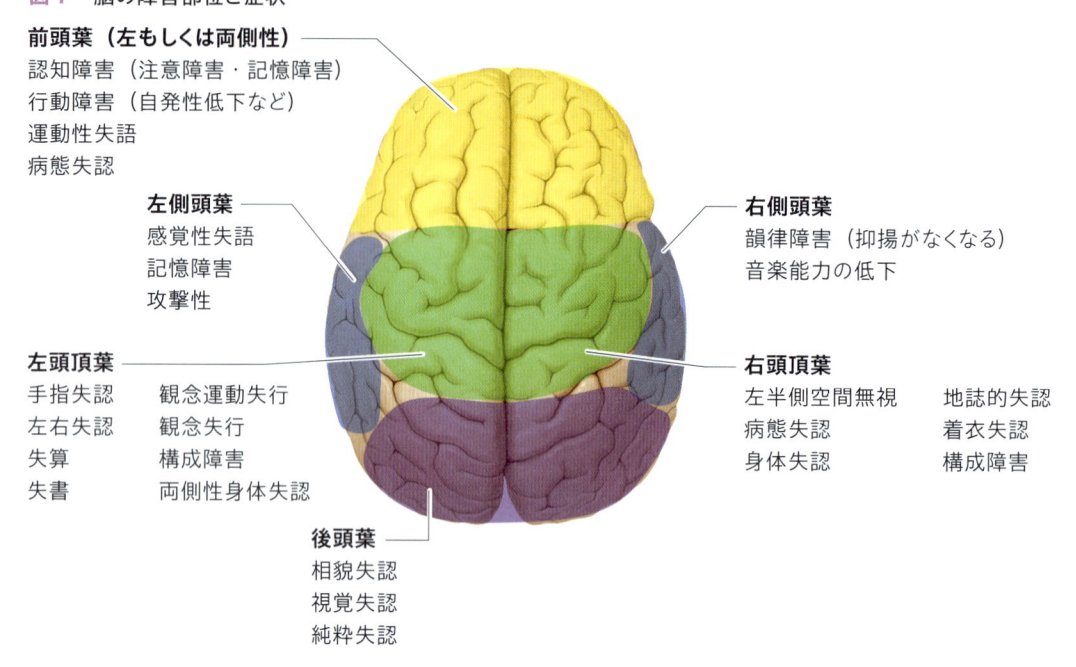

小山珠美，所和彦：脳血管障害による高次脳機能障害ナーシングガイド 第3版．日総研出版，名古屋，2010：49．より引用

図2　ICFの図（高次脳機能障害における健康状態から生活機能まで）

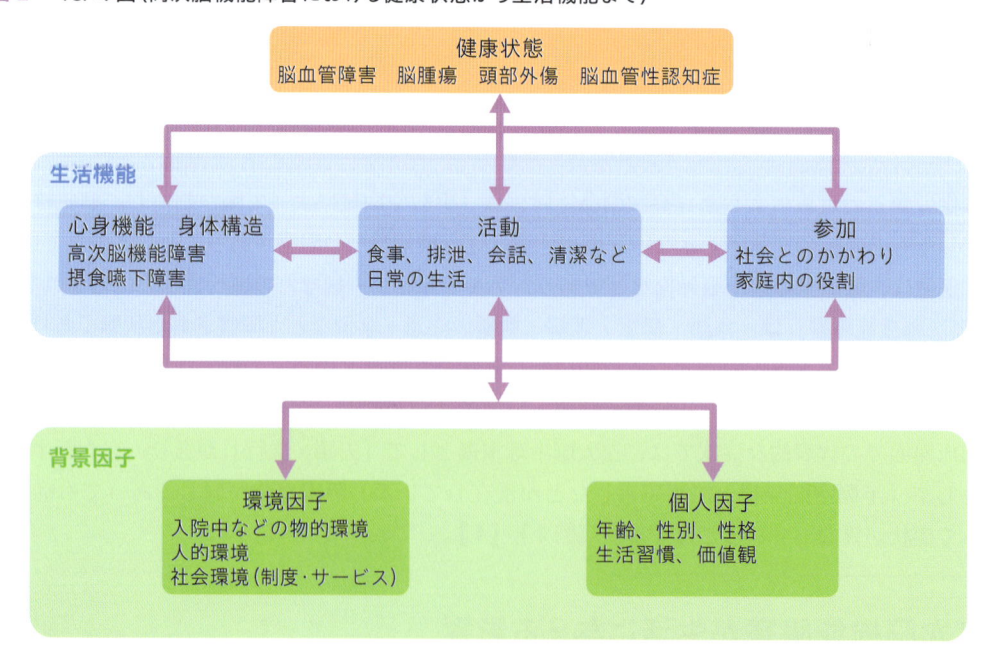

管性認知症などにより、食事や排泄・清潔などがどのように影響しているのかをアセスメントしていくことが重要である。そして、それぞれの症状や訓練などが生活のどのような場面に現れるかについて、リハビリテーションスタッフと共有しておくことも大切な看護師の役割であるといえる。

高次脳機能障害が摂食嚥下機能に与える影響

　高次脳機能障害が摂食嚥下機能に与える影響としては、摂食嚥下の5期（先行期・準備期・口腔期・咽頭期・食道期）のどこか一部分に影響を及ぼしているのではなく、複数の高次脳機能障害が摂食嚥下の5期のさまざまなところに複合して影響していることが多い。

　食事を食事摂取場面だけで捉えるのはなく、食事の準備（ベッドから食事の場所まで移動する・身なりを整える・手を洗う・その患者に合った姿勢を整える）から、食事場面（食事形態・摂取方法・使用する食具・口腔内の残渣・むせ込みの有無・湿性嗄声や湿性咳嗽）、食後では、歯磨きをする・入れ歯を洗う・口を拭く・身なりを整える・病室に戻る・訓練をするなど、食事を生活の中の一連の流れの中で捉え、高次脳機能障害が食生活にどのような影響を及ぼしているのかを把握する必要がある。

　注意障害があると、周囲の人の話し声や音などが気になって食事に集中できず、食事動作が止まってしまい、時間がかかり、摂取量も減ってしまう結果となることがある。

　半側空間無視では、右側ばかりに注意が向いてしまい、左側に置いてあるものに気がつかず、食事姿勢が左に傾き姿勢を保てなくなることがある。

　記憶障害は、食事方法や注意点を指導・説明しても忘れてしまい、食べ方が粗雑になり、誤嚥・窒息のリスクが増大する。

　遂行機能障害（行動障害）は、食事動作を順序よく進めることができず、次に何をしたらよいのかがわからなくなり、食事が進まない。

　失行は、パターンや順序・方法を覚える必要がある作業を行う能力が失われるため、食事場面においても、スプーンをどう使うのかわからずに、食器から直接食べようとするなどがあり、目の前で正しいやり方を示しても、それを真似することも困難な場合もある。また、口顔面失行などで咀嚼をしなくなり食物が口腔内にとどまり、そこから咀嚼運動が始まらないこともある。

　失語は言葉を作り出すことができず、自分の気持ちや食の好み、食べ方などを伝えることができない。そのため、食べることを諦めてしまったり、怒り出してしまうことがある。結果として、表面的には食事の拒否や食事摂取量の低下となって現れることがある。

高次脳機能障害患者への食支援方法

　摂食嚥下障害患者に対しては、急性期早期からアプローチを開始していくことが、早期経口摂取再開に向けて重要である。これは回復期においても同様で、かかわりを開始するのは1日でも早いほうがよい。

　「口から食べる」ことは、さまざまな感覚刺激を与え、情報を統合し、記憶・判断・思考・学習・感動などの高次な脳機能を活性化させていくことになる【2】。ADLを回復・拡大する最初の一歩は経口摂取といわれているように、「口から食べる」アプローチは看護師がかかわる重要な場面であると考える。

1. 看護師のアプローチ

看護師が行う高次脳機能を発揮するためのアプローチとしては、以下のようなことが挙げられる。

1）全身状態の観察と身体の状態を整える

身体の状態を整えるためには、口腔機能・呼吸状態・循環動態・覚醒状態・姿勢・摂食嚥下機能を複合的に捉えることが必要である。まずは、全身状態（覚醒・呼吸・循環）を観察することから始める。また、検温時の声かけや普段の生活の中での、意欲や記憶・体動時の痛みや苦痛などについても観察し、食事ができる状態であるかどうかをアセスメントする。

2）環境を整える

高次脳機能障害によって、「理解できない」「どうしたらよいのかわからない」「伝えられない」などの症状が起こると、拒否に見える行動をしたり、怒り出すなど、問題行動として捉えられてしまうことが多くある。そのため、環境調整を行って食事をすることを認識しやすいような環境を整備することが重要である。具体的には以下のようにする。
①食事に集中できる環境を作る：テレビを消す・騒音などをなくす、左側の半側空間無視があるときは、右側にテレビを置かないなど視界を制限する。
②食堂などで人や音の刺激が多く、集中できない場合は、個室で食べるなど、食事の場所を配慮する：部屋の角に向かって食べることなどの工夫もする。

3）姿勢を整える

片麻痺や廃用性機能低下・低栄養などの場合は、耐久性の低下などにより姿勢保持が行えない。そのため、食事に集中できず時間がかかってしまい食事摂取量が低下するばかりでなく、摂食嚥下機能にも影響を与え、誤嚥・窒息のリスクが高くなる。

お膳が見える高さのテーブルを使用し、足底がしっかりと床につく高さの椅子に座り、テーブルと身体の間が拳1個ほどの間隔が開く位置に椅子や車椅子を合わせる。

座位やリクライニング位などの姿勢を安定させるために、枕やタオル・寝具を使用して、身体とベッド・車椅子の隙間を埋めるようにすることで、姿勢を整える。

最近、「POTTプログラム」というものが提案されているが、これは"ポジショニングで（PO）、食べる喜びを伝える（T）プログラム（T）のことである。これを活用し、適切なポジショニングで食事の自立支援や食べる意欲や喜びを引き出すことが看護師の大きな役割とされている。

4）五感を刺激する

食支援をする際に大切なことは「食べる人の手になる」ことである。食支援の基本は、自分たちが食事をする動作の再現である。

安定した正しい姿勢で座り、眼で食事を認識し、どれを食べるか選択して食器をとり、箸を把持して食物をつかみ、口元まで来たときに匂いを感じて、口に取り込み、口唇を閉じて箸を引き抜く。咀嚼しているときは、舌で味を感じて鼻咽腔から鼻に抜ける匂いを感じ、味わいまでも感じながら食事をする。

摂食嚥下障害患者であっても、この過程は同じである。この五感（触覚・かみごたえ、温度覚、味覚、視覚、嗅覚）をフルに活用することが、食事に対する注意や意欲を喚起し、食欲を持続する耐久性を維持する。さらにこのことが、「おいしかった」という満足感にもつながる。咀嚼が困難な人の場合は、軟らかくて湿り気の多い、ぱさぱさしていないものが適しているが、軟らかい食物とは、必ずしもミキサー食やジュースにしたものではなく、一般の食物でも軟らかく煮た野菜や豆腐などが豊富にある。最初からミキサー食に頼るよりも、舌触りのある軟らかい食物を提供することが必要であり、フォークで簡単につぶせるくらいの軟らかさが望ましい。

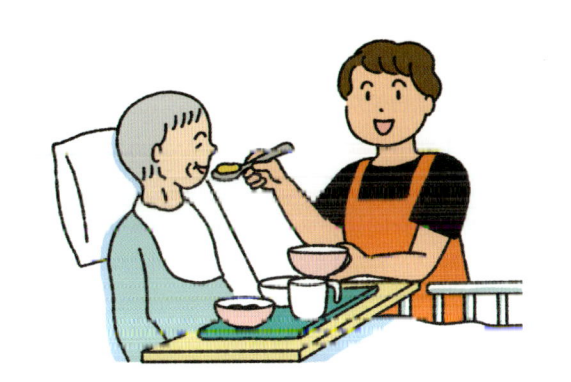

また、生活リズムを病棟の日課に合わせるだけでなく、患者の日常生活リズムをリハビリテーションスタッフや看護師、介護福祉士が協働して整えていくことも、患者の五感を活用する上では非常に重要といえる。

● 5）誤りをさせない指導・説明・学習法（エラーレスラーニング）

高次脳機能障害による記憶障害があると、さまざまな出来事を覚えておく「エピソード記憶」が難しい場合がある。そのため、何か行動を起こして失敗したとしても、「失敗したこと」を覚えることが難しく、再び同じような場面で同じ行動の失敗をしてしまう。

また、いったん何かを間違って覚えてしまうと、その誤った内容を別の正しい内容に覚え直すことが難しい面もあるため、新しいことを記憶する場合に、誤りを経験させずに正しいことを覚えてもらう方法をとることがある。

記憶障害の患者であっても「潜在学習」の能力が残存しており、さまざまな情報や代償方法の習得に際して試行錯誤して学習すると、誤りを排除できずに、逆に誤りが強化されてしまうためである[3]。

日常生活場面において高次脳機能障害を持つ患者にかかわる際に「違いますよ、～ですよ」「そうじゃないです、～です」と行動を導くように何気なくしている声かけを振り返り、意図的に患者の誤りを訂正するのではなく、最初から間違わないように正解を引き出すようなかかわりをすることが、食事摂取場面での特に自力摂取を促すときには重要であると考える。

事例紹介

70歳代、女性、右中大脳動脈領域穿通枝領域（ラクナ梗塞）。

大腸癌の治療中に脳梗塞を発症し、1か月ほど急性期病院にて治療後、回復期リハビリテーション病院に転院となった。

[症状]

・左上下肢不全麻痺（上肢は茶碗を持てる程度だが、手指巧緻性の低下あり。下肢の大腿は動かせるが、足関節からは自動運動なし）。

・高次脳機能としては左半側空間無視あり、周囲の些細な音や動きに反応してしまい、集中が持続しない症状がある。

[看護師のかかわり]

介入初期は右側からかかわり、舌の運動（挺舌：舌を前に出す運動、側方運動）を実施、口唇の運動（イー・ウー、パパ・ママ）を実施し、経口摂取時は、左側に位置し、声をかけ左側を認識するようにかかわる。

食事動作の介助は、スプーンを把持させて目の前に小鉢に入れた主菜を見せて自力で摂取するように介助。最初の15分程度は自力摂取を促し、疲労感が見えてきたら看護師が介助する。

食事の前には、鏡を患者の前に置き髪の毛をブラッシングし、タオルで顔を拭くことで、正面を向けるように意識づけを行い、食後の歯磨きでも鏡を見ながら歯磨きと含嗽を自力で行うように促す。

こうしたかかわりを2週間ほど継続することで、ゼリー食から開始した食事形態が、全粥食まで全量摂取できるようになり、現在は常食摂取に向けて箸を使用して食べるように訓練を継続している。

まとめ

高次脳機能障害患者の食支援は、高次脳機能障害の症状が生活場面にどのように影響を及ぼしているかを正確に把握し、患者の生活の中で、誤りをさせずに自発的な行動を引き出すことが重要である。

看護師は患者を「その気にさせる」専門家であり、障害と治療と生活を総合的に捉える唯一の専門職である。患者の「口から食べる」を引き出す専門職として、患者の身近で寄り添い、"食べる"を支える存在でありたいと強く思う。

引用文献

1 小山珠美, 所和彦監修：脳血管障害による高次脳機能障害ナーシングガイド 第3版. 日総研出版, 名古屋, 2010.

2 小山珠美監修：早期経口摂取実現とQOLのための摂食・嚥下リハビリテーション. メディカルレビュー社, 東京, 2010：152.

3 原寛美監修：高次脳機能障害ポケットマニュアル 第3版. 医歯薬出版, 東京, 2015：80-81.

認知症

工藤 紘子

認知症とは

医療関係者や介護者だけでなく「認知症」という言葉を一般の方々が耳にすることが多くなった。そのため、認知症では日常生活が困難になるイメージが一般的になっている。しかし、認知症にはさまざまな症状があり、原因疾患によって症状が異なることはあまり知られていない。食事ケアの支援においても、摂食嚥下障害の症状が原因疾患によって異なることを理解する必要がある。そして、支援者の受け止めと対応を「問題行動へのケア」から「原因疾患・病態に基づいたケア」へと変えることが重要である（図1）。

認知症を理解するうえで大切なのは、認知症は「病名」ではなく「病状名」であるということである。ICD-10（1993年）では、「通常、慢性あるいは進行性の脳疾患によって生じ、記憶、思考、見当識、理解、計算、学習、言語、判断など多数の高次脳機能障害からなる症候群」とされており、その診断基準は表1のようになる。さまざまな症状が複合的に存在し、認知症の人の生活しにくさが想像できる。そのため、標準看護計画のような画一的なケアを提供しても逆効果となる場合もあるため、原因疾患・病態に基づいた個別のケアを追加する必要がある。

認知症には原因となる疾患や病態があり（表2）、その中でも多いのはアルツハイマー型認知症、レビー小体型認知症、血管性認知症、前頭側頭型認知症の4つで、全認知症の約9割を占める。

図1 認知症による摂食嚥下障害の行動をどのように受け止めるか

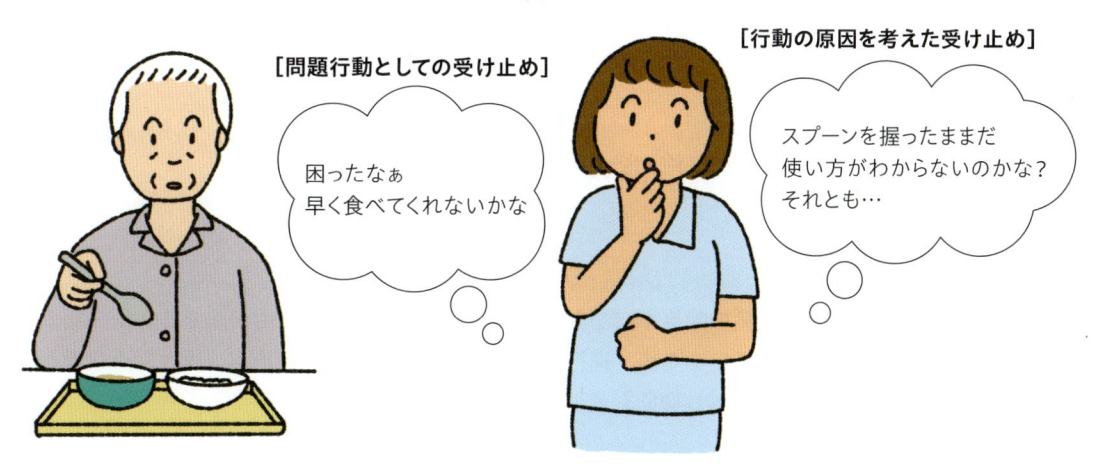

[問題行動としての受け止め]

困ったなぁ
早く食べてくれないかな

[行動の原因を考えた受け止め]

スプーンを握ったままだ
使い方がわからないのかな？
それとも…

表1 ICD-10による認知症の診断基準の要約（1993年）

G1. 以下の各項目を示す証拠が存在する
1）記憶力の低下
新しい事象に関する著しい記憶力の減退。重症の例では過去に学習した情報の想起も障害され、記憶力の低下は客観的に確認されるべきである
2）認知能力の低下
判断と思考に関する能力の低下や情報処理全般の悪化であり、従来の実行能力水準からの低下を確認する
1）、2）により、日常生活動作や遂行能力に支障をきたす
G2. 周囲に対する認識（すなわち、意識混濁がないこと）が、基準G1の症例をはっきりと証明するのに十分な期間、保たれていること。せん妄のエピソードが重なっている場合には認知症の診断は保留
G3. 次の1項目以上を認める
1）情緒易変性
2）易刺激性
3）無感情
4）社会的行動の粗雑化
G4. 基準G1の症状が明らかに6か月以上存在していて確定診断される

融道男，中根允文，小見山実監訳：ICD-10精神および行動の障害 臨床記述と診断ガイドライン．医学書院，東京，1993．より引用

表2 認知症を起こす原因疾患

神経変性疾患	アルツハイマー型認知症、レビー小体型認知症、パーキンソン病、進行性核上性麻痺、脊髄小脳変性症
脳血管障害	血管性認知症
頭部外傷	脳挫傷、脳内出血、慢性硬膜下血腫など
悪性腫瘍	脳腫瘍、癌性髄膜炎など
感染症	髄膜炎、脳炎、脳膿瘍、進行麻痺など
代謝・栄養障害	ウェルニッケ脳症、肝性脳症、ビタミンB12欠乏症、電解質異常、脱水など
内分泌疾患	甲状腺機能低下症、副甲状腺機能亢進症など
中毒性疾患	薬物中毒（向精神薬、ステロイドホルモン、抗がん剤など）、アルコール、一酸化炭素中毒、金属中毒
その他	正常圧水頭症、低酸素脳症など

認知症に伴う摂食嚥下機能の変化

1. 口腔機能の変化

　認知症が進行すると、会話の頻度や口を動かす機会が減り、口腔の廃用が起こる。認知症では脳と神経が進行性に変性していくため、進行によって口腔の協調性が低下し、思うように動かすことが困難となり、口腔内の感覚機能も低下する。

2. 舌機能の変化

認知症の進行に伴い舌や頬の「協調運動」が障害され、舌運動の協調性が低下し、咀嚼し食塊を形成することや舌の圧が低下することによる咽頭への送り込みが困難となる。このような変化が複合的に出現することによって嚥下障害が出現する。

3. 食欲の変化

食欲低下は加齢に伴う消化吸収機能の低下によっても起こりうるが、認知症においては、初期から味覚や嗅覚の低下が起こり、それが食欲低下を引き起こす。食欲低下により栄養摂取量が減るため、低栄養状態となるリスクが高い。そのため、認知症の人では食欲にかかわる感覚器の変化を確認する必要がある。また、便秘による食欲への影響もあるため、排便コントロールの調整も重要となる。

感覚器において、味覚は認知症の進行により鈍化し、特に甘味に対して鈍くなる【2】。唾液量の低下により苦みや酸味が希釈できなくなることで、おいしさを感じなくなることもある。そのため、甘味に嗜好が偏るアルツハイマー型認知症の人も多く、嗜好に合わせた支援が必要となる。

嗅覚の低下は、特にレビー小体型認知症の初期で生じやすく【3】、アルツハイマー型認知症の高齢者では著しく低下する。食事を出されても匂いがわからず、食べたいという意欲が減退してしまう。

認知症の種類と摂食嚥下障害看護

認知症の進行に従って、摂食嚥下障害による食事の困難さは変遷していく。そのため、認知症の種類に応じた摂食嚥下障害への食支援が必要となる。認知症の症状には記憶障害や判断力の障害を中心とした「中核症状」と、認知症に伴って起こる徘徊や妄想などの「周辺症状（BPSD）」があり、この2つの症状に応じたアセスメントをもとにした食支援が必要である。食行動のアセスメントでは、義歯による口腔粘膜の炎症や食事形態への影響などの視点も必要である。

1. アルツハイマー型認知症

アルツハイマー病を原因として生じる進行性の認知症で、異常なタンパク質が脳内に溜まることにより脳が徐々に萎縮する病気である。早期から認知機能の低下があるが、身体機能の障害が出現するのは病気がかなり進行してからであり、嚥下機能については終末期に近づくまで比較的保たれる。そのため、食支援について重要となるのは「なかなか食べ始めない」「食べない」「食事に時間がかかる」といった食行動の障害である。日常生活機能の自立低下を調査した報告では、移動能力や更衣、見繕い、入浴が困難になってから、排泄の自立が困難になり、最後に摂食機能が低下する、とされており（図2）、認知症の人の食支援は自立の維持を最後まで支えるために重要である。

中核症状と周辺症状（図3）に対するそれぞれの食支援について以下に示す。

図2 認知症の人の食を支える理由

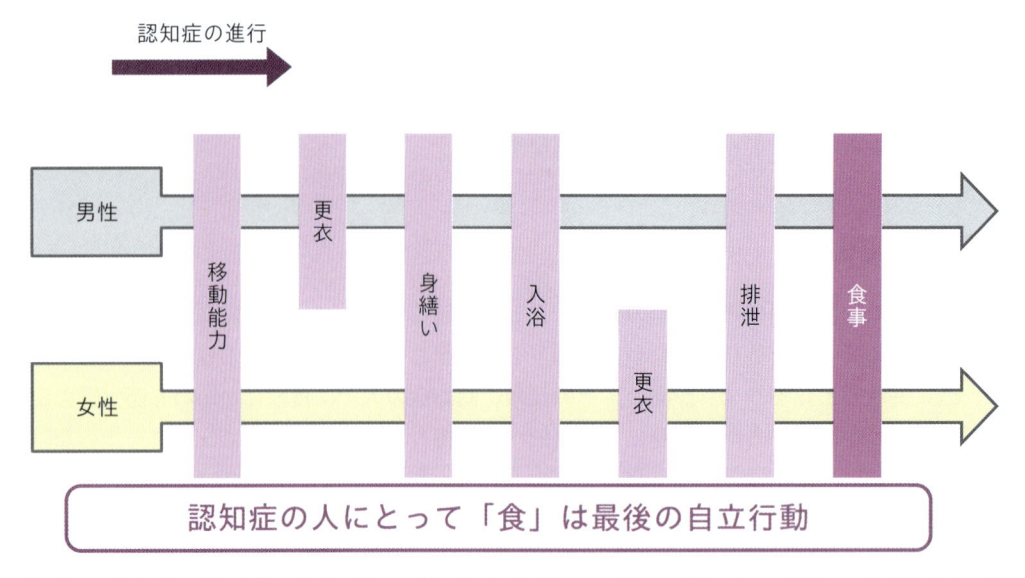

認知症の進行

男性

移動能力

更衣

身繕い

入浴

更衣

排泄

食事

女性

認知症の人にとって「食」は最後の自立行動

Lechowski L, Van Pradelles S, Le Crane M, et al：Patterns of loss of basic activities of daily living in Alzheimer patients：A cross-sectional study of the French REAL cohort. Dement Geriatr Cogn Disord 2010；29（1）：46-54. より一部改変

図3 アルツハイマー型認知症の主な中核症状と周辺症状

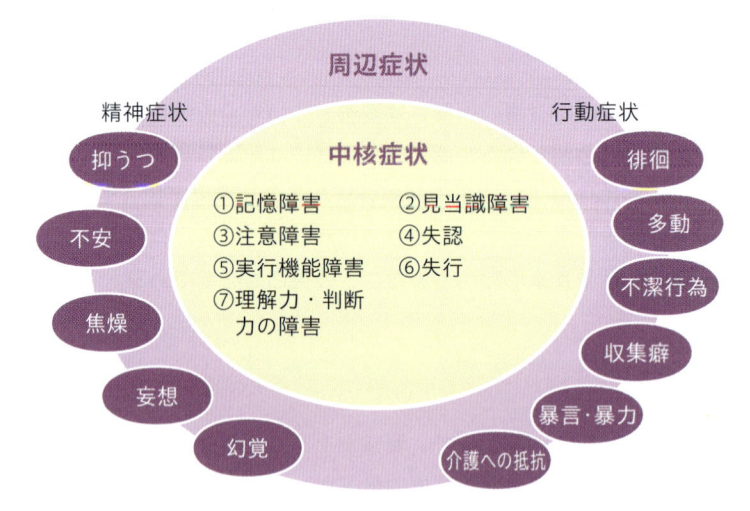

周辺症状

精神症状　　　　　　　　行動症状

抑うつ

中核症状

①記憶障害　②見当識障害
③注意障害　④失認
⑤実行機能障害　⑥失行
⑦理解力・判断力の障害

徘徊

不安

多動

焦燥

不潔行為

妄想

収集癖

幻覚

暴言・暴力

介護への抵抗

アルツハイマー型認知症の症状は、「誰にでも生じる中核症状」と「中核症状が原因となり環境などに影響されて出現する周辺症状」とに分けられる。

野原幹司，石上順子，鳥嶋裕子編：認知症患者さんの病態別食支援　安全に最期まで食べるための道標．メディカ出版，大阪，2018：17．より引用

1）中核症状への食支援

❶ 記憶障害

　古い記憶は維持されていて直前の記憶を忘れてしまうのが特徴である。経験した行動ではなく、行動したこと自体を忘れてしまうので、食事を摂取した直後に食事について確認することがある。さらに記憶障害が進行すると、食具やカトラリーの使用方法がわからなくなるため、手に持ってもらう、目の前で見てもらうといった支援をすると身体は使い方を記憶しているため食べ始めることができる。

❷ 見当識障害

　アルツハイマー型認知症では障害が出る順序がほぼ決まっており、進行に伴い「時間→場所→人」の順でわからなくなる。食事をしてよい時間なのか、場所なのかがわからず、食べ始めないという行動として出現するため、リアリティオリエンテーションとともに安心して食事摂取できるという気持ちになるようにかかわる必要がある。

❸ 注意障害

　注意力や集中力が低下し、気になる部分からは注意をそらすことができなくなる特徴がある。注意散漫とならない環境、短い文章（目を見て、ゆっくり）で声かけする、食器などは絵や模様が気にならないものを使用するという支援が必要となる。

❹ 失認

　空間や画像の認知が困難となり、絵や模様が理解できなくなり、注意障害も相まって食事が始められなくなる。注意障害への支援と同様な支援が必要となる。

❺ 実行機能の障害

　計画を立て、効果的に目標達成するために遂行することが困難となる。注意障害の影響もあり、食事の際に交互に食物を摂取することが困難となり、目の前の食器が空となるまで摂取し、次の食器に移るという食行動となる。

❻ 失行

　記憶障害では身体は食具の使い方がわかるが、失行では食具やカトラリーを持っても使い方がわからず、食事が始められない。あるいは、手づかみ食べとなることがある。咀嚼機能を考慮し、手づかみ食べできる食品を提供する支援も必要となる。

❼ 理解力　判断力の障害

　季節に応じた服装の判断、料理の味付けに使う調味料の選択など日常生活で行っている些細な理解力が低下し、判断できなくなる。食支援に関しては、自分の好きなものばかり摂取し、目の前にあるものを何でも食べてしまうという症状が出ることがある。

2）周辺症状への食支援

　周辺症状は、性格や経験、生活している環境や人間関係に大きく左右されるため、中核症状と異なり、症状の個人差が大きい。

　抑うつによる食欲低下や経口摂取量の低下、介護への抵抗、食行動の異常（異食、盗食、過食、拒食）がある。異食に関しては、食物以外のもの（芳香剤やアイスノンなど）を摂取してしまわないように身のまわりにある生活用品を確認し、摂取しないように設置するなどの環境調整が必

図4　レビー小体型認知症の中核的特徴と支持的特徴

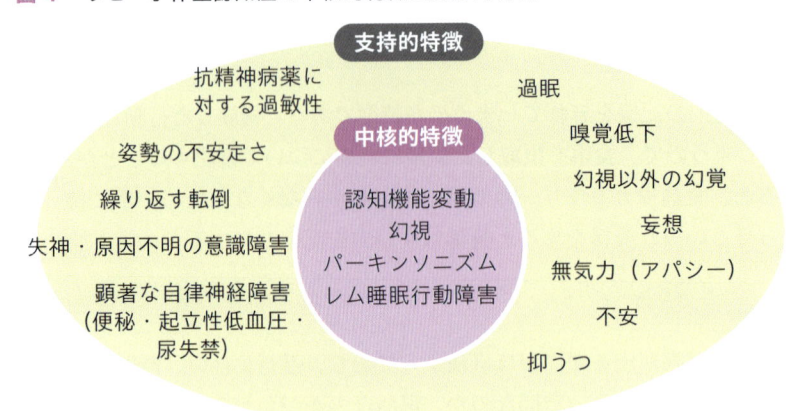

中核的特徴はレビー小体型認知症の診断根拠となる症状である。支持的特徴は、アルツハイマー型認知症の周辺症状とは少し異なり、中核的特徴との因果関係があまりないが、よくみられる症状である。

野原幹司，石上順子，鳥嶋裕子編：認知症患者さんの病態別食支援 安全に最期まで食べるための道標．メディカ出版，大阪，2018：39．より引用

要である。

2. レビー小体型認知症

　脳の神経細胞の中にレビー小体という物質ができて、神経細胞が徐々に変性・減少する進行性の認知症である。歩行障害や姿勢保持の困難、誤嚥しやすくなるなど、比較的早期から身体症状が現れ、図4 のような中核的特徴と支持的特徴がある。アルツハイマー型認知症に次いで多い認知症と考えられている。

1）中核的特徴への食支援

❶ 認知機能の変動

　認知機能が数時間から数日、もしくは数か月の経過で変動することがあり、よいときは発症前と変わらない印象を受けるが、悪いときは会話が困難となり、体動が鈍くなるため、認知機能の変動があることを知っておくことが必要である。認知機能がよいときを見極めて食事介助をすることが重要である。

　また、少量でエネルギー量の高い補助食品をとる、間食をとるなど変動に合わせた対応を検討する。内服時に少量の栄養剤（50mL程度）を摂取し、1日の必要エネルギー量を確保するなどの工夫も、内服アドヒアランスが高い高齢者には有効な場合もある。効果があるかどうか試すことも必要である。

❷ 具体的な幻視

　はっきりわかる人物や動物・虫が幻視として現れ、幻聴はないという典型的な症状があるため、幻視の訴えや行動があるときには食器の変更や、模様のない食器やエプロンを使用し、食事場所

の照明を明るくするなど幻視による不安感を少しでも解消する支援が必要となる。

❸ パーキンソニズム

レビー小体が蓄積する病態のためパーキンソン病に共通したパーキンソニズムが見られる。パーキンソニズムは安静時の手足の振戦、ゆっくりと小刻みな動き、身体のバランスの維持と修正が困難などのことをいう。レビー小体型認知症では、安静時の振戦が少なく、姿勢が維持できない、ゆっくりと小刻みな動き、他動的に手足を動かしたときの抵抗があるといった特徴がある。

2）支持的特徴への食支援

❶ 抗精神病薬に対する過敏性

パーキンソン病と共通する部分が多く、神経伝達物質のドパミン不足によるパーキンソニズムの増悪による嚥下機能の低下に注意が必要である。ドパミンの効果を打ち消す抗精神病薬・制吐薬は通常量の投薬でも高度のパーキンソニズムや嚥下障害を呈することがあるため、内服量について、認知機能とともにアセスメントすることが重要となる。

❷ 自律神経障害（起立性低血圧、便秘、尿失禁など）

自律神経系が障害を受け、特に交感神経系の調整が困難となるため、血圧変動が症状として現れやすく、毎日の変動や日内変動が大きい。食支援の際には起立性低血圧の影響を受けることがあるため、姿勢変化時の血圧測定を実施し、姿勢変更後すぐに食事摂取しないなど血圧の変動に注意する必要がある。

食後30分から1時間の間に血圧が低下する「食事性低血圧」という状態もあるため、食べ過ぎない、ゆっくり食べる、炭水化物を少なめにする、食後すぐの運動や入浴を避けるなどの予防法を考慮する。また、レビー小体型認知症では便秘が問題となることが多いため、排泄コントロールを実施する必要がある。

3. 血管性認知症

脳の血管障害や血流低下の結果生じる認知機能障害で、他の3つの変性性疾患とは異なり、非変性性疾患に分類される。障害を受ける血管の部位によって、さまざまな障害が現れるが、比較的共通して見られる障害としては、遂行機能障害や注意障害、歩行障害がある。脳血管障害による摂食嚥下障害看護については他稿を参考されたい。

脳の大きな動脈の閉塞や出血による大脳の表面近く（大脳皮質）の皮質性血管性認知症では、偽性球麻痺や高次脳機能障害（意思疎通への介助など）への食支援の工夫が重要となる。

一方、大脳皮質の内側や大脳基底核という部分が障害される皮質下性血管性認知症が血管性認知症の実態といわれている。皮質下性血管性認知症では見た目よりも嚥下機能が低下しており、重度の誤嚥を呈することがある。初動の対応が異なるため、「皮質性」か「皮質下性」なのかを見極めることが重要となる（図5）。

4. 前頭側頭型認知症

前頭葉と側頭葉が障害される変性性の認知症で、臨床的には比較的若い年齢で発症するという

図5　皮質性と皮質下性を見きわめるポイント

「皮質性」血管性認知症を疑う

①脳梗塞や脳出血の既往が複数回ある
②CTやMRIで皮質に脳梗塞・脳出血の跡が複数ある
③失語などの高次脳機能障害がある
④手足に麻痺があるなど

見た目の症状は重度だが、嚥下障害の重症度はさまざま。食支援によって食べられることが多い

「皮質下性」血管性認知症を疑う

①ラクナ梗塞やビンスワンガー病、脳血管性パーキンソン症候群という病名がある
②CTやMRIで皮質下に脳梗塞・脳出血が見られたり、「白質病変」「脳の虚血性変化」というコメントがある
③パーキンソニズムがある
④高齢で高血圧や糖尿病・高脂血症の既往があるなど

見た目は軽症に見えるが、なかには重度の嚥下障害を呈することがある。不顕性誤嚥も多い

野原幹司，石上順子，鳥嶋裕子編：認知症患者さんの病態別食支援　安全に最期まで食べるための道標．メディカ出版，大阪，2018：68．より引用

特徴がある。前頭葉と側頭葉の機能低下に伴う症状が見られ、前頭葉による行動制御（抑制）が外れるために生じる（図6）。

　記憶障害は、比較的軽度で空間認知機能も保持され、認知機能の変動や幻視といった症状はないが、人格変化・行動障害・言語障害が目立つといわれている。人格変化や行動障害では抑制が効かなくなり、周囲への配慮がなくなり、こだわりが強くなって同じことを繰り返す（常同行動）。言語障害では、言葉の意味がわからなくなり、流暢性が低下するといったさまざまな症状を示す。

図6　前頭葉と側頭葉の位置

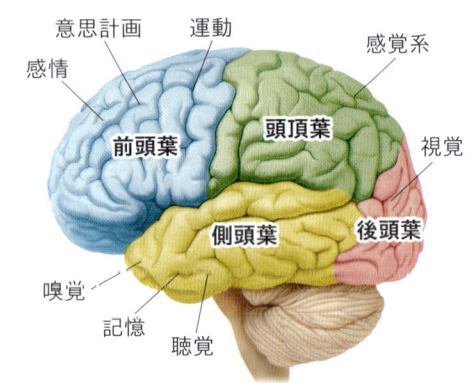

　臨床診断には、以下の5つの中核的特徴がすべてそろっていることが必要条件となる。
①潜在性の発症と緩徐な進行。
②社会的人間関係を維持する能力が早期から低下。
③自己行動の統制が早期から障害。
④感情が早期から鈍化。
⑤病識が早期から喪失。

1）中核的特徴

❶ 潜在性の発症と緩徐な進行

　他の変性性認知症と同様に徐々に発症し、平均すると10年くらいで寝たきりになるといわれており、寝たきりになると嚥下機能が落ち誤嚥が増えてくる。

❷ 社会的人間関係を維持する能力が早期から低下

食事時間であっても他人に合わせることなく、自分が食べたくなければ食事はとらず、集団行動や集団生活になじむことが困難なことがある。

❸ 自己行動の統制が早期から障害

思いを制御することなく行動に移し、目の前の他者の動作を真似したり（模倣行動）、言葉を模倣したり（オウム返し）が特徴的である。「ごっくんして」と声かけすると「ごっくん」と表出することを経験する。

❹ 感情が早期から鈍化

早期から感情が乏しくなり、無関心や自発性の低下へつながり、食事も無表情のまま淡々と食べる傾向がある。

❺ 病識が早期から喪失

自分ができていないという認識や自分の行動が逸脱しているという自覚がまったくない。

2）支持的特徴

❶ 自己の衛生・静養の障害

清潔不潔を考慮せず、そのときにしたいことや気になったことを実行する傾向があるため、食べこぼしを放置したまま食べてしまうという症状が出てくる。

❷ 精神の硬直化、柔軟性の欠如

これまでの習慣と違うことへの強い拒否や、否定・抑制されることへの易怒性があり、日常生活での「こだわり」への配慮が必要である。新たな環境や体験が非常に苦手であり、食支援においては日常的に行っていた食行動を把握し、嚥下機能に応じた環境調整と援助が重要となるため、本人が落ち着いて食事をできるような配慮が求められる。

❸ 口唇傾向と嗜好の変化

手にしたものを何でも口に運ぼうとする行為を「口唇傾向」といい、食物ではないものを口にしないように見守りが必要である。好きなものしか食べない、味が濃いもの、甘いものを好むといった極端な嗜好の変化が現れ、糖尿病や腎不全などの既往がある人では疾病管理や栄養管理が困難となる。

❹ 常同行動

同じ行動を繰り返すことをいい、食事時間となっても同じところを歩き続けたりするなどの行動を続けてしまうため食行動の障害となる。その際には歩く経路に補助食品を置いて食べてもらうなどの工夫が必要である。一方で、時間軸での常同行動が出現するとスケジュール通りに食事摂取をするという食行動となるため、本人の日常生活のスケジュールに対応することが必要となる。

❺ 利用行動

目の前にあるものや差し出されたものをとりあえず握る行動で、食事の場面ではごはんと副食を交互に食べることができなくなり、1品ずつ順番に食べていく。この行動は食事を全量摂取することも可能であり、健康上は大きな問題とならないため見守る場合が多い。

3）中核的特徴と支持的特徴への食支援

　前頭葉による抑制・制御が障害されているため、「詰め込み食べ」など食行動の変化の出現が他の認知症と比較して多くなること、感情や行動がうまくコントロールできないなどの生活のしづらさがあることを念頭に置いてかかわる必要がある。常同行動、利用行動を理解し、窒息予防を目的に柔軟に対応する必要がある。

引用文献

1 　枝広あや子編著：認知症plusシリーズ・18　認知症plus「食」を支えるケア　食事介助のコツから栄養ケア・口腔ケアまでわかるQ&A44．日本看護協会出版会，東京，2022：2-3.

2 　Kouzuki M, Ichikawa J, Shirasagi D, et al：Detection and recognition thresholds for five basic tastes in patients with mild cognitive impairment and Alzheimer's disease dementia．BMC Neurol 2020；20（1）：110.

3 　Westervelt HJ, Bruce JM, Faust MA：Distinguishing Alzheimer's disease and dementia with Lewy bodies using cognitive and olfactory measures. Neuropsychology 2016；30（3）：304-311.

参考文献

1. 　野原幹司，石上順子，鳥嶋裕子編：認知症患者さんの病態別食支援 安全に最期まで食べるための道標．メディカ出版，大阪，2018：16-83.

2. 　枝広あや子編著：認知症plusシリーズ・18　認知症plus「食」を支えるケア　食事介助のコツから栄養ケア・口腔ケアまでわかるQ＆A44，日本看護協会出版会，東京，2022：118-153.

3. 　荒井啓行：認知症．日本老年医学会編，老年医学系統講義テキスト．西村書店，東京，2013：257-265.

舌・口腔癌、咽頭癌

鈴木 恭子

舌・口腔癌

1. 疾患の概要と嚥下障害

　口腔癌には、舌にできる舌癌をはじめ、歯肉癌、頬粘膜癌、口腔底癌など、さまざまな種類がある。これらの中で、日本人に最も多いのは舌癌で口腔癌全体の54.2%を占める（図1）。組織型分類は、95%が扁平上皮癌に分類される。わが国では、口腔癌は男性が女性の約2倍で、60〜70歳代に多いという特徴がある。発生頻度は全癌の約1%とそれほど高くないが、罹患率、死亡率とも年々増加傾向にある。

　治療法は、癌ができた場所や種類、進行度によって異なる。ほとんどの場合、手術が標準治療になるが、進行度によっては、放射線治療や化学療法を術後に併用したり、緩和治療を行う場合がある（図2）。口腔癌の治療後は咀嚼、嚥下、構音などの機能障害が起こり、これらの機能を回復させるために、さまざまなリハビリテーションが必要になる場合がある[1]。

　口腔癌術後の嚥下障害は主に準備期・口腔期の問題である。特に、舌癌の再建手術を実施した場合は、準備期・口腔期・咽頭期の問題が生じることがある。

図1　口腔癌の種類

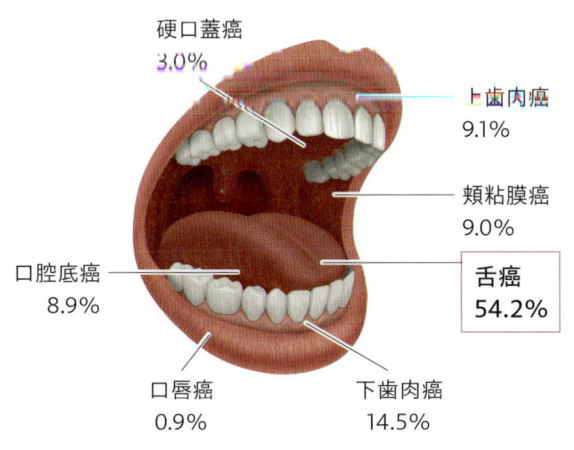

国立がん研究センターホームページ：口腔がんの治療について．より引用
https://www.ncc.go.jp/jp/information/knowledge/oral/003/index.html
（2024/7/30アクセス）

図2　口腔癌（舌癌）の治療

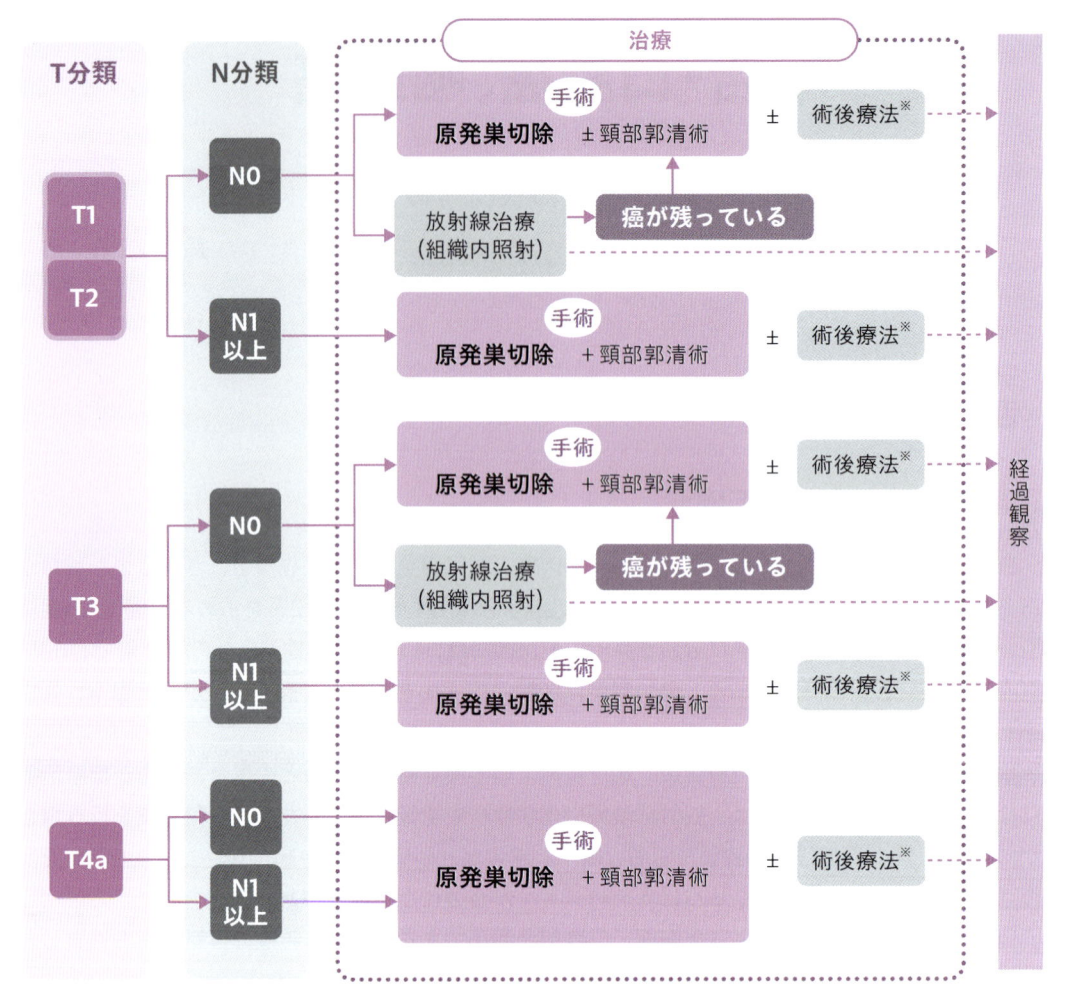

※シスプラチンと放射線治療を併用することが勧められる。
国立がん研究センターホームページ：口腔がんの治療について．より引用
https://www.ncc.go.jp/jp/information/knowledge/oral/003/index.html（2024/7/30アクセス）

2. 舌癌の手術

　舌癌の手術の方法を表1に示した。

1）舌部分切除術（図3-1）

　舌部分切除術は、舌の可動部の一部分を切除する手術である。切除する範囲が小さいため、多くの場合、嚥下機能や発語機能にはあまり影響を及ぼさない。

2）舌半側切除術（図3-2）

　舌半側切除術は、舌の可動部のみを切除する場合（舌可動部半側切除術）と、舌根を含めて切

表1　舌の切除手術の方法

舌部分切除術	舌可動部の半側に満たない切除
舌可動部半側切除術	舌可動部のみの半側を切除（舌中隔までの切除）
舌可動部（亜）全摘出術	舌可動部の半側をこえた切除（亜全摘）あるいは全部の切除
舌半側切除術	舌根部をも含めた半側切除
舌（亜）全摘出術	舌根部をも含めた半側以上の切除（亜全摘）あるいは全部の切除

国立がん研究センターホームページ：口腔がんの治療について．より引用
https://www.ncc.go.jp/jp/information/knowledge/oral/003/index.html （2024/3/12アクセス）

図3　舌癌の切除範囲

1）舌部分切除術

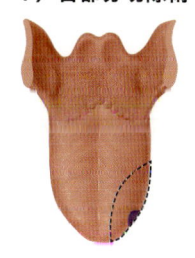

2）舌半側切除術

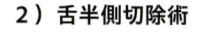
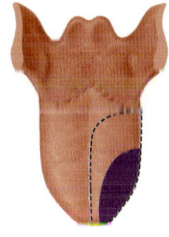
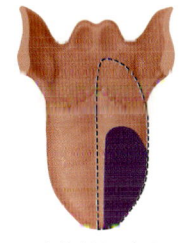

舌可動部半側切除術　　舌半側切除術

3）舌（亜）全摘出術

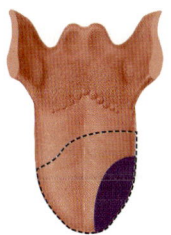
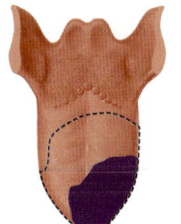

舌可動部（亜）全摘出術　　　　舌（亜）全摘出術

国立がん研究センターホームページ：口腔がんの治療について．より引用
https://www.ncc.go.jp/jp/information/knowledge/oral/003/index.html （2024/7/30アクセス）

除する場合（舌半側切除術）がある。舌の機能を維持するために、再建手術を合わせて行うことがある（図4）。

3）舌（亜）全摘出術（図3-3）

　舌の半分以上を切除することを「舌亜全摘出術」、舌のすべてを切除することを「舌全摘出術」という。舌の可動部のみを切除する場合は「舌可動部（亜）全摘出術」、舌根を含めて切除する場合は「舌（亜）全摘出術」という。舌を半分以上切除すると、舌の機能を維持することが難しいため、再建手術を行う（図4）。

図 4　舌癌切除後の再建

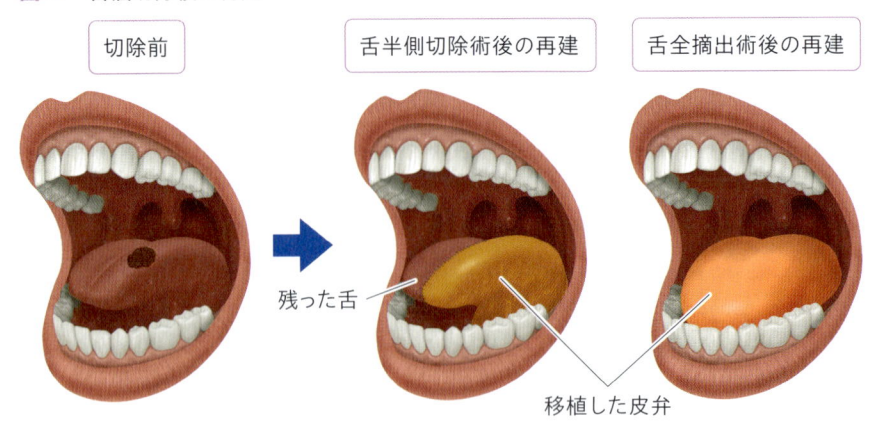

国立がん研究センター東病院ホームページ：頭頚部再建について．より引用
https://www.ncc.go.jp/jp/ncce/clinic/plastic_surgery/ps/01.html（2024/7/30アクセス）

歯肉癌

1. 疾患の概要

　歯肉癌とは、歯茎にできる癌のことで、舌癌に次いで2番目に多く、上顎より下顎に多く発生する。歯茎のすぐ下には顎骨があるので、歯肉癌は顎骨を侵しやすく、早期でも手術の際は顎骨の一部を切除する必要がある。この場合、その部分の歯も切除する。顎骨をある程度以上切除すると顔の輪郭が変わってしまったり摂食機能が落ちたりする【2】。

2. 歯肉癌の手術

1）下顎辺縁切除術（表2）

　顎骨への浸潤がわずかな場合は、下顎骨の一部を削ぐ手術（下顎辺縁切除術）を行う。顎骨へ深く浸潤した場合は、骨を離断する手術（下顎区域切除術）が行われる。

　切り離してしまった部分は肩甲骨や下肢骨を移植する。残った顎骨と肩甲骨はチタン製のプレートとねじで固定する。失われた歯については創部が安定してきたら特殊な入れ歯や人工の歯

表 2　下顎の切除

下顎辺縁切除術	下顎骨下縁側を保存し、下顎骨体を離断しない部分切除
下顎区域切除術	下顎骨の一部を節状に切除し、下顎体が部分的に欠損する切除
下顎半側切除術	ほぼ正面から半側の下顎の切除をいうが、下顎骨の一部が残存する場合もある
下顎亜全摘術	下顎骨の半側を超える切除

国立がん研究センターホームページ：口腔がんの治療について．より引用
https://www.ncc.go.jp/jp/information/knowledge/oral/003/index.html（2024/3/12アクセス）

図 5　下歯肉癌切除後の再建

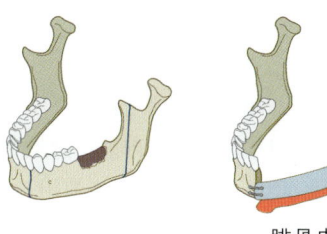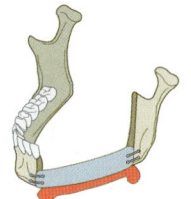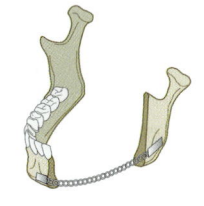

腓骨皮弁　　　　　　再建プレート

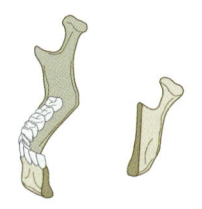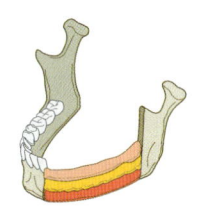

下歯肉癌切除　　腹直筋皮弁（軟性再建）

国立がん研究センター東病院ホームページ：頭頸部再建について，より引用
https://www.ncc.go.jp/jp/ncce/clinic/plastic_surgery/ps/01.html （2024/7/30アクセス）

根を作成し装着できるよう調整する[3]（図5）。

3. 嚥下障害の看護

1）間接訓練

❶ 口腔ケア

　口腔内の手術をするにあたって、創部となる口腔内を保清しておく。そのためには、歯肉炎等の口腔トラブルを最小限にしておく必要があるため、手術前から歯科受診することを推奨している。

　手術後も口腔ケアは患者自身で行うため、口腔ケアの必要性の意識を高めることと、適切な手技を習得しておくことが大切である。そして、手術直後は主に看護師が、粘膜ケアにはスポンジブラシを、歯牙清掃には歯ブラシを使用して行う。手術後の経過により、看護師でなく患者自身が実施できるよう患者指導を行う。特に注意する点としては、経口摂取が開始されると患部周囲に食物が残ることが多いが、残っている感覚が低いため、鏡を使用しながら目で確認して除去できるよう指導する。その際、患部を見ることになることや今までと異なる口腔ケアをすることになるため、患者心理に寄り添いながら指導していく必要がある。

❷ 構音訓練

　健側や残存部分のリハビリテーションとして構音訓練を行う。これは長期的かつ持続的なリハビリテーションとなるため、言語聴覚士を中心に行う。特に舌の手術をした際は、しゃべりにくいことと食べにくいことの両方の困難さがあるため、医療者だけでなく家族や周囲の支えになる人たちの励ましによってリハビリテーションが継続できることがある。患者指導に加え、それらの人たちにも患者理解をしてもらう必要がある。

2）直接訓練

❶ 食事形態の調整

舌・口腔癌の手術後の嚥下障害は主に準備期と口腔期の問題であり、咽頭へ食塊を移送することが困難になる。そのため、食事形態の調整として、液体を含む流動性のある食事形態に調整する。また、咀嚼困難もあるため、咀嚼しやすいようにフードプロセッサーやミキサーを使用し、咀嚼で疲労せず、嚥下しやすい形態に調整する。

食事形態の調整は、退院後、自宅で食事の支度をする家族にも確認してもらう。基本的には、患者用に特別に作成せずとも家族と同じように作成し、患者用に刻んだりフードプロセッサーを使用するなどで対応可能であることを伝え、家族の負担を少なくするようアドバイスする。

また、毎回食事の支度をすることが負担なときは、市販のレトルトを準備しておけるように、在宅通販カタログの紹介をしておく。このことは、災害時に対応できるよう備えておくことにもつながる。

❷ 食具の選択

食形態の調整に加え、咽頭へ移送しやすくするために、食具の選択を行うことも有効である。特に舌の手術で再建術をしている場合は、咽頭へ送り込む機能が低下するため、それを補助する目的で、奥舌に入れやすい柄の長いスプーンや先端が長い入れ物を使用する（図6）。その際、患者にどのような食具が使用しやすいか確認し、使用方法に慣れてくるまで患者指導する。

嚥下訓練の基本的な考え方は、得意な部分（健側）はその機能が発揮できるようなリハビリテーションを行い、不得意な部分（患側）はその機能を補うように、食事形態を調整する・食具を工夫するという視点で、患者にとって安全で楽に経口摂取できる方法を一緒に見つけていくことである。

図6　食具の選択

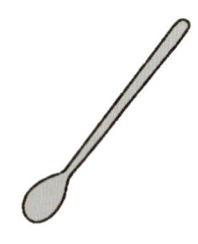
柄の長いスプーン

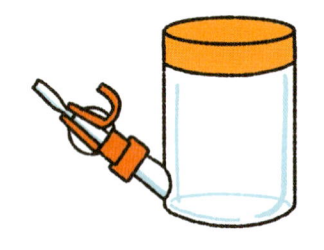
流動食介護用食器

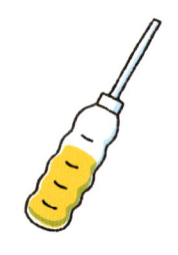
水分補給ゼリー
詰め替えボトル

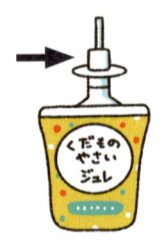
パウチ飲料用ノズル
（市販のパウチ飲料に
取りつけて使用する）

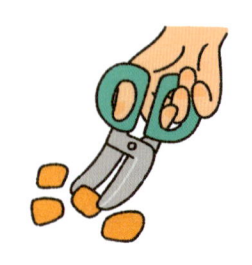
携帯用フードカッター

咽頭癌

1. 咽頭癌の治療法

1）上咽頭癌

上咽頭癌は解剖学的に切除不能であり、早期で放射線治療単独、進行している場合は化学放射線療法が標準治療である[4]。

2）中咽頭癌

中咽頭癌の治療は、がんの状態を改善することと同時に、嚥下や発声などの機能を残すことも重要視される。手術と手術以外の治療を比較しても、いずれもメリットとデメリットがあり、どちらがよいかはまだわかっていない。そのため、治療法は、腫瘍の部位と広がり、転移の有無、機能温存の希望から決める[5]。

3）下咽頭癌

下咽頭癌は、早期癌（Ⅰ・Ⅱ期）では喉頭温存を目指し、放射線による根治的治療や喉頭温存する手術を行う。癌が進行している場合は、喉頭摘出術をせざるを得ないことも多いが、QOLを保つために喉頭温存手術や化学放射線治療を行う場合もある[6]。

2. 咽頭癌の治療と嚥下障害

咽頭癌に対する治療は臓器温存と機能温存を目的に同時併用化学放射線治療が広く行われている。この治療はがんだけを照射するのではなく、照射範囲の粘膜組織や筋組織にさまざまな変化を及ぼすことから、粘膜炎、口腔乾燥、味覚変化、開口障害、嚥下時痛などが起こり、それらが嚥下障害をもたらす[7]。

放射線治療は、治療計画にもよるが、約1か月半くらい、平日に毎日通院しながら行われる。患者は自宅で自己管理が必要になるため、定期的に先に挙げた症状の出現がないか、経口摂取がどの程度できているかなどを問診し、さらに症状の変化に合わせた対応方法を指導していくことが必要である。

3. 嚥下障害の看護

咽頭癌の嚥下障害は主に咽頭期の問題である。しかし、放射線照射が口腔内に及ぶ場合は、口腔期の問題も出現する可能性があるため、治療の範囲を医師に確認した上でフィジカルアセスメントを行い、リハビリテーションの内容や代償法を検討していく。また、化学療法の影響で口腔・咽頭粘膜炎、口腔乾燥、味覚変化等の出現が予測される際は、症状が出現する前から口腔ケアの見直しを一緒に行う。口腔ケアは今までの習慣や価値観など個人差があるため、歯科医師・

歯科衛生士の介入が望ましい。看護師は、適切な口腔ケアが継続してできているかの確認と、口腔内観察・評価を定期的に行う。経口摂取に関しては、誤嚥リスクに留意する。主な方法としては、液体にとろみを付加し、咽頭流入の速度を調整したり、ゼリー飲料を使用する等の工夫が必要である。

　また、嚥下方法としては、顎引き嚥下や患側に頸部を回旋する方法が有効であることがある。これらの方法は、嚥下造影検査を行いながら「咽頭残留しにくい」「誤嚥しにくい」嚥下方法を模索していく。そして、今までとは異なる嚥下方法の必要性を患者自身が理解し行動変容できるように、嚥下造影の画像を見せながら説明することも有効である。入院中に誤嚥しにくい嚥下方法を習得し、不安を軽減させて社会生活が継続できるよう支援することが大切である。

社会生活への支援：アピアランスケア

　頭頸部癌領域の手術をした際は、顔面の変形や頸部創があることにより、職場復帰や友人と会うことや外食など他者とのかかわり方に悩むことが多いことを医療者は理解しておかなければならない。

　そのため、患者が大切にしていることをあきらめることなく、手術後も同じような社会生活が送れるよう、ともに考えていく必要がある。外見は変化しても治療前の患者自身に変わりはないことを周囲の人に理解してもらうことが、その人らしく生活できることにつながる。構音障害や嚥下障害が残ることで手術前と同じ社会的役割を果たしにくい際は、役割変更を職場に依頼したり、病気のことを相談できる近しい人を探しておくなど、一緒に考え、患者を孤独にさせないことが必要である。

引用文献

1. 国立がん研究センター：口腔がんの治療について．https://www.ncc.go.jp/jp/information/knowledge/oral/003/index.html（2024/7/30アクセス）
2. 東京医科歯科大学額口腔腫瘍外科：歯肉がん治療の解説．https://www.tmd-osur.info/gingival-cancer.html（2024/7/30アクセス）
3. 国立がん研究センター東病院：頭頸部再建について．https://www.ncc.go.jp/jp/ncce/clinic/plastic_surgery/ps/01.html（2024/7/30アクセス）
4. 日本癌治療学会：がん診療ガイドライン III -B-3．上咽頭癌 ②アルゴリズム．http://www.jsco-cpg.jp/headandneck-cancer/guideline/#III-B-3（2024/7/30アクセス）
5. 日本癌治療学会：がん診療ガイドライン III -B-4．中咽頭癌 ②アルゴリズム．http://www.jsco-cpg.jp/headandneck-cancer/guideline/#III-B-4（2024/7/30アクセス）
6. 日本癌治療学会：がん診療ガイドライン III -B-5．下咽頭癌 ②アルゴリズム．http://www.jsco-cpg.jp/headandneck-cancer/guideline/#III-B-5（2024/7/30アクヤス）
7. 髙橋美貴：頭頸部癌の嚥下障害リハビリテーション．耳鼻咽喉科・頭頸部外科 2016；88（4）：312-316．

参考文献

1. 日本頭頸部癌学会編：頭頸部癌診療ガイドライン2022年版．金原出版，東京，2022．

食道癌

八重樫 裕

「嚥下」から見た食道の解剖生理

食道は食物や液体など飲み込んだものを胃まで移送する役割を持つ。成人では、食道の長さは一般的に頸部食道が4cm、胸部食道が20cm、腹部食道が2cmである（図1）。食道の位置は呼吸器系、心臓系の後方、脊椎の前方にある。

食道の内面はヒダ状になっており、左右方向に約3cm、前後方向には約2cm広がる（図2）。それによって大きな食塊を通過させることができる。安静時の食道はパンクしたチューブのように潰れており、余分な空気が食道や胃に入り込むのを防ぎ、あるいは前に摂取したものが逆流してくるのを防ぐ役割をする[1]。

図1　食道の構造

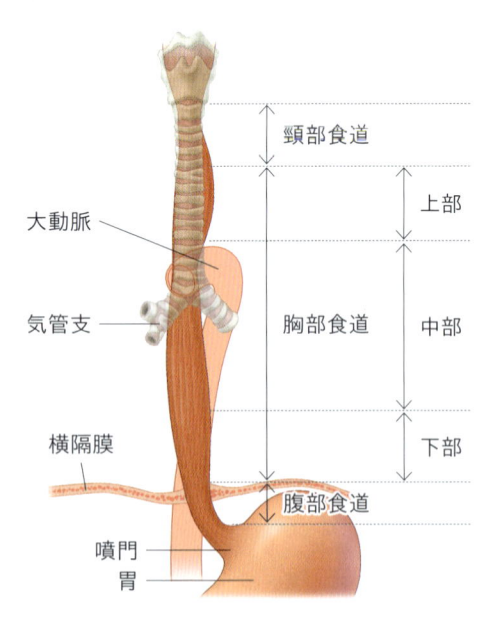

図2　食道の内面

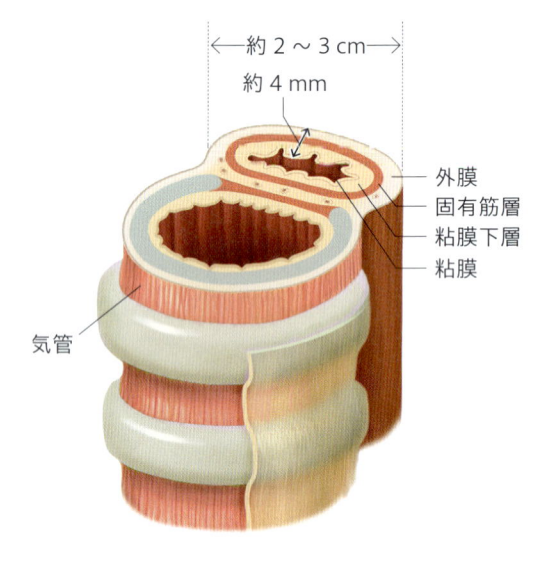

上部食道括約筋（UES）は緊張性に閉じている。この筋の構成には輪状咽頭筋と下咽頭収縮筋の一部も関与している。下部食道括約筋（LES）は胃の上端で弁の役割をしている。上部食道括約筋と同じく緊張性に閉じており、真の弁ではないが逆流を防ぐ構造になっている。

嚥下時は、喉頭挙上とともに舌の食塊推進圧は咽頭で著しい陽圧を生み、上部食道括約筋は弛緩して開大し陰圧を生じるため、食塊は食道へと流れ込む。食道の蠕動運動によって食塊は胃に輸送される（図3）【2】。

食道癌と治療

食道癌は60～70歳代の男性に多く、喫煙と飲酒でその危険度は増す。

食道癌は主に扁平上皮癌で占拠部位は胸部食道癌が多く、広範囲にリンパ節転移が見られることが多い【3】。重複がんは約20%で胃や頭頸部、肺や大腸に発生する。

食道癌発症による症状は、食べ物がしみる感じ、つかえ感、胸やけ、胸痛・背部痛、声のかすれなどがある。食事や飲水時の通過障害による体重減少や誤嚥性肺炎の危険もある。

食道癌の治療法としては、内視鏡治療、手術、放射線あるいは化学放射線療法などがあるが、治療後に摂食嚥下に影響する治療は手術であることが多い。

手術では、①食道切除、②2～3領域のリンパ節郭清、③胃や空腸による再建を行う必要があり、頸部操作では反回神経リンパ節・鎖骨上窩リンパ節郭清、胸部操作では食道亜全摘・縦隔リンパ節郭清、腹部操作では胃管作成・腹部リンパ節郭清などを行う。

再建経路としては、胸壁前、胸骨後、後縦隔がある（図4）。

近年は、従来の右開胸手術に加え、胸腔鏡下手術、腹腔鏡下手術、ロボット支援下手術、縦隔鏡下手術などが導入され、安全性や有効性が検証されている【4】。

図3　嚥下と食道括約筋

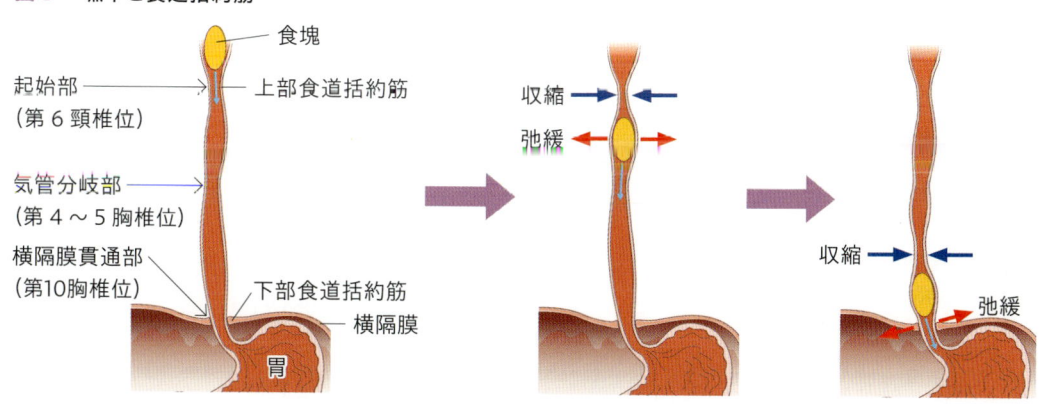

図4 食道癌の再建経路

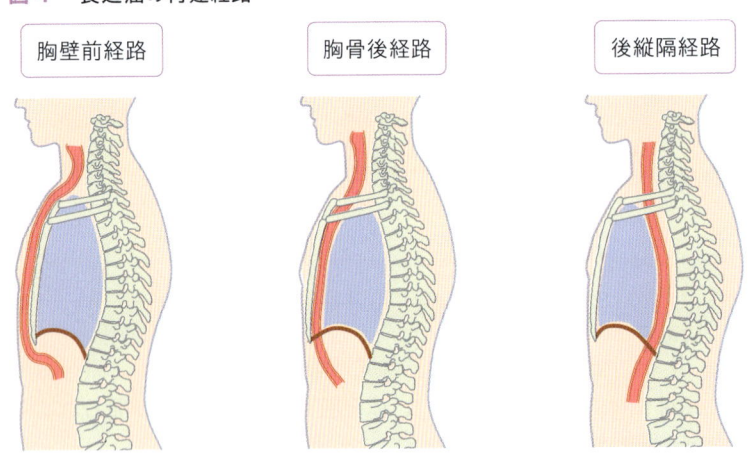

胸壁前経路　　胸骨後経路　　後縦隔経路

食道癌手術後の嚥下障害について

食道癌手術後は、以下のような問題が起こりがちである（図5）。それらへの適切な対応が必要である。

①気管・喉頭周囲の瘢痕化による喉頭挙上障害。
②反回神経麻痺による声門閉鎖不全および嚥下圧低下。
③気管血流減少による咳嗽反射の低下。
④再建経路の屈曲による通過障害や逆流[5]。

主に食道入口部開大不全による咽頭残留や、気道防御機能不全と不顕性誤嚥（むせない誤嚥）による影響は大きい。

図5　食道癌手術後の嚥下障害

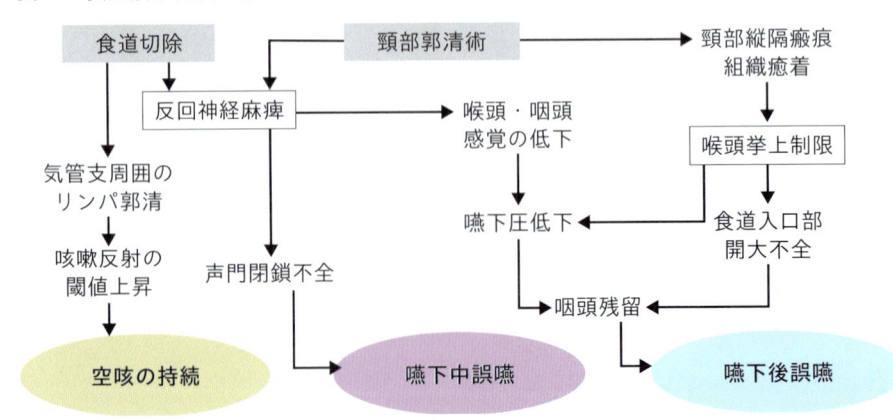

食道癌の手術を受ける患者の看護上の問題点

1. 誤嚥リスク状態

　食道癌では、治療前には腫瘍による通過障害や嘔吐などの問題がある。手術後では、嚥下障害や食道切除後の胃管作成による構造・機能の変化から逆流による誤嚥の可能性がある（図6）。そこで、気道クリーニング、ポジショニングや早期離床、臥床時は30度リクライニング位を目指す。

2. 嚥下障害

　手術後、気管・喉頭周囲の瘢痕化による喉頭挙上障害や咳嗽力の低下、反回神経麻痺による声門閉鎖不全が見られる場合、嚥下中や嚥下後に誤嚥をきたすことがある。そのため、痰喀出指導、食物を使用しない間接訓練、ゼリーなど難易度の低い食物を用いた直接訓練、食事場面の観察および摂取時間の調整、頸部姿勢や息こらえ嚥下などの指導、食形態の調整などが必要である。

3. 栄養摂取消費バランス異常：必要量以下

　腫瘍そのものによる通過障害や、手術後の胃管貯留能や排泄能の低下により経口摂取量の低下が見られることが多い。そこで、食事の1回量を少なくして1日5～6回に分割することで栄養量維持を目指す。その際には、のど越しのよいゼリータイプの経口的栄養補助（Oral Nutrition Supplements：ONS）やカロリー効率のよいリキッドタイプの栄養を併用することが多いが、口腔咽頭の衛生環境の悪化にもつながるため含嗽を促し、最後に咳払いして分泌物を喀出するなどの指導も必要である。

4. 体液量不足リスク状態

　上記2、3が続くと、高齢者の場合、脱水症状を起こしやすい。一口量を少なくし、こまめに水分を摂取してもらう。むせる場合は水分補給ゼリーの使用や水分にとろみをつけて対応する（一定の○○○○○○○○○○○○○しやすい濃度に変更していく）。

図6　食道癌手術後は逆流しやすい

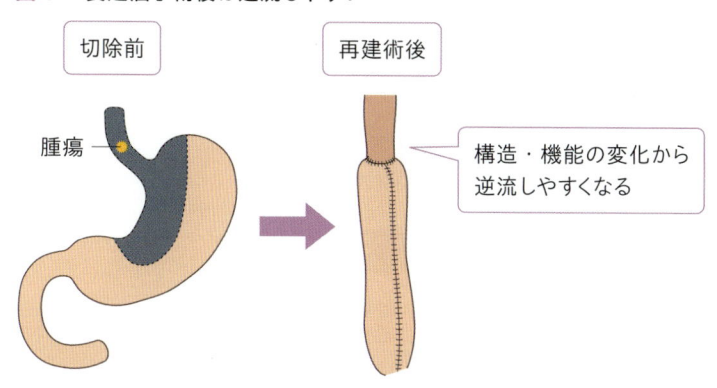

切除前　　　再建術後

腫瘍

構造・機能の変化から
逆流しやすくなる

摂食嚥下障害へのアプローチ

「食べる」ことは、看護師が行うアセスメントの中でも優先度が高い。リスクを予測し安全な食支援を行うためにもフィジカルアセスメントや嚥下スクリーニングを活用して判断していくことは重要である。

1. 患者の情報収集

病歴やSGA（主観的栄養評価）、身体計測（BMI）、治療前の通常の生活における摂食嚥下に関する情報（むせの有無や、食べ方など）を聴取し把握しておく（図7）。医師や他のメディカルスタッフとも、治療に伴う摂食嚥下に影響する情報を共有する。

2. 食事場面の観察および指導

食道癌の手術後は、胃管を作成して食道の代わりとするため、1回の食事摂取量は減る傾向にある。本来の消化管としての構造や機能が変化しているため、食事ペースが早いと誤嚥や嘔吐につながる。反回神経麻痺による気道防御機構の低下や喉頭挙上不足による食塊の咽頭残留による誤嚥リスクがあるため、それに応じた食事摂取方法（摂取ペース、一口量、頸部姿勢、嚥下方法など）を習得してもらう必要がある。

健常時に比べて制約されることが多くなるため、食事摂取が苦痛とならないように、根気よく説明して理解してもらう必要がある。食事中は誤嚥する可能性があるため、会話は必要最低限とし、声かけのタイミングに注意する。

図7　摂食嚥下とフィジカルイグザミネーション

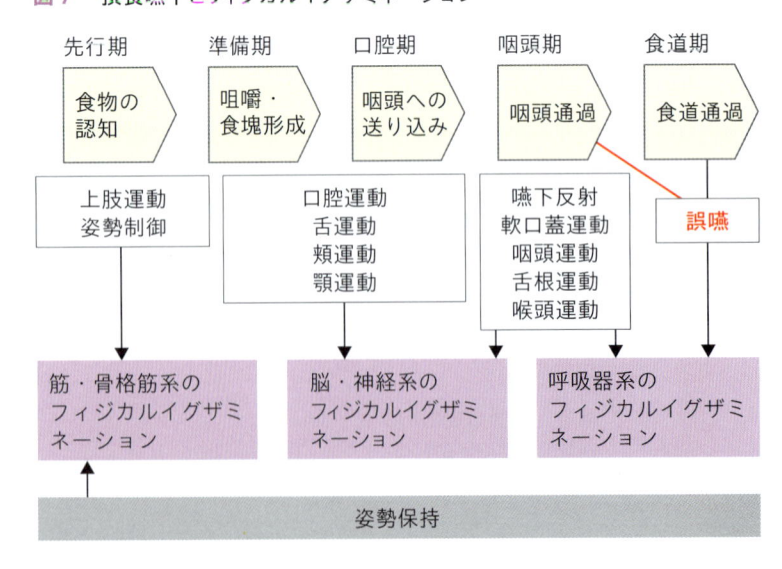

3. 看護師が行うフィジカルアセスメントと嚥下スクリーニング

看護師は以下のようなアセスメントやスクリーニングを行うが、詳細は他稿に譲る。
①口腔機能・環境の観察（動きの左右差、義歯の有無、舌苔や食物残渣の有無など）。
②姿勢保持が可能か（足底接地、体幹保持、頭部・頸部姿勢）。
③反回神経麻痺による気息性嗄声や唾液や飲水後の咽頭残留による湿性嗄声の有無。
④咳または喀出ができるか。

4. 代償法について

1）頸部姿勢

喉頭挙上の障害を呈する食道癌術後の患者に対して頸部屈曲位嚥下を行うと、通常頸位と比較して咽頭収縮率、すなわち咽頭から食塊の駆出力が高まる。特に、梨状陥凹クリアランスが改善し、食道入口部は開大して食塊の通過がよりスムーズになり、同時に喉頭閉鎖も促されるため、誤嚥予防に有効であることが示されている[6]。「お膳が見える位置までうつむく」や「顎と胸の間にげんこつ1個分入るくらいの顔の向きで下を見る」など具体的に示して実践してもらう。

頸部回旋は、左右どちらかの反回神経麻痺がある場合に活用する。反回神経麻痺による声帯の固定位置は大きく3種あり、正中位、傍正中位、中間位がある。傍正中位、中間位では気息性嗄声が聞かれることが多い。患側の方向に頸部のみうしろを振り向く感じで回旋し、軽くうつむいた状態で嚥下する。健側の咽頭を通過させる目的で行う。

2）嚥下方法

息こらえ嚥下は、食物を口の中で咀嚼・食塊形成し「鼻からの吸気→呼吸をとめて嚥下→口から呼気」を指導するものである。息をこらえて声門閉鎖をより確実にし、誤嚥を防ぐ嚥下方法である。高齢の患者や呼吸の予備能力がない患者には、いきなり実践するとタイミングが合わなくなり、効果的とならないことがあるので事前に練習してから取り入れることが必要である。

3）食形態

摂食嚥下リハビリテーションの学会分類2021（食事）や学会分類2021（とろみ）を参考に、機能に応じた嚥下訓練食品または嚥下調整食を選択する。一般的に嚥下機能が低下している場合は、あまり咀嚼を伴わないやわらかい食形態を選択し、段階的に咀嚼を伴うものへと調整していく。

ハーフ食、分割食（6回食）などの選択や、一口量の調整のためにカテラリーも必要に応じて選択する。

多職種連携の必要性

　食道癌の治療に専念する場は病院であり、療養や生活の場は在宅や施設となる。食道癌治療に伴う一時的な嚥下機能低下が改善されても、サルコペニアやフレイルが関与して、さらに機能低下が進むこともある。医師や他のメディカルスタッフとともに患者のQOLに応じた食支援のコーディネイトを担う役割が、専門職である看護師にはあると考えている。そのために多職種と連携・協働してかかわることは重要である（図8）。

図8　摂食嚥下リハビリテーションへの多職種のかかわり

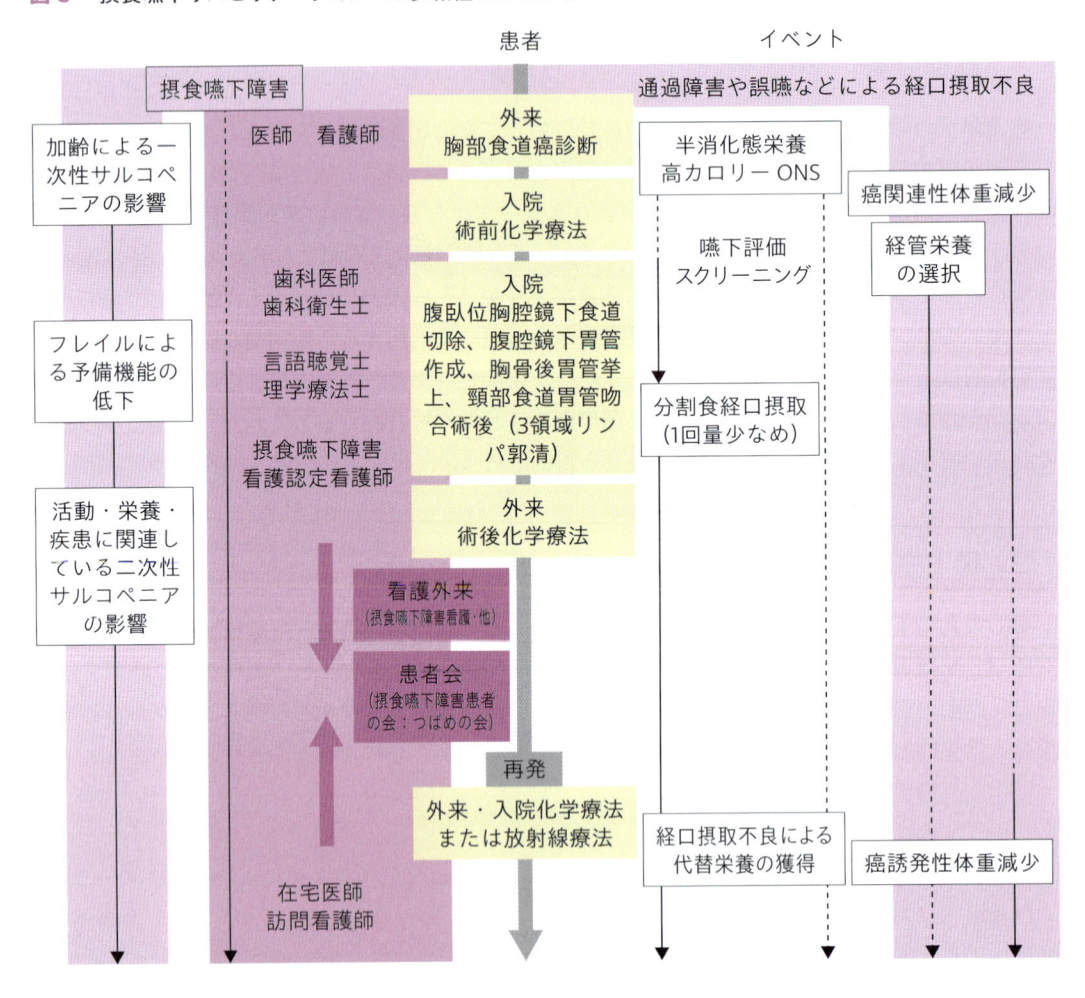

引用文献

[1] 金子芳洋訳：摂食・嚥下メカニズム UPDATE 構造・機能からみる新たな臨床への展開. 医歯薬出版, 東京, 2006.

[2] 日本食道学会編：食道癌診療ガイドライン2022年版. 金原出版, 東京, 2022.

[3] 熊井吉彦：食道癌術後嚥下障害に対する顎引き嚥下の効果. 耳鼻臨床 2020；113：273-280.

[4] 日本摂食嚥下リハビリテーション学会医療検討委員会：訓練法のまとめ（2014版）. 日本摂食嚥下リハビリテーション学会誌 2014；18（1）：55-89.

[5] 飯野由恵, 藤田武郎, 大幸宏幸, 他：胸部食道癌に伴う嚥下障害. 嚥下医学 2018；7（1）：34-41.

小児

牛尾 実有紀

小児の摂食嚥下障害の特徴

　小児の摂食嚥下障害は、成人のような中途障害ではなく、食べる機能を獲得する過程での障害である。したがって、食べること自体を受け入れ、上手に食べられるようになることを目指すことが目標となる。

　原因疾患は多岐にわたり、経時的変化や生活環境などさまざまな影響を受けるため、個別性が高いがおおむね共通する特徴を以下に述べる。

1）摂食に対する意欲が生まれにくい

　多くは出生時からの問題であり、経管栄養を必要とする場合は、空腹を経験することがほとんどない。さらに、口腔への刺激不足による過敏や口腔周囲への侵襲的な処置は、口に近づくものへの警戒心を持つことになり、食べさせられることが苦痛になることさえある。

2）効率よく食べる口腔機能が獲得できず異常パターンが定着しやすい

　神経・筋疾患などによる肢体不自由児は、食べるための姿勢保持や、口腔を協調的に動かすことが難しく、適切な介入をしなければ異常パターンが定着しやすい。

3）意思疎通が難しい

　知的発達が未熟なため気持ちをうまく表出できないことも多く、表情や筋緊張、バイタルサインなどから汲み取る必要がある。また、指示を理解できないために有効な訓練を実行することも難しい。

4）成長の過程で病態に変化がある

　成長とともに口腔形態や体格が変化する。発達による機能獲得と、二次障害や合併症による機能低下がせめぎあっており、生涯にわたって変化する病態に対応する必要がある。

看護の実際

　摂食嚥下機能だけでなく、基礎疾患や全身状態、運動機能、知的発達、意欲や食欲、発育状態など包括的なアセスメントを行う。また、子ども自身だけでなく、環境によっても対応は異なるため、家族構成や家族の思い、1日の過ごし方についても把握する。そのうえで、現在の摂食嚥下機能を評価し、実現可能な援助を計画していく。大まかな、問題別の対応を図1に示す。

　子どもの全身状態が安定したら、できるだけ早期に介入することが望ましい。両親は思いがけず障がいのある子どもの親になり、不安や戸惑いを抱えているため、精神的サポートを行い子どもとの愛着形成を図ることから始める。

　子どもは基礎疾患や合併症の治療のため複数の診療科に受診していることもあり、摂食嚥下障害への対応について各科主治医と情報共有しておくことが望ましい。また、訪問や通園などのサービスを利用されている場合、介入するスタッフが協働・連携して摂食嚥下機能の発達をサポートできるように調整することも看護の役割である。

図1　小児の摂食嚥下障害の問題別対応

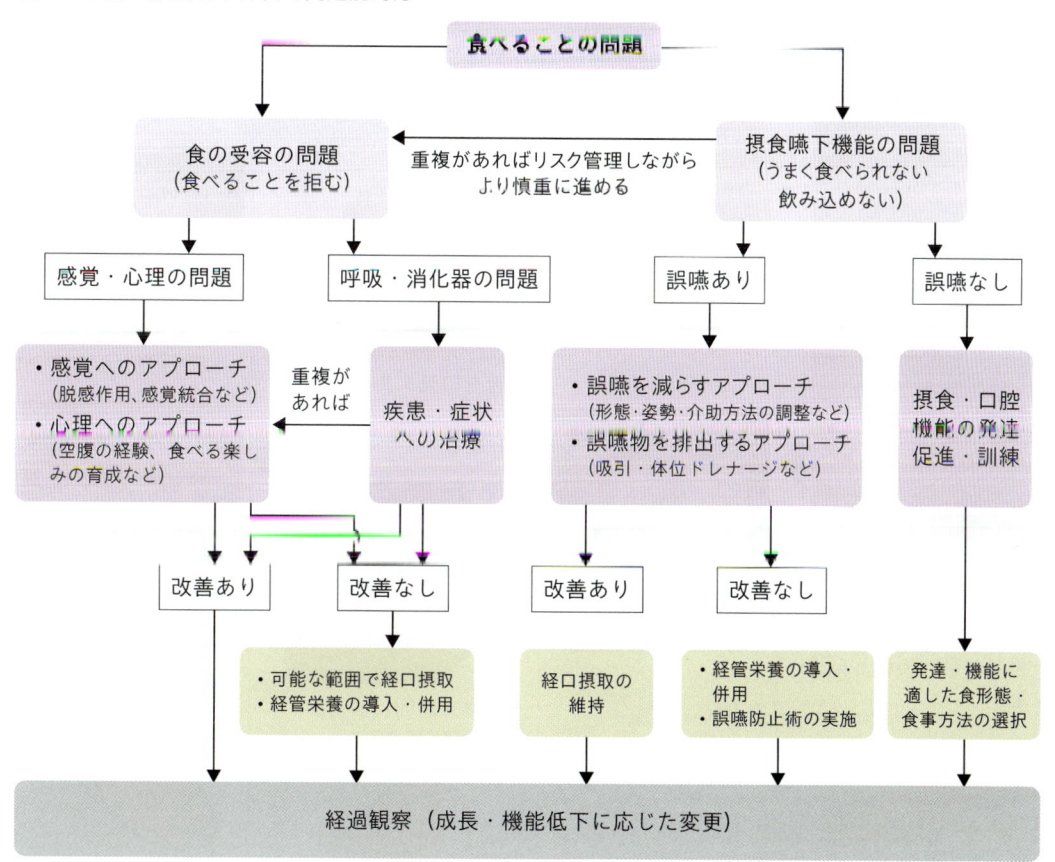

乳児期の口の動きの発達

　離乳とは、吸啜から咀嚼への口腔機能の発達に伴い固形物を食べる機能を獲得する過程である。定頸、座位などの全身の運動発達と、乳歯の萌出などの口腔形態の変化がうまくかみ合ってバランスよく進んでいく。障がいのある子どもの場合健常児とは異なる発達過程をたどることが多いが、図 2 に示すように口の動きを観察することで機能に適した食物形態を選択する参考になる。

　障がいのある子どもたちは、口腔機能の巧緻性が育たないまま経口摂取を進めることになり、その子どもなりに頑張って食べることで特有の異常パターンが定着してしまうことがある。代表的な異常パターンを図 3 に示す。異常パターンの定着や筋緊張のアンバランスにより口腔形態の変化が起こり（図 4 ）、さらに異常性を助長してしまうため、できるだけ早期に介入することが望ましい。

図 2　離乳期の口の動きの発達と食形態

離乳準備期	離乳初期	離乳中期	離乳後期

離乳準備期

開口したまま乳首から吸啜

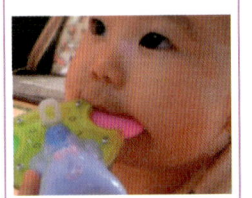

指しゃぶりやおもちゃを口に入れるようになる

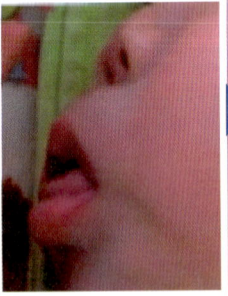

唇は半開きでほとんど動かない

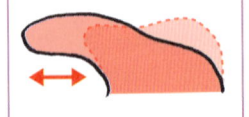

舌は前後に動く

離乳初期

なめらかなペースト状の形態をスプーンから

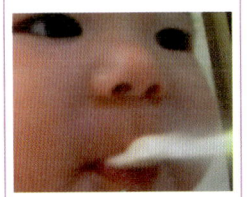

下唇に合図して上唇で取れるようになる

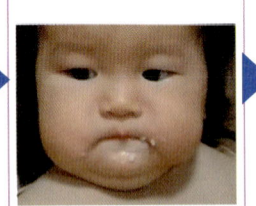

口唇を閉じて飲む
下唇が内側に入り込む

舌の動きはまだ前後

離乳中期

不均質な粒が混ざったものも受け入れられるようになる。硬さは、指でつまんだら簡単につぶれるくらいにする

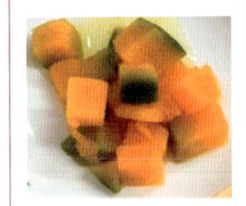

舌を口蓋に押し付けてつぶすことができるようになる

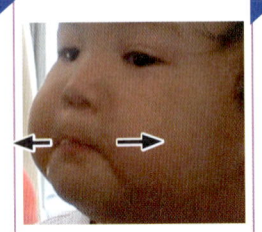

唇は対照的に横に引かれて薄く見える

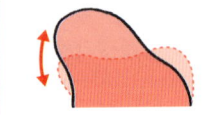

舌は上下に動く

離乳後期

自分でかじり取ることを練習できる大きさで歯茎でつぶせる硬さのものにする

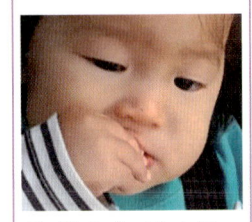

手づかみ食べも大切

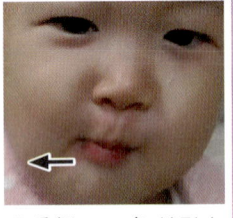

咀嚼側の口角が引かれ、非対称な動きがみられる

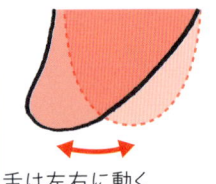

舌は左右に動く

図3　異常パターンと対処法

	異常パターン		対処法
舌挺出	舌が前歯ないし口唇より外に突出するが、突出に力強さは無く、舌が大きく見える		・笛を吹くなどの遊びで口唇閉鎖の練習をする ・食べ物の取り込みから嚥下まで口唇閉鎖を助けるようにオーラルコントロールする
舌突出	舌が口唇よりも外に力強くしかも急激に突出する。全身の伸展パターンの一部として出現することが多い		・全身の緊張が緩む姿勢に設定する ・食べたい気持ちになっているか、口に入れてほしいタイミングかを確認する ・スプーンで舌に圧をかけながら口腔内に入れ、オーラルコントロールしながらスプーンを抜く
逆嚥下	口に入った食べ物をのどへ落とし込み、のどの奥を広げて嚥下するために舌を突出する場合、逆嚥下と呼ばれる		・口腔内に食物が入っている間は、口唇、下顎が閉じておけるようにオーラルコントロールする
過開口	下顎が突然力強く下方に開き、その状態を維持する。全身の伸展パターンに伴って出現し、食物などが口に近づいたときに起こることが多い		・反り返るような緊張が入らないような姿勢に設定する ・口唇、下顎が開きすぎないようにオーラルコントロールする
緊張性咬反射	歯肉や歯がスプーンなどで刺激されると力強く下顎が閉じて、その状態が持続する。脳性麻痺などで見られる病的な反射で、筋緊張の異常な亢進に伴って出現する		・反り返るような緊張が入らないような姿勢に設定する ・ソフトで浅いスプーンを使う ・スプーンが歯列の中まで入らないように横向きに使う ・噛み込んでしまったら、無理に引っ張らずに緊張が緩むのを待つ ・噛んでいるスプーンを本人の手で持たせると緩むことがある

図4　口腔形態の変化

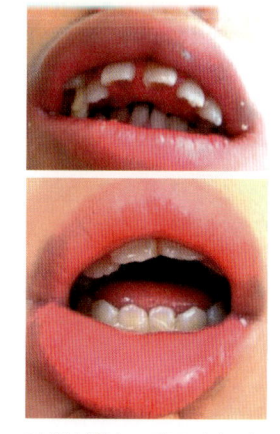
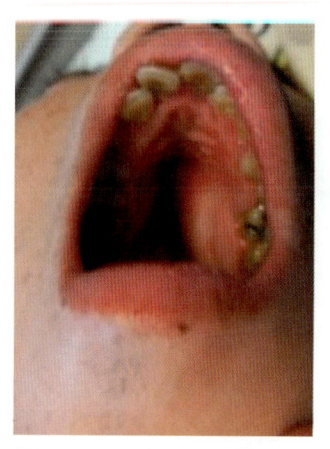

咬断が難しい噛み合わせ。　　押しつぶし・送り込みが難しい高口蓋。

摂食嚥下機能発達のための介入

　まずは全身状態が安定している必要がある。繰り返す嘔吐や呼吸が苦しいなどの状態があれば、そちらの対応を優先する。頻回な嘔吐は成長とともに自然に落ち着くこともあるが、内服薬により消化管の動きを改善する、便通を整える、注入時の姿勢やメニューを調整するなどの対応を検討する。

　呼吸が安定しない原因はさまざまであるが、嚥下には不利に働くので、できる限り楽に安定した呼吸ができるようにしたい。噴門形成術や気管切開術など外科的対応が必要な場合もあるが、姿勢調整やエアウエイの使用、吸入、吸引、呼吸リハビリテーション、排痰補助装置の導入など非侵襲的な対応で改善が期待できることもある。

　子どもは指示に従って主体的に訓練することは難しく、介入の中心は環境調整となる。子どもが楽しく食べる機能を獲得していくためには、家族の精神的なサポートをしながら、食物形態や食べさせ方などについて、スモールステップで今できることを具体的にアドバイスすることが重要である。

小児における訓練

　詳細は別項に譲るが（第4章p.155〜168参照）、訓練しなければと負担に感じたり、無理に嫌がる訓練をすることで心理的拒否を強めることもあるので、自然に口腔を動かしたり触れたりする遊びを紹介するとよい（図5）。

図5　楽しみながら口腔の感覚や機能を育てる方法

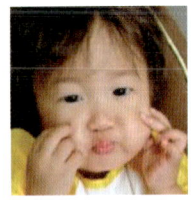
手遊びで表情筋を動かし触ることにも慣れる。

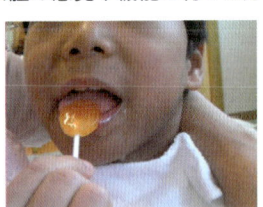
舌を出したり動かしたりの練習、唾液を嚥下する練習になる。

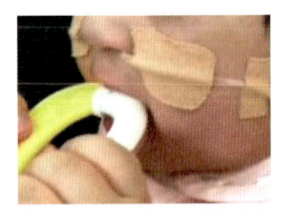
歯固めは口腔内の脱感作になる。

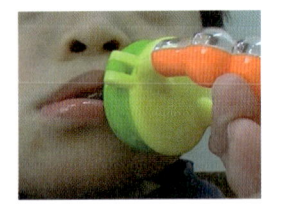
離乳食フィーダーに歯ごたえのあるものを入れて咀嚼する練習ができる。

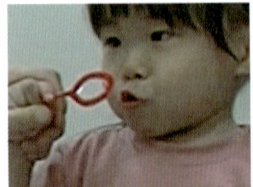
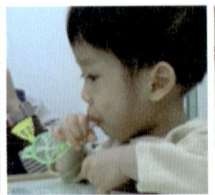
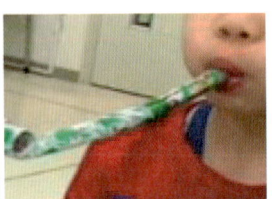
吹く遊びは、口唇閉鎖や強い呼気の練習ができる。

さまざまな環境調整

　姿勢が安定しない場合、抱っこや椅子の設定でリラックスして味わうことができるように整える（図6）。

　口腔機能に合わせた食形態調整をアドバイスする。日本摂食嚥下リハビリテーション学会により策定された「発達期摂食嚥下障害児（者）のための嚥下調整食2018」のコンセプトに基づいて調整した食事では、そのときの調子によって手元調整することで安全に口腔機能の発達を促すことができるため、ぜひ参照していただきたい。

　その他、食具や介助方法などを変えることで食べやすくなることがある。浅くてソフトなスプーン、自分で持ちやすいスプーン、使いやすいコップなど、入手方法も知っておくと指導に役立つ（図7）。

　口唇閉鎖不全、過開口、舌突出に対してはオーラルコントロールを行う（図8）。しかし、口唇周囲はとても敏感な部位であり、触れられた不快感で緊張を高めてしまうこともあるため、できるだけ姿勢や食具の調整を優先し、図5で示したような口を使う遊びを積極的に行う。

　緊張性咬反射は、ソフトで半たいスプーンを使うほうが口への刺激が少ないため、咬反射の出現を抑制でき、容易に引き抜ける。それでも強くかんでしまう場合、子ども自身の手でスプーンを持たせると緩むことが多い。

　ダウン症のように低緊張で舌が出てしまったり口唇閉鎖不全がある場合は、オーラルコントロールに加えて、ストローや麺啜りなどで口唇閉鎖を意識できるようにする（図9）。

　食べることを嫌がる子どもにおいて、親はいら立ちや不安を感じることが多い。味やにおいが受け入れられなかったり、触覚過敏な子どもでは、楽しく遊びながらいろんな感触やにおいなどに触れたり、ままごとやクッキング、お友達と楽しく食べる場面に参加することが食べることに近づくアプローチとなる。無理に口に入れて食べさせるより、自分の手についたものをなめたり、

（本文p.291につづく）

図6　子どもの姿勢が安定しないとき

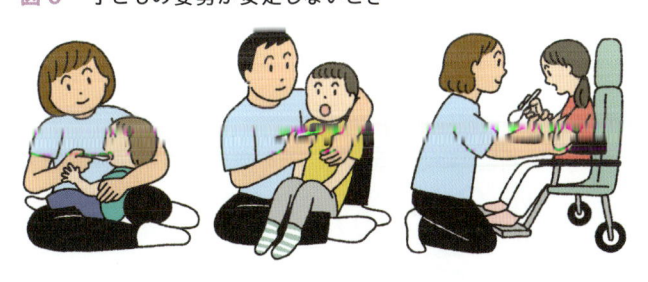

【ポイント】
- 頭がぐらぐらせず、軽く顎を引く。
- 肩から両腕が後ろに引かれないように前に持ってくる。
- 股関節をしっかり曲げて、背筋が反り返ったり捻じれたりしないようにする。

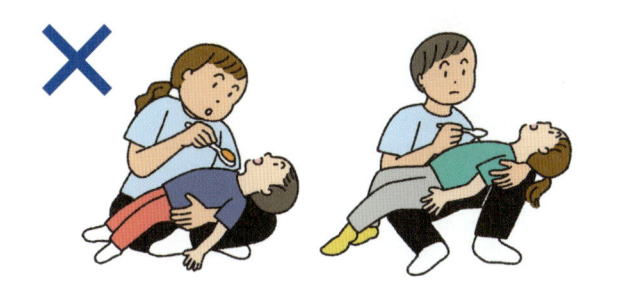

【注意】
良くない抱き方では、背筋が反り返ったりねじれたりすることで顎が上がってしまい、誤嚥のリスクが高くなる。

図7　使いやすい食具の例

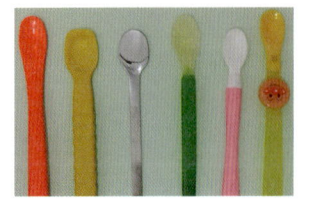

スプーンは柔らかくて平たいものが使いやすいがシリコンは噛みちぎりに注意が必要。口の大きさに合わせて選ぶ。

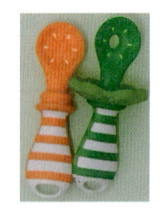

ペーストが絡み自分で持ってしゃぶることができる。

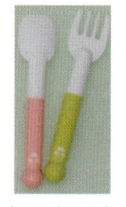

柄が短く自分で持ちやすい。

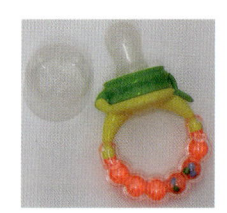

離乳食フィーダー。咀嚼練習に使える。

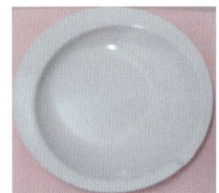

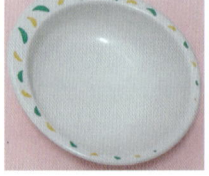

縁がありすくいやすい食器。

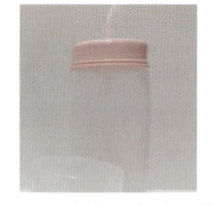

ストローが軟らかく、ボトルを押すと出るので唇を閉じる練習ができる。

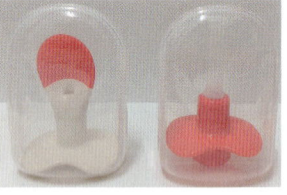

パウチ入りのゼリードリンクに装着できるスプーンとストロー携帯に便利。

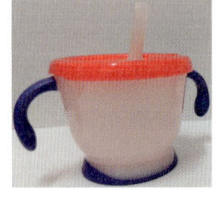

蓋を押すと出るので吸い上げのコツを掴める。

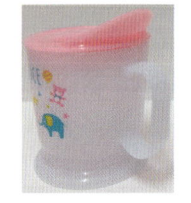

下唇に沿わせやすく少量ずつ出るので自分でコップ飲みの練習がしやすい。100円ショップ等で購人可能。

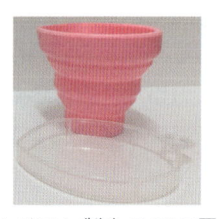

シリコン製なので下唇に沿わせやすくコップ飲みの練習によい。100円ショップ等で購入可能。

図8　オーラルコントロール

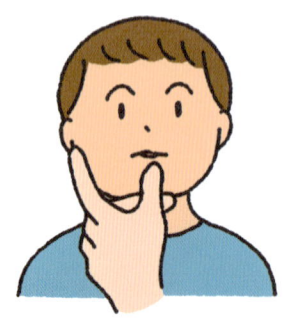

正面から行う場合は、母指を顎に当て、示指は顎関節から離して、中指を顎のすぐ後ろにしっかりと当てる。

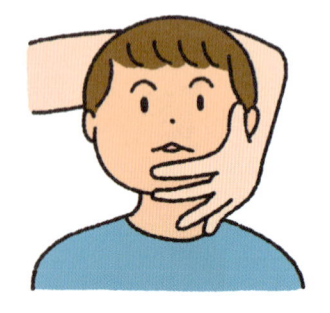

子どもが反り返って下顎挙上する場合、介助者は側方から腕を後頭部に回して支え、頸部角度のコントロールも同時に行うとよい。親指は顎関節に触れないようにし、人差し指を顎に、中指を顎の後ろに当てて、一定のしっかりした圧を加える。

自分で口に入れるほうがはるかに受け入れやすいことを理解してもらい、焦らず楽しく遊びながら経験していくことをサポートする。（図10）

図9　口唇閉鎖を促すストロー、麺啜り

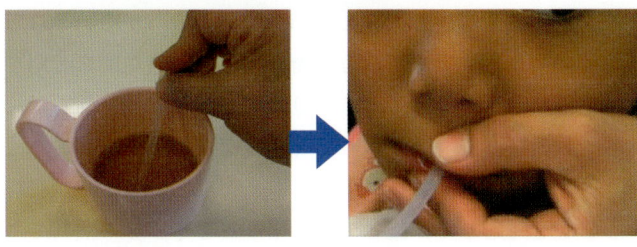

ストローの先を指でふさいでジュースを溜め、くわえさせてから離すことで、ストローから吸うことを練習する。

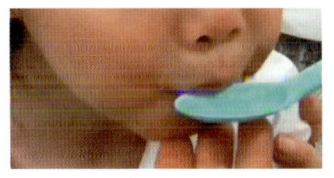 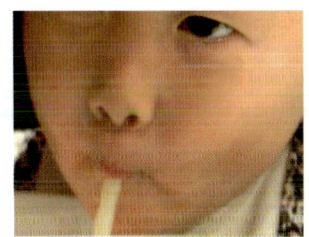

大きめのスプーンやレンゲに乗せたゼリーを自分ですすり取ることを練習する。

麺を口から出るようにくわえさせると、自分ですすったり、たぐり寄せる練習ができる。

図10　食べることを拒むこどもへの触覚遊び（クッキング）

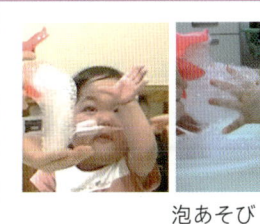 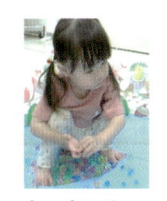 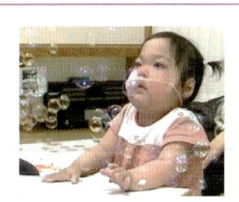

泡あそび　　　　プルプルボール　　　　シャボン玉

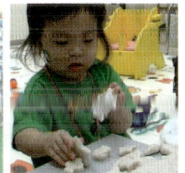 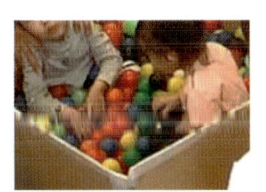

ねんど　　　　ボールプール

口だけでなく全身の感覚を整えていくことも、食べることに近づくことになる。

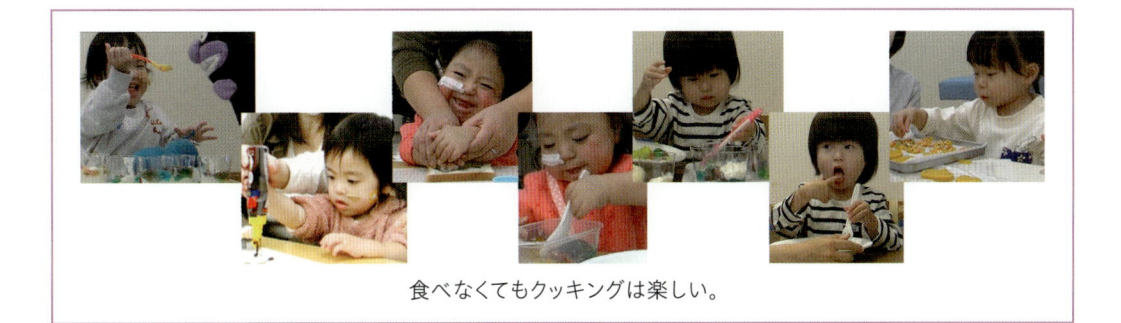

食べなくてもクッキングは楽しい。

年齢による変化への対応

　年齢による変化では、思春期以降、咽頭腔が広がることに加え、全身の変形、拘縮などの二次障害によって、嚥下機能が低下することが多い。むせや咽頭貯留音が出現するようになる時期にタイムリーに介入し、体位ドレナージによる排痰や吸引を指導し、肺炎発症を予防する。それでも繰り返し肺炎を発症するようであれば、胃瘻造設や喉頭気管分離術などの外科的対応も時期を逃すことなく提案する。経管栄養導入後も味わう楽しみをできる限り継続できるように前もたれや完全側臥位などの姿勢調整やガーゼや離乳食フィーダーに入れて味わうなどの工夫をアドバイスする。

　また、親も高齢化し介助が難しくなることを見越して、誰とでも食事ができるように慣れておくことも重要である。

加齢による嚥下障害

伊藤 美和

フレイルとオーラルフレイル、高齢者の摂食嚥下障害の発症

フレイルとは、加齢により心身が老い衰えた健康な状態と要介護状態の中間の段階を指す。フレイルは可逆性を有し、適切に介入することでフレイルからの脱却が可能とされる一方で、フレイルの進行により要介護状態となると指摘されている（図1）。

特に、口腔の状態の変化は、「オーラルフレイル」と呼ばれ、加齢による歯の数の減少、咀嚼機能の低下、舌の力の減少、舌の動きの機能低下などが他の身体機能に先立って低下し、オーラルフレイルのレベルの移行に伴い、フレイルに対する影響度が増大する（図2）。

フレイルへの介入では、行政や地域が高齢者と社会とのつながりを継続させられるようにさまざまな取り組みを行う。栄養療法の指導に加え、高齢者の摂食嚥下機能の向上を目指した「つばめ体操」[1,2] などの運動療法が取り入れられている。これらの体操は、インターネットで動画配信され、いつでもどこでも活用が可能となっている。

高齢者を対象とした摂食嚥下障害看護では、積極的に行政や地域と連携を図り、行政や地域が行うフレイル予防の事業などを通して、摂食嚥下障害の発症リスクの高い高齢者に対してアプローチできるように看護の活動範囲を拡大する必要がある。具体的には、地域で開催される介護予防教室や地域サロン活動への参画、所属する病院や施設などから地域住民に向けて活動などの機会を得て、地域住民に対して摂食嚥下障害についての講座や嚥下体操の教室を企画運営するこ

図1 フレイルの相対的な位置づけと特徴

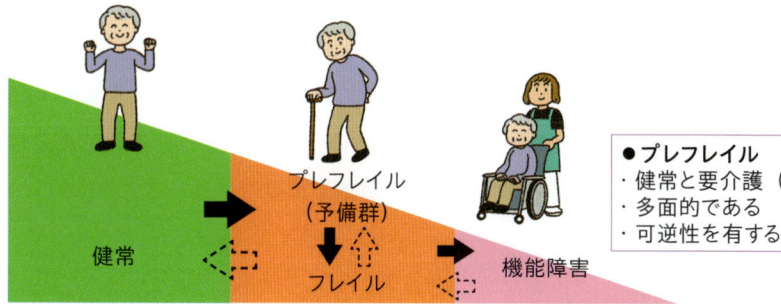

牧迫飛雄馬：総論 フレイルの全体像を学ぶ 1. フレイルとは：多面性とフレイルサイクル．長寿科学振興財団ホームページより引用
https://www.tyojyu.or.jp/kankoubutsu/gyoseki/frailty-yobo-taisaku/R2-2-1.html（2024/7/30アクセス）

図2　オーラルフレイル概念図2019年版

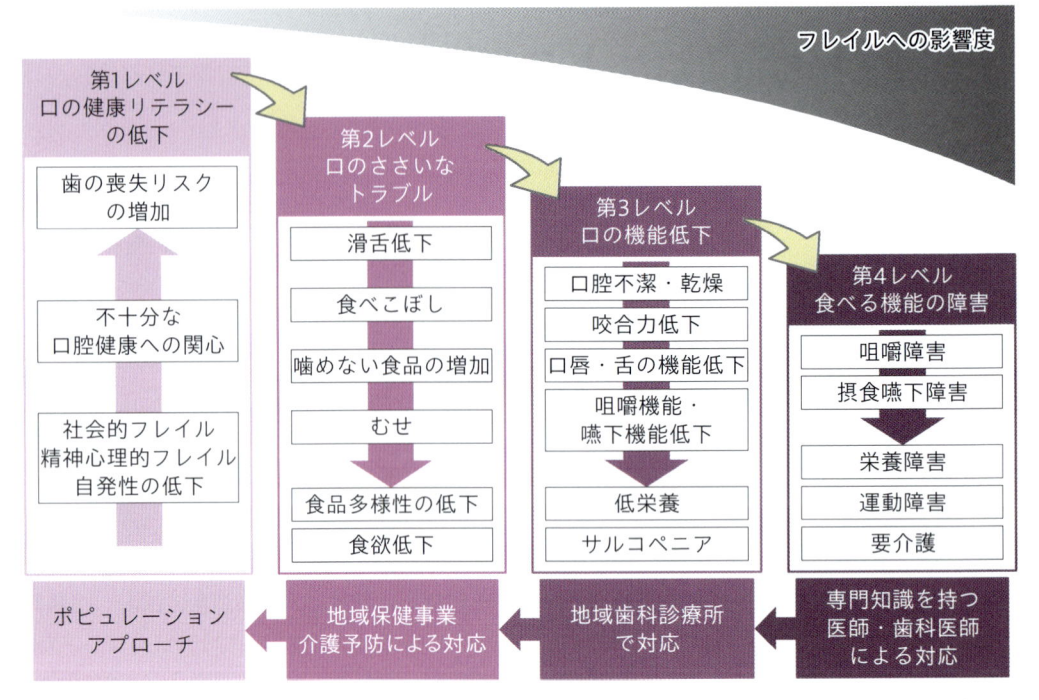

日本歯科医師会：歯科診療所におけるオーラルフレイル対応マニュアル2019年版．日本歯科医師会，東京，2019：12．より引用
https://www.jda.or.jp/dentist/oral_frail/pdf/manual_all.pdf （2024/7/30アクセス）

となどが挙げられる。これらの活動は、高齢者やその家族、地域で高齢者を支えるすべての人々の摂食嚥下障害に関する理解や意識を向上させ、摂食嚥下障害の発症、誤嚥性肺炎や窒息などの予防に寄与することにつながると考える。

　オーラルフレイルへの介入では、さまざまな医療・介護の現場において「口腔領域の軽微な機能低下を見逃さない」と警鐘を鳴らすことを目標とし、地域の通いの場を中心とした取り組みが行われている【3】。歯科医や歯科衛生士とも連携し、地域での活動を推進することも重要である。

　フレイル、オーラルフレイルという状態から、摂食嚥下障害の発症には、加齢に伴う嚥下機能の変化に加え、さまざまな原因疾患を背景として、身体機能の低下、基礎疾患や内服薬の影響、認知・意欲等精神活動の低下、ADLの低下、生活環境や介護環境などが複雑に絡みあっている（図3）。高齢者の摂食嚥下障害では、加齢に伴う嚥下機能変化（表1）が嚥下障害の原因疾患の病態を修飾する【4】。

　高齢者の摂食嚥下障害看護では、その高齢者の摂食嚥下障害の発症にどのような要因が考えられるかをアセスメントして、摂食嚥下障害のリスクの評価、誤嚥や窒息のリスクの評価を行い、経口摂取を継続する支援を組み立てていく。

図3　高齢者の嚥下障害の背景

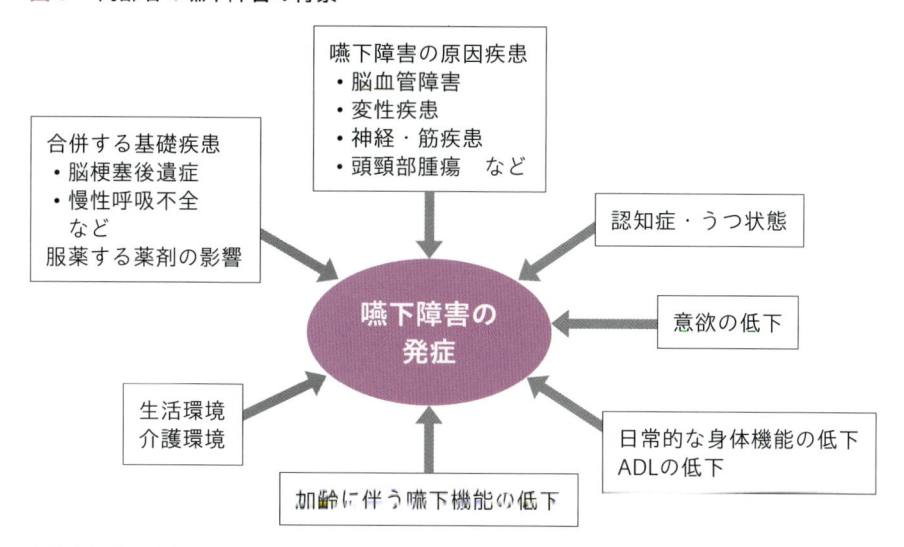

大前由紀雄：高齢者の嚥下障害の特徴．音声言語医学 2013；54：168．より引用

表1　高齢者の嚥下機能変化の特徴

①歯牙の喪失や顎骨の萎縮による咀嚼機能の低下
②口腔内での食塊保持の低下や食塊移送時間の延長による早期咽頭流入
③嚥下反射の惹起遅延
④咽頭残留の増加

大前由紀雄：高齢者の嚥下障害の特徴．音声言語医学 2013；54：167-173．より引用

高齢者の嚥下障害のリスクの評価

　高齢者では、高齢者自身や家族が嚥下障害に気づいていない場合が多く、気づいたとしても加齢による症状として問題視されにくい。嚥下障害を早期に発見し、早期に援助するために、地域高齢者のための摂食嚥下障害リスク評価尺度改訂版（**表2**）**[5][6]** を用いる。

　この評価尺度は、1〜7は咽頭期、8〜12は誤嚥、13〜20は準備期・口腔期、21〜23は食道期に焦点をあてた質問で構成され、合計得点が6点以上の場合、摂食嚥下障害のリスクがあると評価する。この評価尺度の点数によって、高齢者が嚥下機能を自覚し、日常の食行動を維持・修正するなどのセルフケアができるように導いたり、他の詳細な嚥下スクリーニング検査や嚥下造影などの精密検査を勧め、その結果をもとに嚥下法や食物形態の変更などを指導する**[6]**。

高齢者の誤嚥・窒息のリスク

　高齢者の窒息は、「臼歯部の咬合の喪失」「認知機能の低下」「食事の自立」が危険因子として挙げられる**[8]**。臼歯部の咬合では、義歯による咬合支持の回復が窒息予防に有効な手段である。食事の自立は、認知機能が低下した高齢者では丸のみや詰め込み等がみられ、一見自ら食事が可

表2　地域高齢者のための摂食嚥下障害リスク評価尺度改訂版

■ここ3か月の間、食事中に次の症状がどの程度あらわれましたか？
■1問ごとに、該当する程度の点数（0・1・2・3）のいずれか1つに〇をつけてください。
■〇をつけた点数を枠ごとに合計して記入してください。
■その合計点を下の段に記入してください。

番号	食事中にあらわれる症状の質問	ほとんどない	まれにある	時々ある	いつもある	点数
1	水分や食べ物が鼻にあがる	0	1	2	3	
2	食べ物をいつまでも飲み込まずに噛んでいる	0	1	2	3	
3	水分が飲み込みにくい	0	1	2	3	
4	ご飯が飲み込みにくい	0	1	2	3	
5	食べ物が喉にひっかかる感じがする	0	1	2	3	
6	食べ物が喉に残る感じがする	0	1	2	3	
7	食事中や食後に濁った声に変わる	0	1	2	3	点
8	水分や食べ物が口に入ったとたんにむせたり、咳込んだりする	0	1	2	3	
9	水分や食べ物を飲み込む時にむせたり、咳込んだりする	0	1	2	3	
10	水分や食べ物を飲み込んだ後にむせたり、咳込んだりする	0	1	2	3	
11	水分を飲み込むときにむせる	0	1	2	3	
12	ご飯を飲み込むときにむせる	0	1	2	3	点
13	噛むことが困難である	0	1	2	3	
14	硬い食べ物を避け、軟らかい食べ物ばかり食べる	0	1	2	3	
15	口がパサパサしていると感じる	0	1	2	3	
16	パサパサ、モサモサした食べ物は飲み込みにくい	0	1	2	3	
17	口から食べ物がこぼれる	0	1	2	3	
18	言葉が明瞭でない	0	1	2	3	
19	食べ物を飲み込んだ後に舌の上に食べ物が残る	0	1	2	3	
20	食べるのが遅くなる	0	1	2	3	点
21	食べ物や酸っぱい液が胃から喉に戻ってくる	0	1	2	3	
22	食べ物が胸につかえる感じがする	0	1	2	3	
23	胸やけがする	0	1	2	3	

合計点数（6点以上：摂食・嚥下障害リスクあり）	点

（1〜7：咽頭期、8〜12：誤嚥、13〜20：準備期・口腔期、21〜23：食道期）

深田順子，鎌倉やよい，万歳登茂子，他：高齢者における嚥下障害リスクに対するスクリーニングシステムに関する研究．日本摂食嚥下リハビリテーション学会誌 2006；10（1）：31-42. より引用

能と判断されるが、一口量の調整や食べるペースを考慮する対応ができず、窒息のリスクが高いため、見守りや介助が必要である。

　誤嚥等の不慮の窒息による事故は、高齢者の不慮の事故の中で最も死亡者数が多いが、食べるという行為は、生命を維持するうえで必要不可欠な営みであると同時に、人との交流を促進し、

表3　KTバランスチャートの項目

心身の医学的視点	①食べる意欲　②全身状態　③呼吸状態　④口腔状態
摂食嚥下の機能的視点	⑤認知機能（食事中）　⑥咀嚼・送り込み　⑦嚥下
姿勢・活動的視点	⑧姿勢・耐久性　⑨食事動作　⑩活動
摂食状況・食物形態・栄養的視点	⑪摂食状況レベル　⑫食物形態　⑬栄養

小山珠美：口から食べる幸せをサポートする包括的スキル第2版—KTバランスチャートの活用と支援．医学書院，東京，2017．を参考に作成

生きがいにもつながる。高齢者の生きがいを支えるという視点は、摂食嚥下障害を有する高齢者への看護において重点的に取り組む重要な課題の1つである。喜びや幸せの追求と生命・身体の安全保護のジレンマのなかで、あらゆる手を尽くし、1人1人の生きる喜びを最大限に引き出し、誤嚥・窒息に対する適切な予防策・事後対策を実践する[9]。

経口摂取を継続する支援

　経口摂取を継続する支援では、摂食嚥下機能に加えて、生活者としての包括的視点での評価と支援スキルが必要であり、多職種で総合的に評価しながら、対象者の良好な点と不足な点を抽出した上で、その変化が可視化できるKTバランスチャートが用いられる[7]。

　KTバランスチャートは、表3に示した評価項目で構成される13項目を1〜5点で包括的にアセスメントし、レーダーチャート上に描くことで介入ポイントや効果を可視化するものである。これにより、介入が必要な側面と良好な部分を把握し、継続的な評価を行う。KTバランスチャートは、急性期医療機関から地域連携に用いたり、在宅や高齢者施設で長期的に支援する場合にも有用である。

高齢者の肺炎

　在宅医療患者や医療介護施設の入所者は、肺炎の罹患率が高い。これらの肺炎は、医療・介護関連肺炎（表4）[10]として扱われる。医療・介護関連肺炎における誤嚥性肺炎は、治療により治っても、嚥下障害は改善せず、反復する誤嚥により再燃する可能性が指摘されている。そのため、嚥下障害に対するリハビリテーションを並行して行う必要がある。（表5）。

　また、医療・介護関連肺炎患者には、長期的には改善が得られない、人生の最終段階の患者が含まれる。人生の最終段階の患者の肺炎は、抗菌薬選択にあたって、科学的エビデンスのみでなく倫理的要件も考慮することが推奨されている。

人生の最終段階における医療・ケアについて

　高齢者ケアの現場における人工的水分・栄養補給の導入については、現場の医療・介護・福祉従事者が適切な対応ができるように支援することを目的として高齢者ケアの意思決定プロセスに関するガイドラインが策定された[11]。

表 4　医療・介護関連肺炎の定義

1．長期療養型病床群もしくは介護施設に入所している
2．90日以内に病院を退院した
3．介護を必要とする高齢者、身障者
4．通院にて継続的に血管内治療（透析、抗菌薬、化学療法、免疫抑制薬等による治療）を受けている

介護の基準
PS 3（限られた自分の身の回りのことしかできない、日中の50％以上をベッドか椅子で過ごす）以上を目安とする
1．には精神病床も含む

日本呼吸器学会 医療・介護関連肺炎（NHCAP）診療ガイドライン作成委員会編：医療・介護関連肺炎診療ガイドライン．日本呼吸器学会，東京，2011：7．より引用

表 5　医療・介護関連肺炎における誤嚥性肺炎の治療方針

1．抗菌薬治療（口腔内常在菌、嫌気菌に有効な薬剤を優先する）
2．PPV（肺炎球菌ワクチン）摂取は可能であれば実施（重症化を防ぐためにインフルエンザワクチンの接種が望ましい）
3．口腔ケアを行う
4．摂食嚥下リハビリテーションを行う
5．嚥下機能を改善させる薬物療法を考慮（ACE阻害剤、シロスタゾールなど）
6．意識レベルを高める努力（鎮静剤、睡眠剤の減量、中止など）
7．嚥下困難を生ずる薬剤の減量、中止
8．栄養状態の改善を図る（ただし、PEG自体に肺炎予防のエビデンスはない）
9．就寝時の体位は頭位（上半身）の軽度挙上が望ましい

日本呼吸器学会 医療・介護関連肺炎（NHCAP）診療ガイドライン作成委員会編：医療・介護関連肺炎診療ガイドライン．日本呼吸器学会，東京，2011：34．より引用

　このガイドラインには、①医療・介護における意思決定プロセス、②いのちについてどう考えるか、③人工的水分・栄養補給法導入に関する意思決定プロセスにおける留意点が示された。

　また、このガイドラインは、本人の意思と最善について、本人の意思確認ができなくなっても本人の対応する力に応じて本人と話し合うこと、本人にとっての最善を核としつつ家族の負担や本人に対する思いなども考慮に入れることで、皆がともに納得できる合意形成とそれに基づく選択・決定を目指すものである。

　「人生の最終段階における医療・ケアの決定プロセスに関するガイドライン」[12]では、本人による意思決定を基本としたうえで、人生の最終段階における医療・ケアを進めることが最も重要な原則であることが示された。

　さらに、自らが望む人生の最終段階の医療・ケアについて話し合うことを踏まえて「人生会議（Advance Care Planning：ACP）」と称することになった。「人生会議（ACP）」では、自らが希望する医療やケアを受けるために、大切にしていることや望んでいること、どこでどのような医療やケアを望むかを自分自身で事前に考え、周囲の信頼する人たちと話し合い、共有する。意思表示が難しい状態になっても「人生会議（ACP）」が行われていることで、患者がどう考えているかについて深く理解し、価値観を理解し共有することができる。そして、複雑な状況にあっても患者の意向を尊重した医療を行うことができる[13]。

摂食嚥下障害を有する高齢者の支援は、画一的ではない。1人1人の高齢者が最期までその人らしく生き抜くため、高齢者自身の意思に基づいた日常生活・社会生活を送るために、その人にとっての「食べること」の意義について考え、支援する必要がある。

引用文献

1 鎌倉やよい，湯海鵬，石垣享，他：高齢者の摂食嚥下機能向上のための「つばめ体操」に関する運動負荷の検討．愛知県立大学看護学部紀要2021；27：25-32．

2 深田順子，鎌倉やよい，渡邉直美，他：「つばめ体操」の口腔機能，呼吸機能，頸部・肩部の筋硬度および四肢筋肉量からみた効果　若年健常女性におけるパイロットスタディ 日本摂食嚥下リハビリテーション学会誌2021；25（3）：229-237．

3 公益社団法人日本歯科医師会：通いの場で活かすオーラルフレイル対応マニュアル〜高齢者の保健事業と介護予防の一体的実施に向けて〜．2020．

4 大前由紀雄：高齢者の嚥下障害の特徴．音声言語医学 2013；54：167-173．

5 深田順子，鎌倉やよい，万歳登茂子，他：高齢者における嚥下障害リスクに対するスクリーニングシステムに関する研究．日本摂食嚥下リハビリテーション学会誌 2006；10（1）：31-42．

6 深田順子，鎌倉やよい，北池正，他：在宅高齢者のための嚥下障害リスク評価に関する尺度開発．日本看護研究学会雑誌 2002；25（1）：87-99．

7 小山珠美：口から食べる幸せをサポートする包括的スキル第2版—KTバランスチャートの活用と支援．医学書院，東京，2017．

8 菊谷武，田村文誉，片桐陽香：食品による窒息の要因分析—ヒト側の要因と食品のリスク度－介護老人福祉施設における窒息事故とその要因．厚生労働科学研究費補助（特別研究事業）分担研究報告書．2009．

9 全国老人福祉施設協議会総務・組織委員会 指導監査対応室 介護事故等検証WT：誤嚥に関する介護事故予防と事故発生時の対応の方針（詳解）〜介護事故をなるべく防ぎ，利用者の自立を高めるために〜．2019．

10 日本呼吸器学会 医療・介護関連肺炎（NHCAP）診療ガイドライン作成委員会編：医療・介護関連肺炎診療ガイドライン．日本呼吸器学会 2012．

11 日本老年医学会：高齢者ケアの意思決定プロセスに関するガイドライン人工的水分・栄養補給の導入を中心として．2012．

12 厚生労働省：人生の最終段階における医療・ケアの決定プロセスに関するガイドライン．2018．https://www.mhlw.go.jp/file/06-Seisakujouhou-10800000-Iseikyoku/0000197721.pdf（2024/7/30アクセス）

13 人生の最終段階における医療の普及・啓発の在り方に関する検討会：人生の最終段階における医療・ケアの決定プロセスに関するガイドライン 解説編．2018．https://www.mhlw.go.jp/file/06-Seisakujouhou-10800000-Iseikyoku/0000197722.pdf（2024/7/30アクセス）

スタンダードケア・シリーズ

摂食嚥下障害看護スタンダード
（せっしょくえんげしょうがいかんご）

2024年9月4日　第1版第1刷発行	編　集　日本摂食嚥下障害看護研究会（にほんせっしょくえんげしょうがいかんごけんきゅうかい）
	発行者　有賀　洋文
	発行所　株式会社　照林社
	〒112-0002
	東京都文京区小石川2丁目3-23
	電話　03-3815-4921（編集）
	03-5689-7377（営業）
	https://www.shorinsha.co.jp/
	印刷所　共同印刷株式会社

検印省略（定価はカバーに表示してあります）
ISBN978-4-7965-2623-4